# 我们

## 医与患：
## 相爱，还是伤害？

孙晓飞／著

漓江出版社

# 目　录

# 第一章　重建多重伦理关系

政府、社会、医院、医生、病人，是医患伦理关系中的五个主要伦理主体，解决医患矛盾，根本上是重建五个伦理主体间的关系。

梁漱溟先生说，中国从战国以后，就是"天下国"，所谓天下，只是文化概念，即周孔伦理所及之处，皆是天下。

南宋时，因为中原为金人所据，如何重申自己的"中国"地位，重申自己是中华正朔，儒家思想家们发表了自己的看法。

南宋思想家、文学家陈亮说："窃惟中国，天地之正气也，天命之所钟也，人心之所会也，衣冠之所萃也，百代帝王之所以相承也，岂天地之外夷狄邪气之所可奸哉。"

南宋思想家胡安国也说，"中国之为中国，以有父子君臣之大伦也，一失则为夷狄矣，再失则为禽兽，人类灭矣！"胡安国更进一步指出，"中国之所以为中国，信义矣，一失则为夷狄，再失则为禽兽。"明确"人伦"和"信义"是中国与外夷区别的标志。

"心学"的开山祖师陆九渊在他的著作《白鹿书洞讲义》中，论"楚人灭舒蓼"时说，"圣人贵中国贱夷狄，非私中国也，中国得天地中和之气，固礼义之所在，贵中国者非贵中国也，贵礼义也。"指出中国之可贵在于礼义文化，失去了礼义文化，中国则不成其为中国。

著名诗人陆游也曾对此发表看法，"虏非中国比，无君臣之礼，无骨肉之恩。"

理学大师真德秀对此亦有论述，他说："小雅之诗……纲常之义略备，中国之所以为中国者赖此而已，至于尽废焉，是自为夷也。"

若按照真德秀的说法，则今日之中国，已经"自为夷也"，因为传统纲常皆废，而伦理不存焉！

如何让"中国"重新成为"中国"，与解决医患矛盾，所面对的都是同一个问题，即如何重建伦理秩序，让各个伦理主体在一定的秩序框架内相互尽义务，共创和谐社会、"礼义中国"。

儒家的传统伦理关系，从来都是一对一对出现的。儒家的"五伦"即君臣、父子、兄弟、夫妇、朋友，也是一对一的关系。

父子之间的伦理关系是"五伦"的根本，进而扩展到兄弟、夫妇、朋友，中国古人认为国是放大的家，所以，君臣之间的伦理关系不过是另一重"父子关系"。

但在早期儒家思想家那里，每一个伦理主体都应守自己的本分，尽自己的义务，否则，这一对伦理关系就很难维持和成立。

《孟子·滕文公上》在表述这几对伦理主体间的关系时说："父子有亲，君臣有义，夫妇有别，长幼有序，朋友有信。"

在儒家看来，首先要确定一个中心，然后以此来观照与之对应的另一个伦理主体，也就是说，传统儒家伦理前置性地确定了相对应的伦理主体间的规则，并要求人们按照这一规则行事，不得破坏。

经历过小国寡民时代的儒家早期思想家们，比之后来者，更具有平等思想。这或许与他们没有经历过暴秦的专政改造有关，心地单纯，对"五伦"关系的设置，没有明显的尊卑、长幼、贵贱、强弱或者主从思想。在孟子那里，"父子有亲，君臣有义，夫妇有别，长幼有序，朋友有信"，讲究的是彼此间的情感关照，彼此间应尽的"情理"，以及人际关系的对称性与和谐性。

儒家先贤们的伦理思想，在梁漱溟先生看来，正是因为"理性早启"，通过制定伦理秩序，而确定了人们的行为规范，从而减少纷争，使中华文明得以绵延数千年而不绝。

《礼记·中庸》："君臣也、父子也、夫妇也、昆弟也、朋友之交也，五者天下之达道也；知、仁、勇，三者天下之达德也。"

在早期儒家思想家们看来，有"达道"与"达德"，则无往而不胜，这种想法，一直到了南宋，也是部分儒家知识分子心中的至高准则，甚至有的人提出，夷狄之所以畏中华者，即中华之伦理纲常秩序。

章启辉先生说，孔子不但反复论及父子、兄弟、君臣、朋友四伦，业已有了比较明确的父子兄弟、君臣父子之类二伦思维，关于后来"五德"所系仁、义、礼、智、信，孔子也有丰富而深刻的原则论述：仁是最高道德标准，仁的本质是克己复礼和爱人；义是判断善恶是非的尺度，义的本质是人群共同利益；礼是社会等级制度、法律规定、伦理道德规范的总和，礼的本质是等级、和谐、文明；智是道德认识和道德智慧，智的本质是隐微不惑，闻一知十，审时度势，安身立命；信是立人之道和立政之本，信的本质是诚实不欺。

进入现代社会之后，由于"君"已经不再存在，"臣"的位置"自然悬置"

已经不说自明。而"君臣"这一对伦理主体，在传统的"五伦"之中，占有非常重要的地位。按照孟子的排列，君臣这一对关系，排在父子关系之后，但后世儒家思想家，拨擢了君臣关系的位次，使其置于"五伦"关系之首。

"五四"新文化运动之后，父权和夫权也同时受到挑战，传统的伦理关系，是否还能在中国有容身之地，一对一互尽义务的传统伦理关系，是否还能适应时代的变化，成了一个需要回答的问题。

除了"君"这个角色的缺失，"父"和"夫"的家庭主导地位受到怀疑，更主要的是，按照梁漱溟先生的理解，传统伦理关系存在的土壤，乃是中国自古以来是个以家庭为本位的社会，每一个人都是作为个体而存在的，但清王朝崩溃之后，因为现代政党的出现，尤其是国民党获得统治地位之后，因为政治的乃至其他原因的需要，人们渐渐离开家庭这个核心，而从"个体的人"变成"集体的人"，以前从属于家庭，变成属于政党。

按照梁漱溟先生"伦理是一种关系"的学说体系来理解，中国人之所以建立了一套以家庭为核心的"五伦"体系，是因为"理性早启"的中国人，向来排斥集体生活，因为在中国从来没有国家主义，而只有个人主义，是个人主义滋生了"五伦"关系。

现代政党的建立，尤其是国家主义思潮抬头，要求个体加入集体，并且无条件地服从集体，"五伦"的存在，面临了一次严峻的考验。

"新心学"的创建者、当代新儒家的代表人物之一贺麟先生，于1940年发表了《五伦关系的新检讨》，站在儒家知识分子的立场，对这一问题给予了回应："五伦的观念是几千年来支配了我们中国人的道德生活的最有力量的传统观念之一。它是我们礼教的核心，它是维系中华民族的群体的纲纪。我们要从检讨这旧的传统观念里，去发现最新的近代精神。"

武汉大学中国传统文化研究中心主任冯天瑜先生认为：

"五伦"说主张的君臣关系，集中反映在《尚书》《左传》《孟子》《老子》等先秦典籍的民本主义表述中，其精义有二：其一，下是上的基础，民众是立国的根本。《尚书》中的"民可近，不可下。民惟邦本，本固邦宁"，是此精义的著名表述。

在冯天瑜先生的眼里，从封建时代走来的儒家先贤们，并不像后世的儒家思想家们那样，过分强调臣对君的服从和君对臣的主宰，君臣关系更加平等，几乎是一种契约关系，即只有君对臣的良善，臣才会表现为对君的忠诚，不支持更不强调臣下无原则地绝对服从于君上的"愚忠"。

冯天瑜先生说，"五伦"说对君与臣两方面都提出要求："君之视臣如手足，则臣视君如腹心；君之视臣如犬马，则臣视君如国人；君之视臣如土芥，则臣视君如寇仇。"

在其他人际关系中，"五伦"说同样提出双向性要求。例如，在夫妇关系上，以"义"为标准，强调"夫妇以义事，义绝而离之""夫不义，则妇不顺矣"；在父子关系上，主张"父慈子孝"；在兄弟关系上，主张"兄友弟恭"；在朋友关系上，讲究互利互助，主张"交友之旨无他，彼有善长于我，则我效之；我有善长于彼，则我教之。"

思想家梁启超先生，也曾经发表类似的观点，他说："五伦全成立于相互对等关系之上，实即'相人偶'的五种方式。故《礼运》从五之偶言之，亦谓之'十义'（父慈子孝，兄良弟悌，夫义妇听，长惠幼顺，君仁臣忠）。人格先从直接交涉者体验起，同情心先从最亲近者发动起，是之谓伦理。"

针对呼唤重建伦理关系的呼声，冯天瑜先生说，"我们今日建设和谐社会，可进一步弘扬'五伦'说在人际关系上的双向观照、和谐相处之义；同时要超越前人，有所创发，如在义务与权利的统一上实现不同层级的良性互动。这是社会长治久安、实现可持续发展的关键之一。"

但也有学者认为，局限于"五伦"之内，或者用传统的"五伦"去套现代社会复杂的人际关系，已经不够用了，所以，要创发出新的人际伦理关系。

誉为台湾"经济发展的建筑师"和"科技之父"的李国鼎先生，在《经济发展与伦理建设》一文指出："台湾地区经济的快速发展，使群己关系受到私德败坏的影响，致形成经济进步、道德落后的现象，亟需建立五伦之外的'第六伦'——群己关系的社会公德。"

在他看来，第"六伦"的作用，"在维护社会的稳固、调和与成长，使其成为国民人格不可分离的部分，进而促进生活素质与社会的健全发展。"

近年来，也有学者提出新"六伦"的概念，即父（母）子（女）有仁亲、夫妻有爱敬、兄弟（姊妹）有情义、朋友有诚信、同事有礼智、群己有忠恕。

李国鼎先生提出的"六伦"概念，并未脱出梁漱溟先生对伦理的定义，即伦理是一种关系，并且是一对一的关系，但群己关系，显然超越了一对一的关系界定。

换句话说，李国鼎等倡导"六伦"的学者，虽然概念上是传统伦理学的概念，但在适用上，已经落入了西方伦理学的窠臼，在应用层面，还是把伦理当成了一种责任，一种价值取向，而不是限定为彼此间的一种"关系"。

因此，离开了"关系"说的"伦理新观念"，都是不能扎根中国泥土的外在观念。群己关系虽然是现代社会所面临的一个重要关系，但由于群与己难以互尽义务，更不能"互为对方为重"，所以，这一对伦理关系在中国文化的层面上，并不能构成。

同时也不难发现，学者们对于"五伦"的理解，还是局限于概念层面，对解决复杂的现代社会人际关系，并没有太多的创意。

反倒是孟子为我们指明了方向。在孟子那里，一直是"民为贵，社稷次之，君为轻。"直接把百姓的利益放在了国家和君的前面。

在君臣关系上，孟子也不认为君与臣的关系是恒定的、不可改变的，当一方的态度改变以后，另一方的态度也应该随之改变："君之视臣如手足，则臣视君如腹心；君之视臣如犬马，则臣视君如国人；君之视臣如土芥，则臣视君如寇仇。"

当君的德行已经不再符合居上位者的要求时，孟子甚至鼓励以特别方法改变君臣关系："贼仁者谓之贼，贼义者谓之残，残贼之人，谓之一夫。闻诛一夫纣矣，未闻弑君也。"

孟子的君臣伦理观，与现代人的政治价值观，颇有相合之处。因此，我们需要利用孟子的思想，按照"五伦"的原则，重建现代社会的多重伦理关系，即君臣（百姓为君，公务员为臣，或者国家是君，人民为臣）、父子、夫妇、兄弟、朋友。

把君臣关系引入医患矛盾之中，也颇切传统伦理学的题中之意。

比如，如果把政府比做君的话，那么，在医患矛盾这个问题上，则产生了政府——社会；政府——医院；政府——医生；政府——病人（人民）多对关系。

同样，医院与医生及病人之间的关系，即医院——医生、医院——病人之间，也可以用君臣伦理关系与朋友伦理关系来表达。

医生与病人的关系，即医患关系，可以是孟子眼里的君臣关系，也可以是兄弟关系。所谓的君臣关系，即水与船的关系，病人是水，医生是船。水能载舟，亦能覆舟，但总体来说，病人属于从属地位，在这一对关系中，不占据主导地位，相对来说，处于弱势。

总之，把伦理概念引入到与医患矛盾相关的各个伦理主体之中，套用到每一个一对一的伦理关系之中，医患矛盾所涉及的多个伦理主体之间，分别建立多个系列一对一的关系，然后确定彼此的义务，互尽义务并"以对方为重"。

解决医患矛盾，不只是政府有义务，社会、医院、医生，尤其是病人，更是负有不可抗拒之义务，需要在一对一的伦理关系中，去尽自己应尽的义务。

与医患矛盾有关的多个伦理主体之间，多种伦理关系的重建，应该是中国医患矛盾解决的可行之道，如此，则医患之间的冰山化解，指日可待矣！

# 第二章 疾病、医生和病人

美国医生特鲁多的那句名言："有时，去治愈；常常，去帮助；总是，去安慰。"（To Cure Sometimes, To Relieve Often, To Comfort Always.）在医学界广为传颂。

医生们往往都能理解这句话的准确含义，无论医学多么发达，在疾病面前，人类仍然有深深的无力感。

但从医学史的角度来看，这句话隐含着另外的意思，即18世纪末19世纪初，现代医学才刚刚走出婴儿期，对于那时的医生而言，所能起的作用实在非常有限。

对于普通大众来说，简单地了解一下疾病史和医学发展史，会有助于了解医生这个职业。

## 一 巫术与人类早期的疾病观

汉字中的"医"字，在古代写作"醫"，这是一个会意字，由四个相互独立而又互相关联的部分组成：亡（xi）、矢（shi）、殳（shu）、酉（you）。

亡，是一种按摩术；矢，表"砭石"；"殳"，表"针灸"；"酉"，表"酒"。

现代人对如上几种治疗方法多有附会，但医学史有自己的解释，即早期中国人的治病方法，大体上是按摩、石刺、针灸和喝酒。

已有的医学资料表明，酒发明以后，喝酒确实是先民们治疗疾病的主要办法之一。当按摩、石刺都不起作用的时候，酒就是最好的"药品"。

酒这个伟大的发明，在我们的先民那里成了药，用以治疗身心疾病。而不像希腊那样，酒成了一种获得生活快乐的饮料。

马克思·韦伯很遗憾地说，中国人没有酒神，所以，他们谨慎而冷静，且不爱管他人的闲事，也就是说，不像欧洲民族那样热情。换句话说，中国人的先民谨慎地使用酒，把酒的好处发挥和使用，并使之与"医"结缘。

在酒没有发明之前，先民们主要的依靠就是"巫"。

我们的先民们在造字时，还处于久远的原始年代，人们对医的理解，主要是"巫"，即医术是巫术的一种，所以，那时的"医"字，是这样写的：毉。

驯化家畜家禽，是人类的伟大胜利，从此，这些家畜家禽可以为他们提供基本的营养保障，膳食中的蛋白质和其他营养成分有了稳定的获取渠道，不必天天出发去狩猎。但在驯化家畜家禽的过程中，人类也付出了惨痛的代价，那就是这些动物身上所携带的一些病原体，如痘病毒、瘟热、麻疹、流感等，都会猝不及防地袭击人类。

"古人往往通过一些特殊的经历建立对疾病的认识，如做梦可使人感觉似乎别人的灵魂能进入自己的身体，或观察到他人患病的过程，如癔病或癫痫，看起来也好像发作期间他人的灵魂能进入病人的身体。这种鬼神致病的观念在所有原始部落都存在，并一直延续到文明社会的早期。"

由于食物的匮乏、居住条件的简陋以及动物的威胁，先民们经常遭遇疾病的袭击，但为什么会得病，先民们认为原因有二，一是鬼神作祟；二是祖先示罚。

我们的先民们缺乏对疾病成因的了解，更缺乏治疗疾病的方法，在上古时期，先民们通常采用祭祀、诅咒等方法来治病，道理无外乎祈求祖先保佑和鬼神的宽宥，先民们认为，通过这些办法，疾病就会离开身体。

苏珊·桑塔格说，"疾病的隐喻具有道德劝谕和惩罚的意义。内心最深处所恐惧的各种东西如腐败、腐化、污染、反常和虚弱与疫病画上了等号。疾病本身变成了隐喻，然后借疾病之名，这种恐惧被移植到其他事物上，疾病于是变成了形容词，具有被当做隐喻使用的最广泛的可能性。它们被用来描绘那些从社会意义和道德意义上来说不正确的事物。"

中国的先民们通过祝祷、祈拜、诅咒，渐渐总结出了一套自己的祛疾模式，由此"咒禁"、"祝由"等治病方法，成了先民们信奉的患病时通常采用的模式。

大医孙思邈在他的《千金翼方》中说，汤药、针灸、禁咒、符印和导引是医疗五法。因为普通人难以掌握，所以，这位大医编辑了"两卷，凡二十二篇"的《禁经》。

唐代太医署首次设咒禁科，与医科、针科、按摩科并列为医学四科。咒禁科设立咒禁博士和咒禁师，教授咒禁，使学生能用咒禁来拔除邪魅鬼祟以治疾病。唐内典卷四十"太医署"记载："咒禁博士一人，从九品下。隋太医有咒禁博士一人，皇朝因之。又置咒禁师，咒禁工以佐之，教咒生也。咒禁博士掌教咒禁生，以咒禁袚除邪魅之为厉者。有道禁，出于山居方术之士。有禁咒，出于释氏。"

当然，光有祈祷和咒语，有时并不能奏效，所以，"巫师们在进行治疗仪式的时候，也运用药物和其他治疗方法。由此形成医药与巫术的互补，若病人服药后病愈，自然是法术灵验。"

有的学者认为，祝由后来称之为咒禁，即祝由和咒禁是一回事儿。

《黄帝内经》记载，"黄帝问曰：余闻古之治病，惟其移精变气，可祝由而已。今世治病，毒药治其内，针石治其外，或愈或不愈，何也？"

另在《灵枢·贼风》中，也有类似的记载："黄帝曰：其祝而已者，其故何也？岐伯曰：先巫者，因知百病之胜，先知其病之所从生者，可祝而已矣。"

清人俞樾在《群经平议·孟子一》中也说："是巫、医古得通称，盖医之先亦巫也。"

有相关资料说，祝由之术全面地渗透到中医的每一科之中，但也有学者指出，祝由、咒禁之术，虽然在中医的经典著作《黄帝内经》里有所记述，并经大医孙思邈给予充分肯定，但事实上，咒禁、祝由之术，后世一向由道家来传扬，精通这些方法的，也多为道士。

到了宋代，随着"儒医"的出现，咒禁、祝由之术渐渐被中医排斥出体系之外。梁其姿教授在《面对疾病——传统中国社会的医疗观念与组织》一书中说，"手艺的"或迷信的，如针灸、眼科、其他外科技术和巫术。被主流医学排除在边缘的结果是，这些技艺在当时盛行的通俗传统中得以传播。

梁其姿教授通过研究发现，从公元 2 世纪以来，"许多重要的针灸学著作都由著名道家撰写并由道家教派传布。"

在那个时候，由于儒医成为医学界的绝对主流，眼科、针灸术、外科，已经渐渐边缘化。"现存金元针灸医家的生平资料表明，许多人同时又是炼金术士或用符治病的行家，还有一些则被明确地指认为是主流的全真派"。

梁其姿认为，从远古至六朝，巫、医一直密不可分。直到11世纪，"正如1023年和1025年禁止中国南部地区巫师治病的诏令所表明的那样，巫和医已被有意区隔。"

巫和医由此被有意区隔，但并未就此分别，从隋唐到宋元明几代，巫术都是受官方认可的治病方法，太医院里，都设有祝由科，由朝廷授予官职。

信巫术，是全世界先民们的共识。

有学者指出，澳大利亚的土著人也像我们的先民一样，对疾病的产生有着神秘主义的看法。比如"认为所有的病痛都是由某些巫医所控制的石英石造成的。巫医的魂魄使石英石进入病人的身体里产生病痛，只能由另一个巫医用吮吸的方法将它吸出来，才能治好病。他们把自己的病痛都归咎于神灵或鬼怪。古巴比伦人相信疾病是因魔鬼所致，如魔鬼阿哑哑祖（azazazu）能使人的身体发黄、舌发黑，魔鬼阿萨库（asakku）导致虚痨症。《圣经》中有神直接降下疾病作为惩罚和训诫的记载：《出埃及记》4章6节说"上帝可使人患麻风和使人痊愈"。《列王记下》19章35节说"天神散布瘟疫，一夜间使亚述人死亡18.5万"。《荷马史诗》中说，阿波罗是鼠疫和各种瘟疫的传播者，但同时是驱除一切疾病的神。由于人们将疾病的原因以及祛除病痛的功劳都归功于神，于是在疾病得到治愈后就要去神庙献祭，向神灵表达感激。"

即使在今天，在中国城乡的许多地方，有病而求诸巫者的现象仍然普遍存在。


# 二 中医的勃兴

中医的概念，在今天已经窄化为某种具体的诊疗方式。

在上古，中医应该是个非常宽泛的概念，道医、针灸、疡科、祝由、咒禁都在这个名称之下。

比如，唐代大医孙思邈，其实是个道医，他本人是一名道士，在道家的传说中，在百岁以后成了神仙。

战国时的名医扁鹊，也是一位道医——与孙思邈有所不同，扁鹊只是信奉道家的医者，在他的时代，只有道家而无道教。而孙思邈则是信奉道教的道士，在道教的名称系谱中，孙思邈被敬称为"孙真人"。也正因为如此，有学者怀疑孙思邈那篇著名的《大医精诚》，并非孙思邈个人所写，而是宋元时代儒医兴盛之时的后人伪托之作——这种方法，在中国历史上十分常见，后世学者常常伪前代知名人士之名而作书，目的是传扬自己的观点。

这样的怀疑有着合理的文化逻辑，《大医精诚》是一篇典型的儒医宣言，从儒家思想的角度出发，正告医生们什么该做什么不该做，并树立济世悯人情怀，把医生从治病的层面，上升到了治世的层面。从而，儒医也像儒家知识分子一样，拥有了道德的高度。而这一套儒家的思想体系，不可能由一位"真人"即道教的教士来说出。

但不管真正的著者是谁，都无掩这篇文献的光辉。

上古先民利用阴阳学说和五行学说，创立了阴阳五行理论，这是先民们认识自然和解释自然的世界观和方法论，中医则运用阴阳五行理论来看待人体和疾病，从理论上，先民们把人体看成是气、形、神三者的统一体；从操作手段上，则创造了望、闻、问、切的诊疗方法；从药物使用上，先民们发明了中药。

上古时代的中医，并不是独立的一个医学体系，尽管创立了阴阳五行学说，但其完整的诊疗体系仍然需要后世不断地丰富和完善，后世的医者们通过探求病因、病性、病位、分析病机及人体内五脏六腑、经络关节、气血津液的变化、判断邪正消长，进而得出病名，归纳出证型，以辨证论治原则，制定"汗、吐、下、和、温、清、补、消"等治法，是中医发展史上一个漫长的过程。

在这个过程中，中医渐渐从阴阳五行学说演变成五行六气学说，后又回归于阴阳五行学说，由儒医占据主流话语权的中药，由道医和民间草医共同使用的针灸、跌打、推拿、按摩、拔罐、气功、食疗等多种治疗手段，以及一部分巫医的香灰草药，共同构成了庞杂的中医治疗体系。

与中医有关的阴阳学说，最早见于《黄帝内经》。《素问·阴阳应象大论》中的这句话——"阴阳者，天地之道也，万物之纲纪，变化之父母，生杀之本始，神明之府也。"而另外一句"清阳为天，浊阴为地。地气上为云，天气下为雨；雨出地气，云出天气"，则用人们易于理解的云雨生成过程，来论述阴阳的升降与变化。

梁其姿教授认为，五运六气学说为"宋代官方所推重"。沈括在《梦溪笔谈·象数一》中说："医家有五运六气之术，大则候天地之变，寒、暑、风、雨、水、旱、螟、蝗，率皆有法；小则人之众疾，亦随气运盛衰，今人不知所用，而胶于定法，故其术皆不验。"

有宋一朝，此种学说一直居于统治地位，当时有谚语如是说："不读五运六气，检遍方书何济。"其学术在流变中，有理论派、推算派、江湖派和大运气派等派别。

中医的兴盛，有赖于一代又一代大医的努力。

早在春秋战国（公元前 770 年—前 221 年）时期，用中医的方法治病的医生就已经出现，且名医辈出，秦国有名医两位，一曰医和，一曰医缓，齐国则有扁鹊。

在现有的文献中，医和最早使用了阴阳、四时、五行、五声、五色、五味、六气等中医病因学和诊断学的概念，"六气以阴阳为纲，而淫生六疾统于阴阳"的理论，对中医学的发展至关重要。

《左传·昭公元年》记载了关于医和的故事。

鲁昭公元年（公元前541年），晋平公生病，向秦国求医。秦景公派医和去给他治病。诊断书是这么写的："天有六气，降生五味，发为五色，徵为五声。淫生六疾。六气曰阴、阳、风、雨、晦、明也。分为四时，序为五节，过则为灾：阴淫寒疾，阳淫热疾，风淫末疾，雨淫腹疾，晦淫惑疾，明淫心疾。女，阳物而晦时，淫则生内热惑蛊之疾。"

什么意思？就是说晋平公因贪恋女色，已经病不可医。

《国语·晋语八·医和视平公疾》一文，详细地记载了医和与晋国大臣赵文子的对话：

　　出曰："不可为也。是谓远男而近女，惑以生蛊；非鬼非食，惑以丧志。良臣不生，天命不祐。若君不死，必失诸侯。"赵文子闻之曰："武从二三子以佐君为诸侯盟主，于今八年矣，内无苛慝，诸侯不二，子胡曰'良臣不生，天命不祐'？"对曰："自今之谓。和闻之曰：'直不辅曲，明不规闇，拱木不生危，松柏不生埤。'吾子不能谏惑，使至于生疾，又不自退而宠其政，八年之谓多矣，何以能久！"文子曰："医及国家乎？"对曰："上医医国，其次疾人，固医官也。"

医和这一段话，主要论述国君如何端正自己的行为、大臣如何恪尽自己的职责，同时指责赵文子等不能直谏君主，以至于君主的身体和国家，都病不可治。

在这段话里，医和阐发了一个重要的思想，在后世持续地影响着儒家知识分子——医不仅及于民，更及于君和国。一个震聋发愦的观点由此横空出世：上医医国。

医缓是秦的另一名良医，《左传·成公十年》记载："公（晋侯）疾病，求医于秦。秦伯使医缓为之。"

有一句著名的成语，"病入膏肓"，就与医缓有关。从两个人的行医时间看，医缓是医和的前辈。

战国时代另一位著名的医生是秦越子即"扁鹊"。他在前人的基础上，发明了中医独特的诊疗方法，即"望、闻、问、切"。

尽管有若干名医，但直至汉代，中医并没有形成自己独特的治疗体系，也没有形成中医综合性的经典著作。医与巫，一直并肩而行。直到张仲景出，中医才有机会成为一座大山。

张仲景，名机，字仲景，东汉人。他公元205年写的医学著作《伤寒杂病论》，是继《黄帝内经》之后又一部伟大的医学著作。

然而奇怪的是，张仲景在汉代声名不显，《汉书》、《后汉书》均没有他的名字，更没有他的传。

张仲景被后人所知，始见王叔和《脉经》序："夫医药为用，性命所系。和鹊之妙，犹或加思；仲景明审，亦候形证，一毫有疑，则考校以求验。"

从此以后，关于张仲景的身世及经历，被不断丰富及附会。今人多称张仲景为"医圣"，但有学者考证，金人刘完素的著作《素问玄机原病式》里，第一次给了张仲景一个类"圣"的称呼，他说"仲景者，亚圣也"。至于"圣"是谁，研究者们的见解也各不相同，有人认为医家的"圣"，仍然是黄帝。

1589 年，中医错简派的创始人方有执在他的《伤寒论条辨》中，首次把张仲景升上"圣"坛，文中"……称仲景曰圣"，后世受此影响，亦渐渐称张仲景为"医圣"。

可考的资料证实，东汉大疫流行，张仲景家族 200 余人，竟有三分之二因瘟疫而死。近有学者发现，这次大瘟疫的流行，可能与西域通商与征服匈奴有关，简而言之，丝绸之路的繁荣，同时引发了瘟疫。现代流行病学认为，由于陌生民族间的互相接触，会把其他民族身上特有的病原体带入，从而造成瘟疫。

正缘由于此，张仲景才矢志学医，终于写就《伤寒杂病论》和《金匮要略》。清代医家张志聪说："不明四书者不可以为儒，不明本论（《伤寒论》）者不可以为医。"

到了唐代，大医孙思邈整理了张仲景的著作，其《千金要方》和《千金翼方》，为中医事业的发展，起到了非常重要的作用。

到了宋元两朝，尤其是元朝，儒医成为中医的中流。一些儒家知识分子由于不能参加科举，纷纷成为医生。

"儒医"与普通中医的最大不同，是把诊病体系书面化和知识化。梁其姿教授认为，儒医的出现，是由于理学的渐占优势和士人阶层的兴起将部分医学"文明化"，即趋向强调理论、支持脉诊及开处方的医疗方式。这个传统涵括了许多古代医学经典和较晚近的文本，是由包括最具代表性的朱震亨在内的所谓金元四大家所建立。朱是位名医，并且是理学学者。

梁其姿认为，"这种儒医传统的确立，却是在排除了古代医学的某些方式上完成的。"也就是说，某种程度上，由于"儒医"的出现，中医与巫术才渐渐分野。"自明代以来，这些被排除的方式被边缘化。"

梁其姿教授说，两宋以后儒家伦理虽然广泛渗透进了医学界，"儒医"作为一种专门的称呼亦逐渐为一般人，特别是精英人士所认可。

我们今天所说的"中医"，其实是部分现代化的"儒医"，剔除了咒禁、祝由之术，传统"中医"业已不存。

# 三　成为正统的儒医

儒医在有宋一代成为主流医学，有其历史的必然性。

大宋开国之始，太祖皇帝就命令编修了《开宝新详定本草》一书，刊行全国。

太宗皇帝即位后，以重医为推行仁政的重要手段，命令翰林医官五怀隐主持整理前代方书，用 14 年时间编成百卷本的《太平圣惠方》，并亲为作序，"昔自潜邸，求集名方，异术玄针，皆得其要，歉收得妙方千余首，无非亲验，并有准绳，贯在救民，去除疾苦。"

而艺术家皇帝宋徽宗，则把对医学的重视推到了一个新的高度：把《黄帝内经》与儒家其他经典一起，列为士子猎取功名的必考之书。同时，组织修订《本草》《局方》，主持编写了大型方书《圣济总录》。

有宋一代，医生也被授予了官阶，今天，中国的老百姓仍然称呼医生为"大夫"或者"郎中"，这其实是宋代的医官名，"和安大夫"、"成和大夫"、"成安大夫"为从六品；"成全大夫"、"平和大夫"、"保安大夫"为正七品；"和安郎"、"成和郎"、"成安郎"、"成全郎"、"保和郎"、"保安郎"等为从七品。

医生从术士中分离出来，负有教学、医病等现实功能，构成朝廷管理职能的一部分，

皇家对医生的重视，是儒医得以出现的前提条件。王安石对孟子的"圣化"，才是儒医产生的根本条件。

王安石非常推崇孟子，曾写过一首诗《孟子》，来表达孟子对自己的重要性：沉魄浮魂不可招，遗编一读想风标。何妨举世嫌迂阔，故有斯人慰寂寥。

这首诗其实真实地反映了王安石在现实生活中的境遇，虽然有神宗皇帝的支持，但保守派的反对，也确实让他有一种"举世嫌迂阔"的孤寂感，只有孟子能够慰他的寂寥。

王安石除参知政事之后，在神宗皇帝的支持下，熙宁新政开始施行。

在文化上的"变法"，则是把《论语》和《孟子》列为士子必读必考科目。并于熙宁4年，把《孟子》正式列为官方认定的经书。

从此，孟子登堂入室，位列孔子之后，成为"亚圣"。

王安石需要孟子学说来支持自己的变法改革。

孟子说，"天下有道，以道殉身；天下无道，以身殉道。未闻以道殉乎人者也。"

王安石则说，呜呼！道之不明邪，岂特教之不至也？士亦有罪焉。呜呼！道之不行邪，岂特化之不至也？士亦有罪焉。

在对道的维护上，孟子说，"士穷不失义，达不失道"。这样的信念，对于王安石对变法的坚持，也非常重要。

王安石把孟子送上了神坛，但对于儒家知识分子来说，孟子对他们的最大影响，还是孟子的"仁学"思想。

"孔子以仁为基石建立了自己的思想体系。然而孔子论仁，只是就事论事，随问而答，大多是根据弟子们的具体情况而简短地论及仁在不同方面的表现，缺乏集中而详尽的论述。特别是由于思想理论发展阶段的原因，孔子尚没有将'仁'与'心'、'性'联系起来进行自觉的思考。孟子则不同，以心性论仁是孟子思想的一个重要特色。由于孟子注重从心性论的层次和高度来理解和阐发仁的思想，不仅使仁学获得了强有力的论证，而且也使得他的仁论新意迭出，具有较强的哲理性，内容也更为丰富，对孔子的仁学作出了重要的推进。"

白奚先生说，孟子论仁，多与"心"紧密相联。

在孟子的仁学体系中，"恻隐之心"被赋予了重要的思想价值。孟子说，"恻隐之心，仁之端也"；"恻隐之心，仁也"；"仁，人心也；义，人路也"，从这些表述中，都可以看出"仁"对于人的重要性。

"仁不是别的，就是人的本心，就是心的最基本的属性。孟子此说，为仁找到了内在的心理根据，从而开辟了儒家以心论仁的新阶段。"

只有人类，才会有道德意识，白奚先生说，在孟子眼里，这种道德心或道德意识也是人与生俱来的，他称之为"良知"、"良能"，并把具有"良知"、"良能"的心称为"良心"、"本心"。

孟子的重大贡献之一，是确定了人之所以为人的四项基本的道德属性——仁、义、礼、智，"君子所性，仁义礼智根于心。"又说，"仁义礼智，非由外铄我也，我固有之也。"

白奚先生指出，孟子从心、性、仁三者的关系论仁，视仁为人心的本质属性和人性的基本内容，这不仅解决了仁的来源和根据这一孔子遗留下来的问题，而且把孔子的仁学推进到心性论的深度和本体论的高度，使儒家的仁学向前发展了一大步。

宋朝大儒朱熹对孟子的景仰，与王安石相类。他说："孟子发明四端，乃孔子所未发。人只道孟子有辟杨墨之功，殊不知他就仁心上发明大功如此。看来此说那时若行，杨墨亦不攻而自退。辟杨墨是捍边境之功，发明四端是安社稷之功。"

朱熹所说的"四端"，即孟子所说的"仁义礼智"。

清代徐松在其《宋会要辑稿》中说，"政和七年……朝廷兴建医学，教养士类，使习儒术者通黄素，明诊疗，而施于疾病，谓之儒医。"

北宋政和七年，儒医之名已经与其他中医分道扬镳，成为一个独立的体系，儒而知医成为当时知识分子的一种智性选择。

儒医之名，并非知晓儒学、略通医术者，均可得此称呼。"部分文人亦官亦医，或者由儒转医，不仅著书立说，而且参与医疗活动，悬壶济世，才称得上真正的'儒医'。"

薛芳芸在《宋代"儒而知医"社会现象探析》一文中说，许叔微在习儒同时，刻意方书，精研医学，为官后仍不忘行医，人称"许学士"，对《伤寒论》颇有研究，治病重视辨证，著有《伤寒百证歌》《伤寒发微论》《普济本事方》等，流传至今；又如朱肱，元祐三年进士，曾任奉议郎、医学博士等职，后因忤旨罢官。他身处逆境，潜心医学，以行医著书为事，撰写了《类证活人书》，流传甚广，影响深远；此外像高若讷、孙奇、孙兆、陈高等都是当时有名的儒医。

在宋朝，让儒医之名具有高远意旨的，首推范仲淹，他的"不为良相，便为良医"之语，颇得同时代及后世儒家知识分子的推崇，朱熹认为"医国医人，其理一也。"

在儒家知识分子看来，良医之所以与良相同等重要，是因为两者都属于"仁政"之学。

良相，可辅君安民，良医，可活人无数。

此外，学医以事亲，在当时也成为一种普遍共识。

大儒程颢说："病卧于床，委之庸医，比于不慈不孝。事亲者亦不可不知医。"又说"今人视父母疾，乃一任医者之手，岂不害事？必须识医药之道理，别病是如何，药当如何，故可任医者也。"

为了强调学医孝亲、济民的重要性，程颢又说，"儒知礼义，医知损益。礼义之不修，昧孔孟之教，损害不分，害生民之命。儒与医岂可轻哉，儒与医岂可分哉。"

事亲，乃大孝之事。懂些医学知识，万一父母双亲有病，可以亲自查看病情，防止庸医害人，是表达孝心的最佳形式之一。

大儒张载也认为，儒和医为一家，医理通于文理。这些大儒借儒学研究医理，将仁义纳入医德之中，把"仁爱"、"孝亲"、"利泽生民"等儒家思想渗透到看诊把脉、开方治病的具体诊疗活动中，把"医乃仁术"从治疗层面，上升到道统层面，提高了中医的人文境界。

到了元代，因为科举暂废，一些儒家知识分子本着"济天下利苍生"的愿望，大量进入医学领域。

刘完素，创寒凉医派。张从正如为太医，不久辞归，著有《儒门事亲》一书，朱丹溪，由理学入医门，创滋阴学派。

元代名医戴良说，"医以活人为务，与吾儒道最切近。"

元代儒医朱震亨，理学造诣精深。不但是知名理学家，还要求弟子也医理兼修，弟子或者再传弟子中，"儒而知医"者甚多。"盖以医家要旨，非儒不能明。"

明代的李时珍在《本草纲目·序》中说："夫医之为道，君子用之以卫生，而推之以济世，故为仁术。"

李时珍还坚决反对当时流行的服用丹药的风气，儒医以儒家正统观点为依归，坚持"子不语怪力乱神"，用儒家正道，排斥外道邪说。

"明清时代，儒医辈出，仅新安学派"，自宋代至新中国建立前，徽州府卓然成家者 820 人，其中 421 人撰集汇编医籍 730 种。以名医、御医、世医、儒医多见的吴中地区，历史上见诸记载的有 1400 余人，著作 600 余种。

由于儒医成为医学正统，方术、巫医、草医渐渐从主流社会消隐，在农村或者城市的贫民阶层中，去寻找生存机会。

# 四　草医和巫医

由于儒医不但获得皇家认可，在上层社会拥有广泛的支持，所以，为了与草医和其他低阶层医生区别开来，儒医们通过把脉、开写药方、著书立说来提高行业门槛。

什么是草医？简单来说，就是不识字或者识字不多，不会开处方、不懂把脉技术，更不会著书立说的文盲或半文盲医生。

草医是一种民间医术，缺乏像中医一样的系统理论，因此，诊疗过程中少有辩证论治，多是根据经验辨病用药，即多用土方土法。所用药物也很少像中药一样，经过炮制，基本是草药，采回即用，有的地方称草医为"草药匠"。

"草医"常分文式、武式。"武式"以捶皮打棒、练武弄拳来"扯棚口"，招揽生意，属于"习武行医"，多以治疗跌打损伤、金创骨折为主，通常以推、拿、按、捏等手法，通过卖艺献技来推销药物。"文式"专长于内、妇、儿科，也讲究所谓四诊八纲，通过诊脉象、看舌象来诊断病情。两者的共同特点是走乡串户、逢集赶场。

根据杨念群先生的研究，草医的授徒与传承方法也与"坐堂"医生颇为不同。草医在带徒礼仪上虽仿效中医行跪拜之礼、艺成谢师等程序，但在具体医术时，则讲究所谓"过苗"，即随师采挖药材，认识草药，还要讲究辨证配方。教材使用的是《天宝本草》，再辅助配合临床经验，通过自采、自挖、自制，使整个诊疗过程显得简便有效和廉价。如果遇到病家有能辨识自采之药的，可省其药资。走方游医和摆摊行医比起来则更加行踪不定，他们常年走村串户，以出诊为主。行医特色或以中草药秘验单方为主，或以末药（散剂）、膏药为主，或以推拿、按摩、气功、挑痔、割治等一技之长为主。他们常年游走他乡，送医送药上门。

在《再造"病人"》一书中，杨念群先生对草医群体有着较多关注，并且对"游医"这一草医中的特殊群体也有描述："游医"看病有时会用手轻压患者的指甲，观察回血速度的急缓，称为指诊；有时又会用自制的针刺破病人某个穴位，从血液的色泽、浓度、数量辨别疾病，名为刺诊；有时还会让患者伸出舌头，观察舌苔、舌质颜色的变化，名为舌诊；或者令患者端坐凳上，双手抱头，俯伏桌边或椅背上，医生用食指、拇指轻压患者脊柱两侧，缓缓由上向下推动，称为脊诊。摆摊行医多为医药兼营，在闹市区摆摊看病售药。有的摆摊医是由老字号药铺分化出来。

杨念群说，四川江油的草医就有高摊、矮摊之分。所谓高摊，是以搭棚为摆摊标志，有固定地域设点，属草医中较上层的部分；矮摊者，以地为摊，游弋不定为其次。如果按照用药习俗划分，草医又分为"根根"、"粒粒"、"沱沱"、"搓磨"数种。

宋元以后，由于"儒医"成为医学界的主流，传统的医学理论又逐渐被"儒医"们渗透进了儒家学说，靠口耳相传及以师授徒来传承的草医，日渐式微。

元朝"大儒医"朱震亨在《格致余论》的自序中说："古人以医为吾儒格物致知之一事，故名其篇目格致余论，未知其果是否耶？"

为了强调"儒医"的正统地位，他又说，"《素问》，载道之书也，词简而义深。去古渐远，衍文错简，仍或有之，故非吾儒不能读。"

非吾儒不能读，就把其他行医派别驱逐出了正统医门。也就是说，像《素问》这么高级的学问，其他门派染指不得，因为他们不可能读懂。

学者龚鹏程先生认为，朱震亨这样有很高社会地位的人出来说话，把医道纳入了儒者的事业中来，对于草医、巫医等其他医学门派打击很大。

巫医，古称祝由科、咒禁科。中医典籍《黄帝内经》即脱胎于《黄帝祝由科》。

祝由，有禁咒、禁术、禁架、禁法、符禁、祝禁、越方等别称。葛洪《抱朴子》中说："吴越有禁咒之法。"学者们认为，"禁"本来是中国南方特有的法术或技术，除了医疗之外，控制人或动物的行动、魔法幻术等也都被视为禁术。施行方法则有念咒（如咒禁、祝禁）或是书符（符禁）。

禁的内容涉及禁戒、斋戒和禁忌。禁戒即对施术人提出各种行为规范，包括"五戒、十善、八忌、四归"等要求，斋戒则是人们在请神之前清洁身心，戒慎行为，以表示对神明的尊敬之意。咒语部分，大致可分为四类，即威摄性咒语、祈使警告性咒语、骂詈性咒语和解释病因性咒语。其中也有符，与禁、咒结合在一起，多为避邪、威摄性的符。

学者袁玮认为，祝由是原始时代物资不丰，又对疾病缺乏足够认识时，使用语言为主并辅以一定手段的驱除病魔法；魏晋后与道教结合，也是道教传播信仰的一大助力，佛教亦有禁咒法传入我国。

学者邢玉瑞认为祝由术的本源，实际上是古代的巫术治病。由于对自然界的秘密缺乏了解，先民们对神秘力量的信仰，犹如现代人对科学的信仰，在当时的历史环境下，用祝由方法治病，可能是当时最常用、最使人信服而且确有疗效的一种治疗手段。

唐代太医署首次设咒禁科，与医科、针科、按摩科并列为医学四科。咒禁科设立咒禁博士和咒禁师，教授咒禁，使学生能用咒禁来拔除邪魅鬼祟以治疾病。唐内典卷四十"太医署"记载："咒禁博士一人，从九品下。隋太医有咒禁博士一人，皇朝因之。又置咒禁师，咒禁工以佐之，教咒生也。咒禁博士掌教咒禁生，以咒禁祓除邪魅之为厉者。有道禁，出于山居方术之士。有禁咒，出于释氏。"

宋元之时，咒禁等术受到"儒医"的排斥，知名大医朱震亨的著作《格致余论》与《丹溪心法》全然不用禁咒、存思、服气、辟谷、符箓诸说了。

尽管如此，直到明代，咒禁科仍然在官方认可的范围内，清朝取消了咒禁科，但有的学者认为，有清一朝，满人因信奉萨满教，其实对咒禁之术十分信奉，也正因为信奉，所以也更恐惧咒禁术，因此，在官方的医疗机构中，不再设咒禁科。

也正是这个原因，直至民国，咒禁之术仍然在民间十分流行。

根据湖南沅陵县1949年的数字统计，全县中医、草医的医药人员共有316人（其中中医221人，草医57人，中药人员38人），在这些人员中真正坐堂应诊的只有 74 人，自开诊所者 34 人，而走访行医的人数达到 98 人，几乎占总人数的一半。从空间分布的情况来看，城内的医生人数只有 64 人，而分布于这八个区的中医药人员总数则达到了 252 人。分布的态势也较为平均，除军大坪区有 6 人外，其他几个区的人数均在 20 ~ 40 人之间。在这些人员中，采取半农半医方式的人员达到了 85 人。（注：参见《沅陵县卫生志》，74 页 1989。）在与之相邻的一些地区如湖北松滋县，1949 年中医有 331 人，中药人员 120 人，草医 82 人。

根据杨念群先生的研究，"京郊的许多村庄在 20 世纪三四十年代仍没有多少中医，西医更是难见踪影。在前八家村附近，巫医人数就比西医多，因为中医是在民国十年以后才在村里出现的，这在华北地区似乎是个相当普遍的现象。"

民国二十四年张家口的《阳原县志》曾记载说，到当年，县境内还没有西医，"中医亦不能遍村皆有，然三百户以上之村，类有一人"。

当地的县志上说："富者得病，率皆延医诊治；贫者往往听其自痊自死，终身未曾服药者，约占三分之二。近年赤贫者，往往衣食皆无，更难求医疗疾矣。妇女有病，亦有求医巫者，痊则信其灵，死则由其命。"

由此可知，1949 年前的中国乡村，草医和巫医所占的比例仍然不低。

有关报道称，由于传统文化的空间没有受到太多挤压，在中国台湾，民间的祝由咒禁医疗依然广泛存在。一些寺庙、宫观为民众收惊、驱邪、治疗，民众去庙里求香灰、符水等治病都是非常多见的事情。

由于农民参加了合作医疗，且近年来"新农合"报销比例提高，农民大体上病有所医，看民间草医的越来越少。一些居住在高山峻岭上的山区农民，仍然传承一些特殊的地方草药，比如"苗药"、"侗药"，还有一些民间奇效中草药，草医们采取传统的药浴、拔火罐、刮痧、推拿和针灸等形式，来为当地民众服务。

然而，新农合并不能完全解决农民的大病和长期慢性病问题，所以，在一些边远山区，"巫医"仍然具有很大的市场。

据英国《每日电讯报》网站 2016 年 5 月 15 日报道，在中国的四川，发生了一起"巫医"治病致人死亡事件。

报道称，两名"巫医"把一名妇女放进木桶，悬在一大盆缓慢沸腾的水上面。当灼热的蒸汽开始进入木桶时，妇女的丈夫被两名"巫医"支使去取一根针用于驱鬼。

妇女在桶里痛苦地嚎叫时，她的丈夫向两名"巫医"提出抗议。但"巫医"未予理会，并告诉他，叫声是魔鬼离开他妻子身体的声音。所谓的治疗结束后，那名妇女的身体已经发黑，脸也已经变紫了，最后死在丈夫的怀里。而那两个"巫医"借机溜走，跑到周围的山里去了。

这则报道说，在四川省发生的这件事显示，对超自然现象和古代仪式的信仰在中国农村仍然根深蒂固。在死去的这名妇女所在的村里，很多人相信灵魂治疗，有些人把健康问题归结为身体里的"幽灵"或"鬼魂"。一个当地男子说："有病的通常也是信得最厉害的。"

# 五　西医的胜利

西医的胜利，有许多缘由。但主要的缘由，是西方探险家或者征服者们，从世界各地带回了超级病毒，从而造成西方世界大规模的传染病和瘟疫蔓延。

人类的迁徙史和扩张史，也是疾病的传播史。据历史学家统计，1492 年哥伦布首次抵达伊斯帕尼奥拉岛的时候，它的人口估计有八百万之多，而在半个世纪以后，岛上的原住民已基本消亡。

郑和下西洋，张骞出使西域，玄奘印度取经，这些文化史上的辉煌，曾带来过多少疾病史上的灾难，中国学者虽有所关注，但尚缺乏有价值的研究。

西方的医疗史和疾病史学者，十分关注人类的探险活动、文化交流活动给封闭地区带来的灾难性的传染病。

比如，有西方学者做过可靠的统计，墨西哥中部的人口在与欧洲人接触不过十年之后，便减少了 1/3，从大约 2500 万人降低到不足 1700 万人；在 75 年的时间里，土著人口总数下降了 95%。

学者们认为，比起杀戮，对当地居民影响更为酷烈的是传染病。

学界普遍认为，欧洲入侵者给美洲大陆的最大祸患，就是带去了天花。

科尔特斯率领 300 名西班牙殖民者之所以最后征服了有 2500 万人口的阿兹特克帝国，天花起到了关键作用。战斗中，阿兹特克人俘虏了一名新染上天花的西班牙士兵，由于阿兹特克人从未接触过天花，没有任何抵抗能力，于是天花迅速蔓延开来。

在 10 年内，阿兹特克的人口急剧减少，一个强大的帝国也随之走向消亡。

印加帝国也是因为天花流行而被皮萨罗带领 180 名西班牙殖民者轻而易举地征服的。在天花的肆虐下，各个原先有数百万人口的主要印第安部落减少到只剩数千人或完全灭绝。

对于东汉的灭亡，中国的历史学家大都将其归结为治乱循环。

但从疾病史的角度来看，或许另有原因。

张大庆先生在《医学史十五讲》一书中说，"大约在公元初年，横越大陆的商队和外海航行的船只，分别由东向西及由西向东，把贸易拓展到中亚、中东和欧洲各地，并将这个新的商业网络的两个远端——中国和罗马——联系起来。贸易交往也伴随着疾病的传播。"

一些学者认为，不可避免地，当地的居民对一些原有的疾病产生了"抗体"，但对于一些外来的疾病，却完全没有抵抗能力。

张大庆说，"因此，在商业贸易扩展的过程中，印度和中东没有表现出疾病引起的人口重大变化，而中国和罗马却被搅得天翻地覆。公元 2 世纪晚期，中国和罗马都遭受到大疫袭击。在罗马，165—180 年的所谓安东尼大疫之后，不到一个世纪就又爆发了遍及全帝国的一次疾病大流行。虽然现在已经无法确定是什么疾病侵袭罗马，但大多学者认为，大疾病流行的起因是天花，或某种与其类似甚至更古老的疾病。中国在这个时期同样也出现了多次大疫，如著名医家张仲景宗族二百余口，三分之二死于疫病。"

《南匈奴传》载："建武二十二年，人畜饥疫，死伤大半。"

《五行志》注引张衡所上封事说道："臣窃见京师为害，兼所及民，民多病死，死有灭户，人人恐惧，朝廷焦心，以为至忧。"

《陈思王集·说疫气》载，"家家有僵尸之痛，室室有嚎泣之哀，或阖门而殪，或举族而丧者"。

大疫流行，中医与古代"西医"究竟哪个行？医学史家并没有可靠的疗效比较，我们姑且认为古代的中医比古代的"西医"要高明一些——之所以这样说，完全出于我个人没有理由的民族文化优越情绪。

也就是说，"古代西医"同样对于瘟疫等流行病束手无策，因此，现代医学才姗姗出场。

在 17 世纪以前，西方的医院只是一个"照料"场所，"一些社会史学者认为基督教对病人强调的是关怀（care）而非治愈（cure）；在基督教中，疾病的发生被设定为超自然的原因，治疗则被视为一种病人心理由躁动趋于平和的超自然式的安抚方法"。

这与中国的情况很相似——古代的中国人也认为疾病是祖先和神灵的惩罚，因此，才借助咒禁和祝由，来祈求神灵和祖先的原谅。

张大庆说，当时的医院"不是病体治疗的专门机构，然而却是病体有可能得到关怀的场所。病人栖居于教堂，由此被明显赋予了'委托'的特征，交付身心以减轻痛苦是一种非世俗的行为。与之相应的是，早期的医院与教区的教堂几乎是一体的。"

正是因为西医在大规模的传染病预防和治疗方面，表现出了优异的能力，所以，在西方，"西医"打败了传统医学，成为主导性的治病方式。所以"迟至十七、十八、十九世纪，西方的城市仍是一些充满疾病、剥削、饥饿和死亡的污水池。"

中世纪时期的外科医生地位也很低下。文献记载，彼时巴黎的医生被分为三个等级。第一种是内科医生，其治病方法几乎是千篇一律地采用泻下与灌肠。第二种是穿长衫的外科医生，一般采用烧灼办法治疗创伤，或用药物涂敷脓肿，或对膀胱结石患者施以结石截除术。第三种是理发师兼做些"小外科"。他们穿短衫，除了为顾客理发，还根据需要，为某些人施行放血术、吸角术（类似拔火罐）、包扎小创伤等小手术。

学界普遍认为，"文艺复兴"是西方现代医学崛起的诱因。原因在于，"文化复兴"开始了对"人的发现"。

因为有了对人的重新发现，所以，现代解剖学兴起。1543年，维萨里出版了《人体的结构》一书，使人们对自身构造有了真切的了解。

有了人性的解放，许多有创造性的医生纷纷出现。比如，法国外科医生巴累。

在巴累改革外科治疗方法之前，外科医生的地位在西方很低，通常把他们称呼作"理发师外科医生"。也就是说，他们主要在自己的小理发店为人理发，偶尔，会为那些需要的病人做一些简单的外科处理。

中世纪的时候，欧洲人认为致病的原因是人体内有了多余的"元素"，因此，需要通过放血，把那些多余的"元素"排除。然而，医师们认为这个活儿是下等人做的，自己不愿意亲自动手，就委托给理发师来做。1540年，英格王批准，成立了理发师、外科医生联合会，从此，理发师正式打出了外科医生的招牌，并选了三色柱作为自己行医和理发的标志。三色柱中，红色代表动脉，蓝色代表静脉，白色代表纱布。

在今天的中国，许多理发店仍然用三色柱来作为标志使用，其来源即出于此。

1745年，理发师与外科医生合作整整205年之后，英王乔治二世批准成立皇家外科医学会，外科医生才与理发师就此分道扬镳。

巴累于1552年担任军医期间，对一个下肢被炮弹炸碎伤员的治疗，采用结扎血管止血施行截肢手术，取得了满意的效果。之后，由于结扎血管止血法的推广应用，截肢手术得以改进并提高了疗效。1564年，巴累在法文专著《外科学教程》中，写下了结扎血管止血法的专论。

巴累在医学上的其他贡献还有很多，如制作"人造四肢"示意图、论述股骨颈骨折、描述齿槽脓肿切开排脓、阐述前列腺肥大对排尿的影响、介绍脱臼整复术、改良兔唇修补术等。集中巴累成果的法文版《巴累全集》于1575年在巴黎出版，后来被翻译成英、德、西班牙等数种语言出版，都产生了积极的影响。

巴累生于 1517 年，逝世于 1590 年，也就是说，虽然他为外科赢得了前所未有的良好声誉，但是直到他去世，外科医生仍然与理发师在一个招牌下行使自己的职责。

有的学者认为，哥伦布探险归来，带来了新大陆的消息，从此开始了航海大发现，但也带回了梅毒。

当时，法国与意大利开战，梅毒在法国军队蔓延，导致法国军队失去了战斗力。

1546 年，意大利医生伏拉卡斯托罗写出了《论传染和传染病》一书，提出了传染病传播的三种渠道。

文艺复兴的另一大贡献，是培根提出的"知识就是力量"，让人们的目光从神学身上离开，转而去探求科学，从中发现知识。另外，笛卡尔提出的精神与躯体分离的思想，对现代医学的进步，推动甚力——实验医学就此兴起，现代西医也由此肇始。

17 世纪，生理学开始发展，人们发现了血液循环现象。随之，医物理学派和医化学学派也引起了人们的重视。

医学就是在不断发现新理论和不断纠正谬误中前进的。

现在的我们难以想象，17 世纪的医生们曾经用牛血、鸡血和马血等来给人类输血，许多人因此而丧生。英国、法国立法禁止输血。

直到 1901 年，人们发现了血型的秘密，用输血的方法来救人才流行开来。

在中世纪，由于医生成功救治病人的例子并不多，所以，成了各类人嘲笑的对象。那些我们耳熟能详的作家，比如蒙田、莫里哀和伏尔泰，都在他们的作品里对医生进行过嘲讽。

然而，临床医学马上诞生了，医生们的春天来了。

复旦大学基础医学院院长汤其群教授说，意大利的摩干尼结合病人的临床症状、死前情况和尸检发现，把"病灶"与临床症状联系起来，提出了疾病的器官定位学说，建立了器官病理学。

摩干尼做了 700 多例尸体解剖试验，写出了《由解剖观察诸病位置与原因》一书，书中，他提出了一个深远影响后世的观点：病灶。

直到今天，西医们用种种检查方法，目的就是在病人身上找到"病灶"。张大庆先生说，"直到现在，西方医学的基本原理还在找病灶方面。"查"病灶"的工具，有 CT、核磁共振、X 光等等。

法国大革命之后，医学教育被广泛推广。但西方的医学教育也经历了野蛮生长阶段。以美国为例，最早的医学院都是强调效益为先的"文凭制造厂"，办学的投资者和相关的教授，关心的只是钱。

1813 年，美国的耶鲁大学举办了首期医学课程班，并规定学时为 6 个月，但因为其他大学的课程班只需要上 4 个月，致使耶鲁生源困难，不得不把学时改成 4 个月，以迁就市场。

当时，有一件事被传为笑柄。1887 年，一名 8 岁的小姑娘寄信给多家医学院，要申请去上学，结果竟然同时被一半的医学院录取。

"在 19 世纪，美国的医学生一直被看作一群粗暴、不守规矩的家伙。"

著名医生迪克逊，将纽约大学医学系的课堂描述为"肮脏的房间，弥散着烟雾，散发出令人作呕的异味"，下课时"剧烈的喧嚣声震耳欲聋，学生们像疯狂的公牛冲出教室"。有人悲观地认为"知识界中包含医务业（medical business）是一个错误"。

19 世纪的下半叶，对医学院进行改革的呼声渐起，芝加哥医学院率先把医学生的学习时间从 4 个月变为 9 个月，后来又要求必须 3 年才能毕业。

对美国医学教育做出重要贡献的，是 1869 年任哈佛大学校长的埃利奥特（Charles W. Eliot），他力排众议，让哈佛大学引入了三年制的医学教学计划，并在生源大幅下降的前提下，坚持这个方案不退步，最终为哈佛大学赢得了声誉。

有了哈佛大学的示范效应，耶鲁大学也跟进，影响了一批知名大学都把医学院纳入了大学教育。

美国医学教育的标志性事件，是 1893 年约翰·霍普金斯医学院开办。

1873 年，美国马里兰州巴尔的摩尔市银行家、贵格会教徒约翰·霍普金斯去世时，留下了一笔价值 700 万美元的巨额遗产。遵照他的遗嘱，其遗产分别捐赠给以他名字命名的约翰·霍普金斯大学和约翰·霍普金斯医院。

霍普金斯医学院为美国的医学教育确定了新的标准，要求取得学士学位以后，才能进入医学院开始医学学习，一下子把美国医学教育的起点，提高到了一个较高的水平。霍普金斯医学院不但教学生知识，还注重医学实验和临床研究，很快在美国声名鹊起。

"1907 年，卡内基基金会受美国医学会委托，指派弗莱克斯勒全面考察美国的医学教育。弗莱克斯勒经过两年的努力，于 1909 年完成调查并于 1910 年出版了题为《美国和加拿大的医学教育》的报告。报告首先回顾了北美医学教育的发展历程，然后分析了各个医学院的现状，提出了改善医学教育的措施。报告指出，在所调查的医学院中，仅有 50% 符合'现代医学教学'的标准，30% 条件很差，另外 20%'名不副实'，应当资助那些有发展前景的医学院并关闭不合格的学校。在弗莱克斯勒报告的影响下，许多质量差的医学院逐渐被淘汰。在报告发表 20 年后，也就是到 1930 年，美国医学院的数目从 148 所减少到 66 所。当时美国最主要的两大基金会洛克菲勒基金会和卡内基基金会都开始大力资助医学教育，使得美国的医学教育迅速崛起。"

这段史料说明，直到 1930 年，美国的医学教育之乱，仍然是今天的我们无法想象的。或者说，今天十分发达的美国医学教育，也曾经有不堪和混乱的昨天，也因之增加了我们对中国医学教育的信心。

随着教会势力的入侵，医院和西医也随之进入中国，并逐渐扎根。

1840 年以后，教会医院在中国迅速扩张，为了让宗教具有"神迹"，即相信宗教可以让变坏的身体好起来，许多传教士都是医生。

正如坚船利炮从海上来，教会医院和传教士医生也从海上来到中国，最早落户广州。

现今比较有名的几所医院，比如湖南的湘雅、北京的协和、四川的华西、上海的瑞金，都有教会医院血统。

1903 年，北京协和医学校开办，不久，即得到了清政府的正式批准。但西医的进入，对中医造成了巨大冲击。一些人提出"废医论"，力倡"改良中医"。但儒家的中庸思想，使李鸿章等一些权臣并不支持这一偏激的观念，"中西汇通"，成为当时的普遍看法。

根据美国《时代》周刊的报道，从 1913 年 5 月开始，洛克菲勒基金会 10 年内花费了近 8000 万美元投资中国。由于对公共卫生和医学教育情有独钟，超过一半的钱用于这方面，而"最大的单笔礼物是给了北京协和医学院"。

据协和医院方面 1956 年统计，为打造北京协和医学院，洛克菲勒基金会前后总计投入 4800 万美元左右。根据协和医校的毕业生邓家栋在《协和医学院的创办经过》一文中的回忆，北京协和医院"1921 年全部建筑完成。原预算为 100 万至 150 万美元，结果共耗资 750 万美元"。

协和医院的到来，只是让西医以医院为载体，开始了对中医的冲击，不管是主动还是被动，中医不得不放弃自己独立的文化空间，而成为集体文化空间和政治空间的附庸。

1921 年，兰安生来到中国，成为协和的第一位公共卫生学教授。

1925 年，协和医学院与京师警察厅合办了"京师警察厅试办公共卫生事务所"，有相当长一段时间，卫生事务所挂在警察厅之下而不是卫生局。在其他城市，也有这种情况。

由此可见，医疗权力与社会权力的结合，一开始就非常紧密。

"京师警察厅试办公共卫生事务所"，后改名为"北平市卫生局第一卫生事务所"（简称"一所"），为整个示范区的十万居民提供公共医疗服务。"一所"重视妇幼保健，还对垃圾、粪便、污水等处理制订了监督办法，减缓传染疾病在社区内的传播，这些努力使得"一所"居民死亡率从 22.2% 下降到了 18.2%。

由于能够对抗大规模传染病，更由于"社会医学"的兴起，西医渐渐成为中国医疗界的主流，而中医却日渐式微。

胡定安先生认为，在当时，公共卫生的实行变成了民族主义目标的一种制度化表述，因为"由体育观念和预防医学中之卫生观念、一切的改革心理与趋势观察起来，就可明白民族力量的增进一定要提倡健康，尤其要提倡整个国民的健康，然后可以顾到中华民族的复兴"。

西医负起了民族复兴的责任，在当时甚嚣尘上的"进化论"，也因之以"进化"的观点，认为西医取代中医，乃是历史的必然。

刘理想在《试论进化论思想对近代中西医论争的影响》一文中说："然而

在新学与旧学、现代与传统、进步与落后等二分法的话语模式下，作为中学一部分的中医，在当时几乎是唯一能在技术层面与西学中的西医相抗衡、互较短长的一门中国学问，自然受到批判者的格外关注，被戴上旧医、封建医、玄学医等帽子，价值认知从先前中西横向比较的空间观向新旧纵向对比的时间观转变，中西医价值比较的天平迅速向西医倾斜了。站在预定的立场上，作为'旧医'的中医与作为'新医'的西医相比，'落后'便成为题中应有之意。"当时不仅医学家倡导医学革命，即一般海内的学者，也极力地在那里提倡新医学的发展；他们都说是医学没有中西的分别，只有新旧的分别；只有玄学的医学和科学的医学的分别。

文化名家周作人在《新旧医学斗争与复古》一文中说："中西医学这个名称实在是讲不通，应该称为新旧医学之争才对。世间常说中学为体西学为用，什么东方文明高于西方文明，我总不能了解，我想文明总只有一个，因为人性只有一个，不过因为嗜好有偏至，所以现出好些大同小异的文化，结果还总是表示人性的同一趋向。"

哲学家冯友兰在《论中西医药》一文中表示："中国的医学、药学，亦同中国文化的其他部分一样，缺少现代化的一个阶段。一般人常以中医西医中药西药对比。中医西医的对比是错底。因为普通所谓中医西医之分，其主要处不是中西之分，而是古今之异。中医西医，应该称为旧医新医。"

历史学家傅斯年在《大公报》发表评论《所谓"国医"》，文章说："受了新式教育的人，还在那里听中医的五行、六气等等胡说！自命为提倡近代化的人，还在那里以政治的或社会的力量作中医的护法者！这岂不是明显表示中国人的脑筋仿佛根本有问题？……到今天还在那里争着中医、西医，岂不使全世界觉得中国人另是人类之一种！办了四十年学校不能脱离这个中世纪的阶段，岂不使人觉得教育的前途仍是枉然！"

学者毛子水认为，"根据解剖学、组织学、生理学、病理学、细菌学及分析化学等而谈治病的，就是医学的正轨。虽然现今欧洲的医术不能说得已达到究竟，但是设使医术果有一个究竟的地方，必定是从这个正轨走去的。倘若一定要迷信五藏属五行的原理，靠着寸、关、尺脉息的分别，恐怕一万年也达不到医术的究竟。"

刘理想说，在当时，"随着进化论思想的深入人心，有了时间上的视野，人们看待中西的文化差异就有了新的发现，从存异的事实出发，直达求同的目的地。'全盘西化'也就成了题中应有之意。科学就是这样以时间的名义一统江山，从此环球同此凉热。有了时间上的视野，西学变成了科学，作为西学之一的西医自然是科学，西医成为新医、现代医学，自古华山一条路，那么西医自然也就是世界各种医学发展的必由之路。"

1914 年，北洋政府教育总长汪大燮（曾于 1902 年任清政府留日学生监督）主张废除中医。1929 年，在国民政府卫生部召开的第一届中央卫生委员会议上，余云岫提出《废止旧医以扫除医事卫生障碍案》，其举出的四条废止中医理由中，第四条理由，就是按进化论的思想，中医必须淘汰。他说："要而言之，旧医一日不除，民众思想一日不变，新医事业一日不向上，卫生行政一日不能进展，本委员十余年来研究我国医学革命，对于旧医底蕴，知之甚悉，驳之甚详；为民族进化计，为民生改善计，不可不取断然手段。"

刘理想认为，"其实，早在'五四'前后，随着科学精神的高扬、进化论的广泛传播，话语权已经逐渐地掌握在现代科学派手中。"

那场关乎中医生死的中西医之争过去数十年了，中医仍然好好地活着。

全国政协委员、中国国际神经科学研究所所长凌锋认为，当年的中西医之争，在今天看来意义并不大。中医取代不了西医，西医也消灭不了中医。在精密的神经外科领域，中西医结合，一样会起到非常大的作用。

凌锋教授提出的"整体自洽"理论，就是中西医相结合的一种治疗新理念，即整体自治疗法需要打破专业界限，实行科际间的合作。

她说，在神经外科特别是西医抢救中用到的中医，大多离不开西医诊断、中医开药这一思维模式。而在整体自治疗法看来，中西医结合要真正有效，必须打破这一习惯思维模式。因为中医和西医是从两个不同的模型看同一人体的问题。如昏迷，中医辨证是醒神开窍，其神和窍在哪里？西医无法得到解剖学的证据。但在功能的协调方面中医却的确可以起到意想不到的效果。那么中西医如何才能结合呢？实际上中医把人体看作一个黑箱，中医理论只是宏观调节的模型。我们理解到这一点的做法就是在中西医两者不冲突的前提下，中医针对全身情况，西医针对具体问题，在宏观和微观的领域双管齐下，共同作用。

凌锋教授认为，由于现代医学的分科过细，各自为政，相互之间的讨论和合作日渐减少。我们常常会犯头痛医头、脚痛医脚的毛病，而忽略了整体。

"人是一个整体并具有有力的调节机制以保持生命的稳定，我们称之为内稳机制。人的健康状态是内稳机制的稳态，而疾病状态为某种亚稳态。我认为所谓治疗并非是手段和结果那种直线性的因果关系，而是手段影响内稳机制的调节过程。外界对人体的任何影响都是通过系统稳定性机制起作用的。任何颅脑外伤所造成的神经组织的损害，都不是靠外界给予什么物质去直接替代，而是提供维持这些功能修复的条件。"

凌锋教授说："所谓整体自治疗法，是用一种新的方法来思考医疗的本质。今日通行的治疗理念是基于一种直线型因果关系的模式。它可以简单概括为寻找病因和鉴定病因，然后针对病因和去除病因。这种模式的问题就在于忽视整体而把人看作简单的机器，实际上人体是一个具有强有力的调节能力以维持生命的内稳定自组织系统。任何医疗手段都不足以通过干预这个自组织系统对疾病起作用。病人的康复，实为人体内稳机制和医生适当干预耦合的结果。所谓整体自洽理念，就是医生的干预手段与机体内稳态的高度耦合，以形成完整的自相关系统。这种干预手段不仅需要医生有高超的技术，更要有科学的方法论，才能实现整体自洽。"

因此，无所谓中医的失败或西医的胜利，我们所追求的，只是医学的胜利、人的胜利。

# 第三章　政府：与医院、医生和病人之间的伦理关系

在共和政体之下，君之一端业已不存，而民的位置反而居于上位，理论上来说，政府的存在，就是为了民众服务。

因此，按照君与臣的伦理关系套民与政府的关系，并无不妥。

但在现代社会，这样的理想关系并不存在，无论东方还是西方，也无论中国还是美国。

具体到医患矛盾的解决方面，政府是主导资源的一方，制定政策的一方，也是调动社会资源对医患双方进行支持的一方，所以，君位仍然是政府的位置，而臣位则是民众的位置。

一些学者已经注意到了这种尴尬的"君臣借位"现象，因此，特意强调政府与民众的关系，应该是政府居于下位，即处于"臣"的位置，而"君"，则是老百姓。即政府应该"执政为民"，着力做好制定政策、调动资源、解决问题的各项工作。

2013 年 8 月 20 日，国家主席习近平在会见世界卫生组织总干事陈冯富珍时强调，中国政府坚持以人为本、执政为民，把维护人民健康权益放在重要位置。

习近平主席同时表示，中国政府将迎难而上，进一步深化医药卫生体制改革，探索医改这一世界性难题的中国式解决办法，着力解决人民群众看病难、看病贵，基本医疗卫生资源均衡配置等问题，致力于实现到 2020 年人人享有基本医疗卫生服务的目标，不断推进全面建设小康社会进程。

"中国式解决办法"，应该富有多种含义，把富有魅力、富有生命力的传统伦理关系，引入医患矛盾的解决之中，应该是其中一种办法。

因此，我们要立足习近平总书记指出的"中国式解决办法"，试着建立政府与其他伦理主体之间的多重伦理关系，并要求各个伦理主体之间彼此互尽义务，并"互以对方为重"。

# 一　面对疾病：政府的伦理义务

共产党的建政领袖们，大多出身贫苦家庭，因此才会信奉马克思主义，力图建设一个人人平等并能够保障基本生存权、发展权和自由权的社会主义社会。

建政之初，民众的医疗保健问题就已经是新中国要考虑的重大问题，但正如前文所说的那样，西医之所以在中国战胜中医，取得主导性的地位，主要是因为西医在公共卫生方面，有明显优于中医之处。

北京大学公共卫生学院博士生导师胡永华教授认为，1950 年代的我国公共卫生事业，是在县及县以上机构建立防疫站，从而形成省地县的三级卫生防御体系。

公共卫生专家戴志澄先生认为，新中国成立以来的一段时期里，我国政府医疗卫生工作的重点放在预防和消除传染病等基本公共卫生服务方面，当时的口号是"预防为主"。一方面推行预防为主的方针，另一方面采用低成本的医疗技术。

具体到普通民众的医疗保健方面，当时的解决路径，仍然是传统中国式思维，即依赖于传统的医疗框架，并力图在国家经济困难的前提下，通过多方投入来解决民众尤其是农民的医疗保健问题。

1950 年，第一届全国卫生工作会议召开，会议确定了医疗卫生工作方针，第一条就是"面向工农兵"。具体到农村，目标是"有医有药"。

1951 年 4 月 4 日，卫生部发布《关于健全和发展全国卫生基层组织的决定》，进一步提出了区设卫生所、乡设卫生站、村设卫生室的工作目标，要求各级卫生部门培训和配备乡村卫生员。

针对基层缺少专业医生的问题，卫生部建议个体中西医生组成联合诊所。

很快，到 1952 年，全国县级卫生机构已经从 1949 年的 1400 所，增加至 2123 所。

但由于农村医疗卫生事业主要由集体投入，国家并没有相关的专项资金，因此，农村的医疗保健工作出现了较大的起伏。据安徽医科大学卫生管理学院估算，全国行政村（生产大队）举办合作医疗的比重，从 1958 年的 10%，1960 年的 32%，1962 年上升到 46%。但到 1964 年，由于集体投入减少，全国只有 30% 的社队在维持合作医疗。

据《中国新闻周刊》提供的资料，事实上，从 1949 年开始的社会主义全民公医制并未惠及当时绝大多数的农民。1965 年时的数据显示全国有 140 多万名卫生技术人员，其中 70% 在大城市，20% 在县城，只有 10% 在农村；

高级医务人员 80% 在城市；医疗经费的使用农村只占 25%，城市则占去了 75%。由于人员聚集程度很低，农村根本没有条件供养正规医生。要改善农村如此缺医少药的现状，只能想其他的办法，这就是"赤脚医生"制度。

"赤脚医生"多数仅有小学文化水平，然后送到公社卫生院或是县人民医院进行短期培训，"长则培训半年，短则只有一个月，之后就可以回到生产队上岗。他们只掌握了注射、止血、人工呼吸及发点去痛片、阿斯匹林、黄连素、磺胺类药的工作，只能应付感冒发烧之类的常见病小病，对于慢性病和大病基本上是无能为力的"。

具体到经费的筹集，也主要由农民和村集体来完成。著名的"赤脚医生"覃祥官在湖北杜家村大队搞的合作医疗模式，就基本如此。农民每人每年交一元钱的合作医疗费，村里再从集体公益金中每人平均提取 5 角钱作为合作医疗基金。除个别痼疾缠身要常年吃药的以外，群众每次看病只交五分钱的挂号费，吃药就不要钱了。同时，在覃祥官的带动下，卫生室全体人员着手收集行之有效的土方给农民治病。他们的这种做法后来被概括为"三土"，即土医、土药、土药房。他们还自己动手种植、采集、制作中草药，用来给当地农民治病。这种做法后来被概括为"四自"，即自种、自采、自制、自用。

前文在中医、草医、巫医与西医的关系中已经对这几种医疗形态作过概念上的阐释和疗效上的描述，杜家村大队的农村合作医疗，基本上属于"草医"模式。其特点是方便、省钱，其弱点就是疗效不彰。

《中国新闻周刊》在一篇关注当年"赤脚医生"的文章中说："大力宣传针灸与中草药，是因为稀缺而昂贵的西药不能满足农民的需求。针灸与中草药成本低，不需要花多少钱，但治疗效果算不得好，很多小病其实是自愈的，而中草药之类只是起到安慰剂的作用。"实际上，根据方小平先生的研究，很多农民并不买中草药的账。浙江富阳勤功大队在推广使用中草药时，有的社员说："草药能够治好病，天下没有死的人。"有的说："猪草怎么能医治人的病呢？"有的社员则干脆把从大队合作医疗站配来的中草药一包包地抛在路边，社员说："不进医院不安心，不打针不放心，不吃西药不放心。"

崇信西药，并不是农村才有的特殊现象，而是当时整个中国城乡的共同特征，但当时国家经济尚处于发展状态，没有多余的财力支持农村医疗卫生事业，因此，"赤脚医生"的出现也有其必然性和合理性。

学者李玲认为，政府在当时介入医疗领域，解决民众的看病就医问题，也有其国际原因。

二十世纪五十年代左右，受苏联成立和大萧条的影响，凯恩斯主义开始盛行，并占据了西方国家几十年的主流地位。从历史上看，无论是社会主义国家、欧洲的"福利国家"，以及许多刚刚完成民族独立，处于经济起飞阶段的发展中国家，都信奉政府干预经济和提供社会福利的思想。世界上大多数国家的医疗卫生制度，是这个时期正式建立起来的。

二十世纪六七十年代以来，一大批发展中国家为了尽快建立完整的医疗卫生服务体系，提高医疗卫生的公平可及性，也仿照苏联和英国建立了国家医疗服务制度。

以此作为参照，则中国比世界上其他发展中国家略早就建立了类似制度。

但从 1958 年之后，中国的经济就遭遇了困难，此后一直没有恢复。对医疗卫生事业的投入，也明显不够。

受此影响，"赤脚医生"和合作医疗制度难以长期持续，许多地方的农村合作医疗在搞了两三年之后陆续停办。比如到了 1973 年浙江省富阳县仅有7.6% 的大队还在办农村合作医疗。更有一些地方的合作医疗是"春建秋散"，但当时的舆论在大力宣扬全民"免费看病"方面并未改变。

有许多其他资料可以证实《中国新闻周刊》这篇文章的观点，在此仅举王凛然发表在《当代中国史研究》上的一篇文章，用以佐证：

> 大跃进运动开始后，由于巨大的工作压力，加之1959年下半年全国性的经济困难开始逐渐出现，各地的粮食和副食品供应渐趋紧张，很多干部的身体健康出现了问题。江苏省"部分机关干部身体状况不好，患病的人有所增多"。本属鱼米之乡的镇江市在机关干部中发现浮肿病患者2352人，占16.68%。1960年，山东省卫生厅调查发现，"根据体格检查和平素掌握的材料，在381名报检干部中除3名病故外，身体健康者45名（主要脏器无器质性改变者）占11.9%，基本健康者（主要脏器有病变，但未影响生理功能，并能坚持工作者）161人，占42.2%，不健康者133人（有严重疾病者）占33%，未作体格检查者39人占10.8%"。也就是说有接近3/4的干部存在不同程度的身体疾病，一贯富庶的华东地区尚且如此，其他地区的干部身体情况可想而知。

有国家财政资金投入的干部医疗保健系统，在当时仍然不能解决干部们的保健问题，足以反证农村的情况并不像宣传的那样乐观。

国家保障的苏联模式与欧洲模式，很快就因为低效率和高投入以及医疗资源的极大浪费，而引发了政府信用危机和财政危机。

1978年，中国的卫生总费占GDP的百分比，只有3.04%。由此可知，1978年之前的医疗卫生事业，无论是城市的全民公费，还是农村的"合作医疗"，都处于广覆盖、低水平的状况。

1979 年，时任卫生部部长钱信忠大胆提出"要运用经济手段管理卫生事业"，不久，卫生部等三部委便联合发出了《关于加强医院经济管理试点工作的通知》，开始尝试对医院实行"定额补助、经济核算、考核奖惩"。

1980 年，国务院批转卫生部《关于允许个体医生开业行医问题的请示报告》，打破了国营公立医院在医疗卫生领域一统天下的局面。

1985 年，国务院批转了卫生部 1984 年 8 月起草的《关于卫生工作改革若干政策问题的报告》，其中提出："必须进行改革，放宽政策，简政放权，多方集资，放开搞活，开阔发展卫生事业的路子。"

1992 年 9 月，国务院下发《关于深化卫生改革的几点意见》。根据这个文件，卫生部要求医院在"以工助医、以副补主"等方面取得新成绩。

有学者认为，这些政策的出台，推动了医院市场化，正是今天医患矛盾加剧的肇因。

但学者李玲认为，这一轮医改政策的出台，只是此前学习苏联模式和英国模式出现问题后的修正。

战后西方世界经历了一段快速平稳的增长时期，然而以 20 世纪 70 年代初期爆发的两次石油危机为导火线，整个资本主义世界突然陷入了"滞胀"（高通胀、高失业、低经济增长）的困境。新自由主义者将其归结为国家干预过度、政府开支过大、人们的理性预期导致政府政策失灵所致。也正是在这种情况下，多年受冷落的新自由主义适应这一需要，伴随美国总统里根和英国首相撒切尔夫人的上台，在否定凯恩斯主义的声浪中，占据了美、英等国主流经济学地位。

李玲分析，受新自由主义的影响，20 世纪 80 年代，不少国家对于医疗卫生制度采取了更加市场化的改革，实施了包括私有化、减少政府支出、放松管制、鼓励竞争等方式。这些措施的理论基础，便是新自由主义宣称的市场竞争能够有效提高资源配置的效率。

很显然，刚刚"摸着石头过河"走向市场经济的中国，一方面受这个潮流的影响，要把更多问题交由市场去解决，另一方面，也确实是因为国家财力有限，已经无法承载全民医疗福利制度的重压，必须做出改革。

很快，新的英国模式便被证明失败，中国的"只给政策不给钱"的医疗服务全面市场化的改革，也显现出了重大问题。

戴志澄说，从 1980 年起，中国政府的卫生支出逐年下降，20 年间平均每年下降一个百分点，而国家在公共卫生建设上的投入更为有限。平均下来，中央财政对公共卫生的投入仅为每人两元。世界卫生组织的统计显示，在全世界 199 个国家和地区的公共卫生投资排位中，中国排在第 188 位。

总体来说，政府包办医疗保健，费用高、效率低，必须加以改革。换言之，市场化并不是一个错误的路径，错误的是政府在这个过程中弱化了自己的伦理责任。

2001 年我国的卫生总费用为 4764 亿元人民币，占 GDP 的 5.33%，人均费用为 47.58 美元。这与 1978 年相比，卫生总费用占 GDP 的比重已经上升了 2.29 个点。

也就是说，1978 年以前，政府在民众医疗卫生方面的总投入过低，但由于采取草药、中药以及大量"赤脚医生"，民众会产生"感觉上"的病有所医，但现实状况和治疗效果却不容乐观。因此，那种 1978 年之前中国的医疗保健模式是全世界最好的模式的说法，缺乏说服力。

2001 年，美国的人均卫生总费用为 4887 美元，日本为 2627 美元，我们的亚洲近邻新加坡为人均 816 美元，韩国为人均 532 美元。

在发展中国家里，2001 年阿根廷人均卫生总费用为 679 美元，巴西为 222 美元，古巴为 185 美元，秘鲁为 97 美元，泰国为 69 美元。

尽管中国政府在医疗卫生方面的投入比 1978 年大幅增加，但与其他国家相比，差距仍然巨大。仅以 2001 年为例，泰国比我国人均卫生费用尚高出 21.42 美元，几乎高 50%。按照这个比例推算，1978 年我们的人均卫生费用当会更低。

1978 年至 2002 年，中国政府预算卫生支出由 35.44 亿元增长为 864.49 亿元，增长了近 24 倍，但居民个人卫生支出由 22.52 亿元增长为 3316.52 亿元，增长了 146 倍。

通过简单的比较可知，1978 年以后，政府在医疗卫生方面的投入，远远超过 1978 年之前。由于宣传以及怀旧造成的"感觉错位"，使人们误认为 1978 年之前的中国，已经基本上解决了医疗保健问题，从而苛责 1978 年之后逐步推进的市场化改革，认为是"市场化"恶化了人们的医疗保健水准。

政府的投入不足应担主要责任，市场化也不是一剂解决中国 13 亿民众医疗保健问题的良方。

事实上，今天日益加深的医患矛盾，完全是计划经济时期医疗问题的总爆发，是我们在为计划经济时期僵化的管理模式与低水平的投入买单。

比如，1978 年之前，由于国民经济一直在低水平上徘徊不前，对于医疗卫生方面的总体投入严重不足，大多依靠"赤脚医生"和"一把银针、两副草药"这种简单的传统治疗方法，面对大病，人们基本束手无策。当时高压的政治形势，也让民众不可能对政府提高医疗保健水平有更高的期盼。

1978 年之前，由于知识分子成为"臭老九"，大学停办，专业医生的培训也出现了问题，造成专业医生总体上不能满足社会的需求，医生形成事实上的供应短缺。

尤为重要的是，随着人口的持续增加，应该与之相伴而行的医疗基础设施建设并没有随之跟上，基础设施短缺。比如大多数县城的破旧医院，有的建设于1949年之前，有的虽然是1949年之后新建，但规模较小，除了听诊器、X光机，几乎没有什么现代化的诊疗设备。

1978年之后，中国打开国门，同时引爆了人们对医疗保健的巨大需求。

人口增加，就医需求必然增加，医院的建设需要大量资金，在国家基本不投入或者少投入的情况下，面对巨量的就医人群，医院自发产生了扩大规模的冲动。

国外先进的医疗器械和药品，也成为人们争相消费的对象，为了引进先进医疗器械，在没有国家投资的情况下，人们八仙过海，各显神通。因为需求刚性存在，魔鬼出笼，几乎所有的医院都产生了逐利冲动，医院员工集资、社会投资、医院出资等各种方式层出不穷。花大量金钱买了先进的仪器设备，当然要用最短的时间收回投资，所以，病人就自然成了待宰的羔羊。

此外，很多学者和抱怨1978年之后医院市场化的人们，容易忽视非常重要的一个事件：当时，整个国家都"摸着石头过河"，全民经商，连军队都利用自己的特殊优势开始经商，医院不可能在一片商海中清高独存。也就是说，医院市场化是一个时代的产物，是中国走向市场化的产物，只是政府伦理责任缺位，没有在那个特定时代结束的时候，把医院的改革纳入到良性的轨道上来。

因此，简单总结原因，政府的伦理责任缺位，对医疗卫生事业的重视不够，在全民经商时代结束、政府开始有序管理之后，对医疗卫生事业的投入持续不足，民众的健康福祉并没有成为政府的主要关注点。

也可以说，今天的医患矛盾，是医生和患者共同在为计划经济时期的卫生资源短缺继续买单。

是急速增加的人口、民众日益增长的医疗需求，与国家的卫生资源供应短缺之间的巨大矛盾的直接显现。

国务院总理李克强说："市场经济是'法治经济'，也应是'道德经济'。"

具体到医疗卫生领域如何实现"道德经济"，也许我们还是要回到李克强总理的相关论述上来，即"行大道、民为本、利天下"。

所谓"行大道"，即政府虽然在管理上暂居"君"的虚位，但其实是代民管理，因此，要有强烈的为民众服务的意识，把老百姓当成国家的根本。具体到医患冲突这个话题上来，则政府要承担"君位"的伦理义务，以百姓为重，制定更完善的政策，投入更多的资金。

正如习近平总书记在《之江新语·为民办实事成于务实》一文中所说，"乐民之乐者，民亦乐其乐；忧民之忧者，民亦忧其忧。"

当医疗费用支出成为百姓生活中具有影响性的事件，并已经困扰百姓的生活，那么，解决好医疗卫生费用的投入问题、缓解医患矛盾，就成为一件"乐民之事"。

# 二 面对医院：政府的伦理义务

## 之一

习近平总书记说："善为国者，爱民如父母之爱子、兄之爱弟，闻其饥寒为之哀，见其劳苦为之悲。"又说："利民之事，丝发必兴；厉民之事，毫末必去。"

很显然，解决好民众的医疗问题，是"善为国者"应该考虑的大事之一。同时，也是一件"利民之事"，因此，属于"丝发必兴"之列。

改革开放以来，党和政府已经发现了计划经济时期在医疗卫生保健方面，存在着巨大的欠帐，因此，已经根据国家财力逐步跟上，拉近与发达国家的距离。

1980 年，我国只有医院 9000 余家，到了 2010 年，已经有了 20000 余家。医院平均床位规模从 121 张每家增长到 161 张每家。

我国医院医护人员的数量，2003 年只有 242 万，到了 2010 年，上涨到 344 万，平均床位的卫生人员，从 2003 年的 1.06 人，下降到了 2010 年的 1.02 人。

从 2000 年到 2009 年，我国每万人医院床位数平均为 30 张，略高于世界平均水平 27 张，但与高收入国家的 58 张相比，几乎相差一半，比中高收入国家的 39 张，也低了接近 20% 左右。

我们的近邻日本，每万人病床数高达 139 张。

从人均拥有医生的数量上，近些年，我国的数字也在不断改善。

医疗床位由 1978 年的 201 万张增加到 2013 年的 618 万张，增幅高达 207.46%；医生与护士 1978 年共计 145.61 万人，至 2013 年增加到 557.79 万人，增长近 3 倍。

千人口床位数由 1978 年 2.15 张逐年上升到 2013 年 4.55 张，千人口的医生数和护士数分别由 1978 年的 1.10 和 0.42 上升到 2013 年的 2.06 和 2.05。

尽管有较快的增长，但与发达国家相比，我们的差距仍然较大。2005 年美国的人均医生数是每千人 3.59 个，法国为 3.37 个，英国为 2.2 个，韩国为

1.6 个。

由于医疗卫生政策缺乏连续性，财政用于医疗卫生方面的投入，并不总是呈正增长趋势。

1986 年卫生总费用 315 亿元，国家财政拨款 122 亿元，占 38%，但到 2003 年，这一比例下降至 16%。最近几年，中国卫生总费用占 GDP 的比重一直维持在 5% 左右，远远低于 9.7% 的全球平均水平，更不用说跟美国 16% 的比例相提并论。

据丁香园网站的一份调查显示，有 78% 的医生将医患关系紧张，归咎于财政投入不足。

在财政投入不足和城乡二元结构的双重作用下，医疗资源分布严重失衡。一份权威统计显示，城市基本上占据了全国 80% 的医疗资源，其中 30% 又集中在大型公立医院。县级以下公共卫生机构仅 1/3 能正常运转，1/3 处于瓦解边缘，1/3 已瘫痪。

没有足够的财政资金投入，同时地区间资源的严重不平衡，构成了医患矛盾的主因。

2012 年，中共十八大召开，提出要 "把基本医疗卫生制度作为公共产品向全民提供"。

在医改的路径上，也明确 "要坚持公立医院公益性的基本定位，将公平可及、群众受益作为改革出发点和立足点"。

从这一年开始，政府用于卫生事业方面的投入明显增加，以 2013 年为例，医疗卫生方面的各项数据，较前一年都有明显变化。

2013 年末，全国医疗卫生机构床位 618.2 万张，其中：医院 457.9 万张（占 74.1%），基层医疗卫生机构 135.0 万张（占 21.8%）。与上年比较，床位增加 45.7 万张，其中：医院床位增加 41.7 万张，基层医疗卫生机构床位增加 2.6 万张。每千人口医疗卫生机构床位数由 2012 年的 4.24 张增加到 2013 年的 4.55 张。

2013 年末，全国医疗卫生机构总数达 974398 个，比 2012 年增加 24101 个（主要原因是 2013 年计划生育技术服务机构增加了原人口计生部门主管的机构数）。其中医院 24709 个，基层医疗卫生机构 915368 个，专业公共卫生机构 31155 个。与 2012 年比较，医院增加 1539 个，基层医疗卫生机构减少 2748 个，专业公共卫生机构增加 19072 个。

医院中，公立医院 13396 个，民营医院 11313 个。医院按等级分：三级医院 1787 个（其中三级甲等医院 1079 个），二级医院 6709 个，一级医院 6473 个，未定级医院 9740 个。医院按床位数分：100 张床位以下的医院 14798 个，100～199 张床位的医院 3647 个，200～499 张床位的医院 3624 个，500～799 张床位的医院 1428 个，800 张及以上的医院 1212 个。

2013 年底，全国 3.29 万个乡镇共设 3.7 万个乡镇卫生院，床位 113.6 万张，卫生人员 123.4 万人（其中卫生技术人员 104.3 万人）。

与 2012 年比较，乡镇卫生院减少 82 个（乡镇撤并后卫生院合并），床位增加 3.7 万张，人员增加 2.9 万人。2013 年，每千农业人口乡镇卫生院床位由 2012 年的 1.25 张增加到 2013 年的 1.30 张，每千农业人口乡镇卫生院人员由 1.37 人增加到 1.41 人。

2013 年，医院每次人均门诊费用 206.4 元，按当年价格比上年上涨 7.2%，按可比价格上涨 4.5%（注：2013 年全国居民消费价格指数 102.6%）；人均住院费用 7442.3 元，按当年价格比上年上涨 6.6%，按可比价格上涨 3.9%。日均住院费用 756.2 元，上涨幅度高于人均住院费用上涨。

2013 年，医院门诊药费占 49.3%，比上年下降 1.0 个百分点；医院住院药费占 39.5%，比上年下降 1.6 个百分点。

2013 年各级公立医院门诊和住院费用涨幅不一。二级医院门诊费用上涨 5.6%（当年价格，下同），涨幅较上年下降 1.0 个百分点，低于三级医院 0.4 个百分点；二级医院住院费用上涨 5.1%，高于三级医院 0.3 个百分点。

2013 年末，全国卫生人员总数达 979.0 万人，比上年增加 67.4 万人（增长 7.4%）。2013 年末卫生人员总数中，卫生技术人员 721.1 万人，乡村医生和卫生员 108.1 万人，其他技术人员 36.0 万人，管理人员 42.1 万人，工勤技能人员 71.8 万人。

卫生技术人员中，执业（助理）医师 279.5 万人（其中全科医生 14.6 万人），注册护士 278.3 万人。与上年比较，卫生技术人员增加 53.5 万人（增长 8.0%）。

2013 年末卫生人员机构分布：医院 537.1 万人（占 54.9%），基层医疗卫生机构 351.4 万人（占 35.9%），专业公共卫生机构 82.6 万人（占 8.4%）。与 2012 年比较，3 类机构卫生人员均有所增加。

2013 年末卫生技术人员学历结构：本科及以上占 28.5%，大专占 38.7%，中专占 30.0%，高中及以下占 2.7%。与 2012 年相比，本科及以上提高 1.8 个百分点，大专提高 1.1 个百分点，中专下降 2.3 个百分点，高中及以下下降 0.7 个百分点。

2013 年，每千人口执业（助理）医师 2.06 人，每千人口注册护士 2.05 人，每万人口全科医生 1.07 人，每万人口专业公共卫生机构人员 6.08 人。

可以肯定地说，中共十八大之后，医疗机构有所增加，医患矛盾有所减轻，但由于整个体制问题没有得到有效解决，困扰医务人员的诸多问题仍然存在。

举例来说，根据美国医疗网站 medscape 对全美 22 种专业，共 15794 名医生进行的调查，70% 的医生，每周的工作时间在 55 小时以下。

23% 的医生每周接待病人在 49 人以下，41% 的医生每周接待 50 到 99 人。

在相同的工作时间内，接待更少的病人并不代表低效率，而代表医生可以在每一个病人身上花更多的时间。

只有不到 5% 的医生接待一位病人所需的时间在 9 分钟以下，有 15% 的医生甚至在每一位病人身上要花去 25 分钟以上的时间。

而中国的相关数据表明，中国医生的工作量要远大于美国医生，同时，中国患者得到的就诊时间，则要短于美国病人。

根据丁香园在 2008 年进行的一项调查，49.2% 的医生每隔 4 至 5 天就要上一个夜班，76.1% 的医生中午休息不超过半个小时；80% 的医生工作中顶多只有 10 分钟的时间休息。此外，参与调查的所有医生都曾连续工作 24 小时以上，其中，18% 的人曾连续工作 48 小时以上。

深圳的一组数字或许更能说明问题：

深圳全市医院医生人均日担负诊疗 15.4 人次，远远高于 2012 年全国医师人均日担负诊疗 7.2 人次的水平。

在深圳各级医院中，基层医院医生看门诊最忙，街道医院医生人均日担负诊疗人次为 18.06 人次，区属医院是 14.5 人次，市属医院医生是 13.48 人次。而市属医院病房医生则最忙，市属医院、区属医院和街道医院的医生人均担负的住院床日分别为 1.78 床日、1.09 床日、0.96 床日。

全国政协委员、北京宣武医院神经外科主任凌锋提出，要从根本上改变医患关系对立的现状，必须彻底改变现行的医疗体制，"机制未变，有目的也达不到，触及的都是皮毛。"

医院改革方向路径何在？

开药方者多多，但大都隔靴搔痒。

全国政协委员、北京宣武医院神经外科主任凌锋说，路径只有一条，那就是"必须破除以药补医，彻底杜绝过度医疗，让医疗回归服务的本质。"

# 之二

马克斯·韦伯说，基督教认为，穷人是上帝安排在基督教共同体内部的一个等级，他们的存在好像就是为使富人的灵魂得救。

这句话至少隐含了这样两重含义，一重含义是连基督教也承认这个世界上客观地、不可挽救地存在着一类人，他们的名字叫穷人；另一重含义是，富人们需要用他们的财富来帮助穷人。

哪怕消除了绝对贫困，相对贫困客观上在相当长的历史阶段都将难以消除。

只要相对贫困这种现象存在，"穷人"作为一个群体就不会消失。

在医疗这个问题上，虽然政府对民众负有一定的伦理责任，但事实上，任何政府也包揽不了民众的医疗问题，政府只能尽有限伦理责任。

从伦理责任上来说，如果富人不能承担"穷人"的部分慈善义务，那么政府必须来承担。也就是说，政府不可能解决所有民众的医疗保健问题，但对于"穷人"的医疗保健，政府要起到"兜底"作用。

但"兜底"是一种救济手段，只能解决"穷人"们的部分医疗保健问题，指望政府全部解决，则政府根本无能为力。

因此，对于中国政府来说，最重要的是，用经济指标划出"穷人"的范围，然后，规定政府所能承担的"有限救助"责任。

无论我们的社会制度冠以何种名称，都不能改变我们是财政政府这样一个事实，即政府的收入不能靠战争、殖民和掠夺，而只能靠税收和部分资源垄断获得的国家收益。

简单来说，政府的财政收入主要来源于两部分，一部分是由国家垄断而获得的资源性收入；另一部分是民众的税收。政府会把收入的一部分用于民众的医疗福利。

政府在医疗方面投入得多，则民众的花费相应地就会少。如果政府在医疗方面的投入少，则民众的花费就相应的多。

换句话说，由于医疗方面的花费巨大，且存在效率问题，所以，在我们可预见的未来，没有任何政府可以保证完全包揽民众的医疗保健支出，并承担无限责任。

具体到中国，由于我们仍然是一个巨大的发展中国家，政府在财政支出方面的战略考量，在不同的时期会有不同的分配，因此，截止目前为止，政府在医疗卫生方面的总投入占 GDP 的比重，与发达国家相比，尚存在着巨大的差距。

2005 年 9 月 8 日，联合国开发计划署驻华代表处发布 2005 年人类发展报告，指出中国医疗改革没有使最应该获得帮助的群体受益。

2005 年 8 月 13 日，卫生部部长高强指出，对公立医院监管不力，并称要保持公立医疗机构的公益性。

这一无比正确的结论，需要足够多的政府投入才能维护。而事实上，用一组数字对比一下，就能说明问题。

2009 年至 2013 年，全国财政医疗卫生支出累计达 30682 亿元，年均增长 24.4%，医疗卫生支出占财政比重从 2008 年的 4.4% 提高到 2013 年的 5.9%；

2008 年至 2012 年，全国居民个人卫生支出从 5875.86 亿元上升到 9654.55 亿元，上涨 64.31%。

2012 年，全国政协委员、北京宣武医院神经外科主任凌锋在接受媒体采访时说，"全国有 2 万个公立县级医院，国家财政的医疗补助均摊到每家县医院仅有 230 万元，连工资都发不过来。"

马克斯·韦伯[①] 说，"在儒家古老的典籍中，那些认为经济方面的匮乏是导致人们在教养上不足的主要原因，而且是恶的根源。"

因此，我们有理由认为，医患矛盾产生的主要根源，在于民众收入水平不高，且政府在医疗卫生领域的投入不够，这才导致了医患之间的紧张关系。

同时，马克斯·韦伯还说，"那些因神灵不安而出现的灾祸则是导致政府不好行为的根源。于是，儒教要求人们遵守道，即凌驾于俗世之上的世界秩序。"

对于中国来说，政府的"大道"就是为民谋利。

据中华人民共和国卫生和计划生育委员会《2014 年中国卫生统计年鉴》所披露的数据来看，2014 年我国医药卫生总费用支出为 3.53 万亿，占 GDP 比例 5.5%，而美国的医药卫生总费用占其 GDP 的 17.5%。

这本年鉴的相关资料还透露，卫生总费用增加，2013 年中国卫生总费用达 31868.95 亿元，卫生总费用占 GDP 比重达 5.57%，与 2009 年比较，增长 81.7%。与 2009 年比较，2013 年政府卫生支出比重上升 2.6 个百分点。

由这个数据，或许可以推算出我国 2009 年的卫生总费用，只占 GDP 的 2.97%。而美国当年卫生总费用的支出，竟然占了当年政府财政支出的 22%。

---

① 　马克斯·韦伯（1864—1920），德国著名社会学家，政治学家，经济学家，哲学家。他是公认的现代社会学和公共行政学最重要的创始人之一，被后世称为"组织理论之父"。

2011 年美国与主要发达国家卫生总费用，在 GDP 中占比都较高。美国为 17.7，英国为 9.4，法国为 11.6，德国为 11.3，日本为 9.6。

2011 年，我国卫生总费用，仅占 GDP 的 5.15%。

从好的方面说，我们在卫生费用方面，逐年大幅增加。但从坏的方面看，则 2013 年之前政府在卫生方面的投入之低是惊人的。

令人忧虑的是，2013 年中央财政卫生投入增长 26.4%，地方财政卫生投入仅增长 9.5%，地方财力不足将导致基层财政保障风险加剧。

在分税制的财税背景下，中央政府的投入持续增加，地方政府的投入严重不足，公立医院的公益性，将很难持续。

由于政府对公立医院的投入不足，以药养医，是中国医疗领域的痼疾。

全国政协委员、北京宣武医院神经外科主任凌锋认为，现在的医改方针，强调四个分开（即政事分开、管办分开、医药分开、营利与非营利分开）确有其合理性。

她说，医药分开是对的，以药养医是加重了患者的负担。"但要看到一个根本——中国所有的公立医院国家投入的资金只占其维持正常运行的 10%，其余 90% 的都需要医院从市场上获取。"

凌锋认为："医院的正常运行，医护人员薪资报酬，更新医疗设施、改善就医环境等等，都需要不断投入。正是由于这些年政府在医疗卫生行业投入严重不足，才导致医院不得不依靠出售药品从患者身上获取所需资金，备受患者诟病的过度医疗因此应运而生，医患矛盾愈演愈烈。"

由于国家投入少，医院要像一个企业那样，靠从病人身上赚钱，来养活医护人员。

凌锋说："医学是一门需要终身学习的科学，从业者都是高端专业人才。

本科五年的医学生毕业后还要经过六到七年的历练，才能成为一名普通的专科主治大夫。但医生的付出和回报却完全不对等。"

国务院医改办公立医院组和政策组负责人傅卫说，"公立医院改革的目标就是要破除以药补医的逐利机制，建立维护公益性、调动积极性、保障可持续性的运行新机制。"

然而"以药养医"只是政府医疗卫生费用投入不足的其中一个表现形式，只要让医院自己养活自己，不"以药养医"，也会"以检查养"、"以耗材养"或者以其他的方式"养医"。

# 之三

有的学者认为，当前中国社会同时处于两个转型期，一个是从传统的农业社会向城市化、市场化社会转型；另一个是从全能政府全面管控的计划体制向有限政府自由流动的市场经济社会转型。传统社会行之有效的社会信任和融合机制基本失效，而适应城市化市场化社会的新型社会信任和融合机制却远没有成形，可以说我们现在正处于一个失序期。社会发展变迁过程中，走到这一步在所难免，几乎所有走向现代化的国家都经历过这么一个阶段。

2015 年 4 月 1 日，中共中央总书记、国家主席、中央军委主席、中央深改组组长习近平主持召开中央深改组第十一次会议并发表重要讲话。

此次会议强调，要坚持公立医院公益性的基本定位，将公平可及、群众受益作为改革出发点和立足点，落实政府办医责任，破除公立医院逐利机制，构建布局合理、分工协作的医疗服务体系和分级诊疗就医格局。在改革公立医院管理体制、建立公立医院运行新机制、强化医保支付和监控作用、建立符合医疗行业特点的人事薪酬制度、构建各类医疗机构协同发展的服务体系、推动建立分级诊疗制度、加快推进医疗卫生信息化建设等方面都要大胆探索、积极创新。

坚持公立医院的公益性，无疑是非常正确的。但公益性如何实现，即公立医院的公益路径问题，仍值得认真探讨。

现有的公立医院，是一种管理方式上的"公立"，也可以称之为"公管"，实际上是计划经济体制的一种延续。

在计划经济时期，"公立"或者"公管"医院，捧着吃国家财政饭的"铁饭碗"，虽然从事着"为人民服务"的"救死扶伤"职责，但仍然属于社会的权力机构——与行政权力不同的知识权力，同时与生命权和健康权相勾连的医疗专业权力。在计划经济时期流行的顺口溜中，"白大褂，方向盘"都是手握某种权力的特殊阶层。

计划经济转变为社会主义市场经济，但医院和医生的权力仍然存在。

用福柯①的观点来看，医院和医生还拥有将病人"档案化"的权力。

在福柯看来，医院是一个与知识相关的场所，它因此体现了一种权力关系的颠覆和一种知识系统的建构，"纪律严明"的医院变成医疗"规训"的物质样本。

"规训"既不会等同于一种体制也不会等同于一种机构。它是一种权力类型，一种行使权力的轨道。它包括一系列手段、技术、程序、应用层次、目标。它是一种权力"物理学"或权力"解剖学"，一种技术学。它可以被各种机构或体制接过来使用。

① 米歇尔·福柯（1826—1984），法国哲学家，社会思想家和"思想系统的历史学家"。他对文学评论及其理论、哲学、批评理论、历史学、科学史（尤其医学史）、批评教育学和知识社会学有很大的影响。

福柯所说知识的权力，不同于政府的行政权力，他认为，权力是一个无所不在的网络，伸入到社会的各个领域和各个角落。"在现代社会中，权力就构成了一张巨大的无所不在的罗网，任何人都不能超脱于这个网络之外，这个网就是现实中各种政治、经济、文化等诸多因素之间的复杂的关系以及这种关系的运作。"

病人只要进入医院，就被要求建立档案，书写病例，接受检查，并在医院存储相关个人资料，使病人通过各种检查被知识性地"书写"，同时被"档案化"。

医院和医生在完成这个过程的时候，就是一种权力的实现。

医院的权力与医生的权力，通过检查、制度、病例的书写和要求得以实现，并通过治疗建议和手术，获得对病人的控制。

也就是说，计划经济不再，医院和医生失去的，只是一种对国家权力的依附，其自身的知识权力，并没有受到大的影响。

另一方面，公立与公益之间，并不能完全划等号。

前者是个经济学概念，后者是个西方伦理学概念。

严格来说，我们在医院管理方面，并没有深刻揭示"公立"的含义——总体来说，公立医院应该是一个资产权属概念，即医院的出资者为国家。

但从日常管理上，我们对公立医院却没有明确的产权意识。认为"公立"不过是一个标签，即国家给医生发工资，事实上，这一题中应有之义，多年来也遭毁弃，医生早就被迫自己给自己发工资。

中国的公立医院，是国有经济或者国有服务的变种，其实质是国营医院利用行政力量垄断医疗服务供给。

国外的公立医院，比如英国、德国、美国、加拿大以及香港地区的公立医院，管理方并不是由代表政府的卫生管理局或者医院管理局作为事业单位进行行政管理，而是由医护代表、社区代表、社会贤达以及少数政府代表等共同组成理事会，由理事会代表多方利益对医院进行管控治理，医院的理事会是能够行使权力的独立法人机构。

也就是说，发达国家的公立医院，不是由政府官员来控制。

而我国的公立医院，其实质是国营医院，由政府举办、官员管控，实际上是由官员特权阶层享受最大利益的官办医院。

特权阶层的医疗卫生费用，在全民卫生费用中的比例，是一个未知数。新加坡国立大学东亚研究所所长郑永年说，"中国每一年新投入的公共服务费用（主要是社会保障和医疗卫生）的绝大部分，被政府内部的特权阶层所消耗掉了。"

坚持公立医院的公益性，首先应该明确医院的公立属性，既然拥有公立的招牌，则国家对医院的伦理义务有哪些，伦理责任如何实现，都需要公开化，以取信于民。

其次，要明确公益性的内涵如何确指，从概念上分析，公益性项目指非赢利性和具有社会效益性的项目，把医院划入此列，完全符合政府的执政意图和民众意愿。

但我们要探究的是，医院的所谓公益性如果必须实现，则政府的投入就必须兑现。从医护人员、管理人员的工资，到医疗器械的购买、维修，再到医院的改扩建，困难病人、无支付能力病人的医疗费用，都需要财政年年投入，保证医院的正常经营。

但根据国家有关部门的规划，到 2020 年我国卫生总费用达到 58257 亿元，占 GDP 的比例为 6.17%，人均卫生总费用达到 4188 元。

很显然，占 GDP 的比例为 6.17% 的卫生总费用，不可能实现公立医院的非盈利目标，即医院和医生必须自己赚钱养活自己。

所以，我们必须来设想一下，是否还有其他的路可走。

目前，有些省市为了加强医院的管理，设置了医院管理局。事实上，在卫生局这个大的管理机构存在的前提下，设置医院管理局是一种典型的叠床架屋行为，是行政资源的叠加和浪费。

医院管理局的使命，不应该是一种行政管理，而是代表出资方即国家，对医院的资产进行管理，并代表国家监督医院保证其财务的公益性质。

医院管理局根据国家确定的医院公立和公益属性，确保在医院需要资金时，给予足够的资金支持——比如，为了维护其公益性，为了完成更多的人道主义救助，或者为了挽救更多低收入人群的生命，维护低收入人群的健康，在医院出现亏损的情况之下，由医院管理局代表国家向医院注入资金，使医院能够正常运转。

同时，医院管理局监督医院对于国有资产的使用是否高效合理，是否出现浪费现象，对病人的收费是否合理，从而保证其公益属性。

如果医院管理局成为一个与卫生局并行的行政管理机构，则国家有限的卫生费用，又徒劳无益地多耗费了许多，医院的公益性，更无从实现。

所以，政府如果与医院构成一对伦理主体，那么，政府要保证公立医院的公益属性，必须足额甚至超额地向医院投入资金，让医护人员、管理人员都能各安其心，则以药养医、以检查养医等种种担心，就不复存在。

如果再进一步探讨，维护医院的公益性，同样涉及如何为医护人员的劳动定价的问题。

朱恒鹏认为，"医疗服务价格，就是医生服务的价格，就是对医生人力资本的定价。这本质上跟医生该拿多少薪酬是一回事。"

医院是否保持公益性，对医护人员来说，都是一个假问题。作为劳动者，他们要考虑的是知识权力如何转换为金钱权力，即知识的定价问题。

如果没有所谓的"公益性"要求，则医护人员的劳动，自有市场来根据其能力定价。但如果政府要求医院保持公益性，那么，拥有特殊知识权力的医护人员群体的劳动，又该由谁来定价？如何定价？定价结果怎样体现"公益性"？

朱恒鹏指出，医疗服务价格扭曲和所谓的"以药养医"，产生的根源在于僵化的事业单位行政管理体制之下，医生的人事管理和薪酬制度跟市场经济不匹配。换言之，提高了医疗服务价格，但如果医生还是按照职称、按照级别拿固定工资，医生并没有动力为患者降低用药成本。

因此，公立医院的公益性如何实现，是一个程序繁杂、参与方众多的配套工程，需要认真妥善地加以解决。否则，在严重损害医护人员权益的前提下实现的"公益性"，既不可能实现，更不可能持久。

如果政府对公立医院的投入不够，医院不得不让医生通过诊疗、检查、手术、药品以及其他附加手段来谋生。

## 之四

那么，公立医院能够完全负担民众的医疗责任吗？如果不能，如何解决？

2013 年国务院办公厅发布"十二五"医改规划，明确提出 2015 年非公立医疗机构床位数和服务量要达到总量的 20%，同时配套政策放宽社会资本准入标准。鼓励有实力的企业、慈善机构、基金会、商业保险机构等社会力量以及境外投资者创办医疗机构。

截至 2014 年 6 月，全国民营医院已经发展到 11737 家，在 2008 到 2013 年间保持了约 16% 的复合增长率，同时民营医院数量占全国医院数量的比例也由 2008 年的 27% 上升到 2014 年 6 月的 47%，呈现出公立医院数量占比减少、民营医院增长的趋势。

不仅仅是民营医院数量，其提供的服务量也快速增长，2014 年上半年的诊疗人次数达到 14581 万人，出院人数为 866 万人，较 2013 年同期分别上升 14% 和 19%。

不久前的魏泽西之死，让民营医疗机构蒙上了一层灰尘。也有人因为仇和的落马，而指责他当年在宿迁执政时期卖掉公立医院的行为。一些学者甚至开始了对国营医院转为民营的批判，认为是一种倒退。

事实上，我们必须承认，任何国家、任何社会制度都无法完全包办民众的医疗福利，因此，完全靠国营医院、靠政府无限投入的模式，任何一个财政政府都难以为继。

理性的选择是，政府必须减少公立医院，每个城市或者地区留少量的公立医院转变成公益性医院，承担低收入人群的医疗服务，并对特殊人群承担完全免费的医疗服务，比如精神病人。对低收入人群的大病，实现减费或者免费。

由于有政府的投入保底，医护人员和医院管理人员有合理的薪酬并有长久的收益保证，医院不再计算赢利状况，或者说，这类医院不允许赢利。当然，也要限制亏损，不然，又会成为一个无底洞。

公立医院保基本、广覆盖，保障人们基本的健康权和医疗权，但对于非公立医院和民营医院，则鼓励其进行企业化经营。

对于医院来说，病人就是财源，从商业的眼光来看，这几乎天经地义。

如果政府为民营医院制定出切实可行的规则，允许其赢利，但不允许其暴利，并在严厉监督的前提下，让民营医院广泛竞争，则民营医院甚至会比公立医院效率更高，民众的满意度也同样会很高。

切不可因为"莆田系"的恶行，而让民营医疗蒙垢，甚至打压和阻击民营医疗的健康发展，则非民众和国家之福。

民营医院成功的案例，在大陆罕有，但在一水之隔的台湾地区，却风生水起，民营医院成了中国台湾地区医疗保健业的主体，承担起了台湾民众80%以上的医疗服务工作，且民众口碑极佳，在国际也声誉非凡。以医疗技术论，全球前200大医院中，台湾地区就占了14家，仅次于美国及德国，排名全球第3，也是亚洲第1。

台湾长庚医院，是台湾地区民营医疗的楷模。长庚建设之初，就定位为非营利医院，其目标是以最低的成本办出最好的平民医院，让大众得到最好治疗。

奇怪的是，不想赚钱的长庚医院，却很快就赚了钱。

由于长庚医院的财报披露得不多，从已知的2006年的数据来看，其资产回报率达到15.55%，但台湾地区民众对这家医院的满意度却非常高。

换个角度看，大陆的大批公立医院，要么其资产回报率远高于台湾长庚，近乎暴利行业；要么其赢利能力低下，无法履行其公益责任。

在台湾，病人主动给医生送红包，或者个别医生主动索红包的事情，也时有发生。但在长庚医院，通过制度建设，这种现象根本没有容身之地。

公立医院的问题，除了国家投入不足之外，还有国营机构的通病——效率低下和人浮于事的问题。北京一家医院的一位著名ICU监护医生说，"在医院，医生是劳动者，类似于车间工人，处于最底层。"

台湾长庚医院有 1.8 万员工，其中医生大概占总人数的 15%，而管理人员占总人数的比例是 30% ~ 35%。

大陆的公立医院情形则与之相反，三甲医院的医生大概占到 30% ~ 35%，而行政人员的比例不足 10%。

清华大学社科学院经济所副所长、健康产业研究中心主任黄德海认为，这意味着事实上长庚医院实行的是以病人为核心、服务病人的模式，但从长庚医院管理的角度看，是以医生为核心的。"只要照顾好医生就等于照顾好病人。如果医生不开心，病人就不开心，那么医院就没有绩效。"

黄德海的话并没有揭示出全部真相，大陆的公立医院里，这 10% 的行政人员，也不全是为医生服务的，很可能是为各级管理机构、负责人服务，同时兼顾其他事务性的工作。

"让病人满意，首先要让医生满意"的理念，在大陆医院还几乎没人敢提。

一些业内专家认为，管理者只要照顾好了医生就等于照顾好了患者，只有满意的医务人员，才可能为患者提供满意的医疗服务。

台湾长庚医院企业式经营的核心要素，就是充分调动医师的劳动积极性，先把医生当"上帝"，再把病人当"上帝"。

对于国办医院既要坚持公立性，又要实现公益性，全国政协委员凌锋有着深刻的思考。

她说，"政府一直在说公立医院的改革是四个分开，医药分开、政事分开、管办分开和盈利非盈利分开。所有这四个分开真正要想落实的话，如果没有一个体制的保证是不可能的，因为所有的分开都要求政府主导和按照市场规律去办事。什么是市场规律？就是说政府要主导，政府要加大投入的话，全国 92 万所医院，其中公立医院 13000 多所，政府要补多少才能把这些医院所有的分开的一些事情都补上来呢？所以说，政府全部包养是不可能的，必须要开放社会力量。"

放开社会力量办医，是解决国有办医力量不足、国有投资不足的有效办法。由于我们对民资总是惧怕，对国营事业过分热爱，认为在医疗领域，"国营更可靠一些"，这样的想法，和1980年放开民营经济之初，许多人报怨国有经济失守造成了假货泛滥是一样的道理。

凌锋说，"你要想开放社会力量，把社会的资金、海外的资金引入医疗市场，你必须要有一个相当的机制，一个整体的设计，要有一个顶层设计，这样才能知道哪些医院应该吸收社会资产，哪些医院是政府必须要完全投资的。所以，这种轻重缓急分清楚了，大大小小分清楚了，公立私立或者是盈利非盈利都分清楚了，自然医药也分清楚了，管办也分清楚了，它自然由市场经济无形的手来操纵它。这样才能够既保证了政府主导下的公益事业的公益性，同时又使得各个医院有可经营性。"

凌锋富有创见地提出，"顶层设计和机制的改变，才是公立医院改革最重要的部分。"

北京大学中国卫生经济研究中心主任刘国恩也认为："我们的（医院）行政化程度非常高，我们有一大批的行政人员，我们还有很多所谓的顶级医生，他们每一周只上一次门诊，剩下的时间在做其他的工作，我们还有其他的配套的管理人员，我们大概一个大型医院里边，真正临床工作的大夫并不占到它医院里边的一个主体。"

刘国恩说："当然公立医院还有一个最大的弊病，它没一个明确的一个利益主体，只有个抽象的政府，所以说在这里边没有真正意义上的一个管理人会是对所有的资源进行负责，不拿白不拿、不浪费白不浪费，所以就成了一个基本上没有特别明确责任主体的这么一个系统，所以浪费就变成了一个必然的事情。"

很显然，凌锋所说的"顶层设计"，即在制度层面上，来解决国营医院效率不高的问题、人浮于事的问题和国营机构的浪费问题，同时还有医护人员的薪酬体制和安全问题。

凌锋甚至建议："在现有的体制下，现在全国有13000所公立医院，可以保留公立医院3100所，其余的经整合后让社会资金进入，弥补国家在医药卫生行业投入的不足，促进医药卫生行业的发展，满足患者日趋增长的就医需要。"

清华大学经济管理学院创新创业与战略系教授李东红与凌锋教授的观点基本相似，认为解决医患矛盾的关键是"增加供给"，并认为"进一步推进医改，任何单打独斗的措施，如控制药价、启动医院治理机制改革恐怕都很难奏效"，必须"考虑系统性的改革措施"。

清华大学医院管理研究院教授杨燕绥则提出，"公立医院以基本医疗服务为主，私营资本可以介入设施、资本、服务，但是微利，没有股东。私营医院可以有股东，他们也可以参与基本医疗服务，但毕竟基本医疗服务能满足他们的利益是有限的，所以他们的大部分甚至80%可以是高消费的个人服务，公立医院一定要把这部分市场让给他们"。

杨燕绥对凌锋的"顶层设计"架构，也持认同态度，认为"政府可以通过购买服务，支持社会企业，参与基本医疗服务的监管"。

北京大学教授、北京大学健康发展研究中心主任李玲认为，我们的改革核心依然是公立医院。"从国际上看，最市场化国家的营利医院数量也不到20%，英国作为老牌的资本主义国家，其营利性医院7%都不到，日本为零，香港只有3%。"

李玲也对凌锋支持民营医院发展的思路持赞成态度，认为要"尊重市场的规律，尊重行业的规律，尊重人类发展的规律"，坚持在中国现有的制度环境和市场环境下，"无论是公立医院还是私立医院都能健康成长"。

据了解，美国作为发达国家，医院不到6000家，其中只有18%是营利性医疗机构，公立机构只占22%，美国非政府的医疗机构占60%，大部分都是非营利的、非政府、民营的。

私立医院是否同样要求其具有公益性？

答案是肯定的。

以发达国家和地区的经验来看，只要政府尽到监管责任，各类信息披露充分，所谓的公立与私立之别，不过是出资人身份的差别。在为民众提供健康服务的动机和效果上，两者应该是一致的，后者甚至可能会提供更好的服务。

在国家卫计委的有关规划里，这样的目标也早在制定之中，到2030年，我国民营医疗机构承担服务工作量将达到40%，公立医院下降到60%。医疗服务市场将呈现公平竞争的局面，医疗资源分配将更加合理。

## 之五

医患矛盾的主要原因之一，还在于我国医疗机构的设置严重不均衡，我国80%以上的卫生资源集中在城市，而那些中心城市、省会城市和北京、上海等特大城市里，大型医院集中了大量优势医疗资源，并且形成一种"虹吸效应"，即医院越大、名医生越多、病人越多越拥挤，导致这些医院不得不频繁扩张。

中心城市和特大城市医院的"虹吸现象"，造成边远地区和农村的医疗机构弱化，基层医院条件差、设备少、技术水平低、人员素质弱。因此造成门庭冷落，越来越"鞍马稀"，而大医院和名医院，越来越令病人趋之若鹜。

因此，实行分级诊疗是缓解大医院人满为患症的有效处方。

中共中央政治局委员、国务院副总理刘延东，在讲话中也明确了分级诊疗是医改的路径之一，指出"要以分级诊疗制度建设为抓手，优化卫生资源配置，推进家庭医生签约服务，为群众提供便捷连续的医疗服务"。

中国是一个人口大国，同时是一个发展中大国，一个老龄化大国，在卫生资源的供给方面，存在着严重的城乡不均衡和地区不均衡。因此，我国医疗卫生资源的配置，应该采取金字塔结构，即基层低水平、广覆盖，基本医疗体系健全，同时，医疗条件比较完善，收费低廉，广大基层群众能够看得起病、看得好病。

在此基础之上，再通过合理布局，在城市、中心城市和大城市建设高水平的大型综合性医院和专科医院，以适应不同人群、不同患者的实际需要。

由于基层广覆盖的医疗网络没有建设成功，基层就医群众一窝蜂拥入大城市的大型医院，大医院的功能本应收治危重病人和疑难病人，但因为该在基层医院得到诊治的常见病、多发病患者，也蜂拥而来，既造成看病难、看病贵，又浪费了大量宝贵的医疗资源。

仅以北京和上海为例，北京市 2012 年全市总诊疗 1.92 亿人次，包括社区卫生服务中心（站）在内的所有基层门诊机构完成了 30.8%，其中社区中心（站）完成 21.3%，二级医院完成了 20.8%，三级医院承担的量最多，达到 42.1%。

上海市 2011 年总诊疗 2.02 亿人次，二三级医院承担了 58.9%，社区卫生服务中心（站）及诊所等基层门诊机构完成了 36.6%。

也就是说，北京、上海这两个特大城市，基层医疗网络发挥的作用也相当有限，大多数门诊都是由医院完成的，而不是社区卫生服务中心。

病人扎堆挤大医院，堪称医疗界的"中国特色"。世界上其他国家的患者，大部分就诊是在家门口的诊所完成的，只有中国是个例外。

有关专家认为，每年到大医院就诊的中国病人，有80%左右是可以在基层医疗机构满足需求的，一些常见病、多发病，更不需要到大医院就诊。

全国政协委员、北京宣武医院神经外科主任凌锋指出，分诊制不能实现，仍然是制度原因造成的。

由于城乡发展严重不均衡，导致大量医生不愿意到基层医疗机构工作。近几年，我国每年培养的医学毕业生都在60万人以上，国家投入大量财力，每个医学院学生的家庭也承担了不菲的学费开支，但由于种种原因，最后能走入医院成为医生的人数，只有在校医学生的约六分之一。令人无奈的是，这些仅剩的学生，依然首选大城市，首选大型三甲公立医院，普通的城市和普通的社区及县医院，很少有毕业生愿意前往就职。

至于农村卫生服务机构，能够吸引医学院毕业生的机会，就更几乎不可能。

国家早在"十二五"期间就提出，要把县级公立医院改革放在突出位置，力争使县域内就诊率提高到90%左右，基本实现大病不出县。

但我们面对的现实却是，很少有病人愿意在家门口看病。不管大病小病，都挤到大城市、中心城市或者北京来看病。

虽然在有关部门的努力下，许多地方已经建立了转诊制度，越来越多的人也选择了首诊在社区完成。但在制度的"顶层设计"时，没有考虑得非常周到完备，导致社区医院药品种类较少，部分药品还被限制在社区卫生服务机构中使用。

可以在社区医院开药的慢性病患者，因为大医院和社区医院的开药量不同，通常社区医院获得的开药处方授权较小，而大医院的处方授权较大，所以，这部分本可以留在社区医院的慢性病人，也经常赶去大医院，为的就是一次多开些药，不用频繁地到社区医院开药。

另外，社区医院的基础设施简陋、医务人员水准不高，也确实不能有效释放基层群众的就医需求。

双向转诊制度在许多发达国家都是一种主流的医疗资源分配办法，在加拿大、英国、澳大利亚等国，一些慢性病人如高血压、糖尿病等，都不会到大医院就诊，大医院也不设门诊。所有的门诊病人都要去社区医院就诊，社区全科医生在初查中，发现需要转诊的病人，再开具相应的转诊单，将这些病人转往大医院就诊。

在中国，由于缺乏这样的刚性机制，病人可以不经社区诊疗中心或者社区医院的初级医生门诊，而直接到大医院就诊。另外，由于病人来自全国各地，医院没有办法对病人进行筛选，不可能把上门求医的病人拒之门外，因此，双向转诊制度在当前的状况下难以执行。

全国政协委员、中国医师协会副会长凌锋教授对这一困局提出了建设性的设想，即组建医院联盟。

这种医院联盟，也可以称之为医院联合体，由具有影响的大医院，通过多种方式，与中小医院结成联合体。

可行的通道有，大医院向医院管理局提出可行方案，由医院管理局代表政府与其他中小医院或者中小医院的属地主管政府进行协商，以大医院为龙头组建联合体。

一种方式是，按现代企业制度，对医院进行股份化改造，大医院对中小医院进行控股，中小医院以自己的股份与大医院交叉持股，成为大医院的股东。

另一种方式是，大医院的主管单位，比如北京宣武医院的主管单位北京市卫生局，或者北京市医院管理局，代表政府与宣武医院的目标联合体医院进行协商，以国有资产托管、国有资产置换或者国有资产兼并的方式，把组成联合体的本地中小医院，从资产到人员，都置于大医院的管理之下。

还有一种方式，即政府间的协商，无偿把一些中小医院划拨给大医院，由大医院组建有效的可管控的联合体。

全国政协委员、中国医师协会副会长凌锋教授说，"如果宣武医院，下面有20个社区医院，那宣武医院平时必须要给20个社区医院进行脑血管病的急救常见病的训练，发现什么问题可以在这里治疗，发现什么问题立刻要转，（就立即处理），而且转院在宣武医院这里是绿灯，是一路绿色通道，那你说老百姓为什么不去呢？所以，必须要有这样一种转院机制，而这种机制现在没有。为什么呢？让大医院的医生去你中小医院那里做培训，你中小医院又不掏钱，大医院就失去了动力，不会管中小医院，这里面人事上、财政上、管理上都不通畅，所以这个事情做不成。如果他是在一个家庭，是一个爷爷管着的儿子和孙子的话，它是一个家的系统，在一个锅里吃饭，自然这个事各司其责。"

凌锋认为，这在体制上就需要改。"你总得有一个机制，能够把财政、人事、管理、医政所有的统管起来，你不能管医政的人没有财权，管财的人没有人权，管人的人不懂医，你说这不是政出多门，互相掣肘了吗？"

凌锋教授说，我们的医院进行了一二三级的分级，这就表明了医院必须存在着各种不同层次，因此需要分级管理和分级诊治。"为什么很多人不愿意去一、二级医院，还是一个资源分配不合理的问题。一、二级医院虽然有了级别，但是它的诊治能力、人群分布、报销比例和分级转诊制度的实施没有落实，如果说真正实施了一种市场管理模式的话，就需要有一个集团制的医院。"

在凌锋教授的设想中，这种集团制的医院，或者医院联合体，"由三级医院管二级医院，二级医院管一级医院，这种管不光是指导你（下一级医院）怎么样，而是从人员的分配上，从医疗资源的流动方面，都会有很好的统筹管理作用"。

凌锋教授说，如果建立了这种医院联合体，"大医院应该定向派医生到二级医院、一级医院去，一级医院和二级医院的医生要到大医院去进修，有一个培养医生的过程，使得分级转诊的病人流转的这个过程，已经形成一个固定的流向，这种固定的流向跟市场一样也是需要培育的。这种培育在于医疗资源的投入，服务的投入，各个方面制度的完善，比如药品报销制度、医保联动制度等等"。

凌锋教授认为，如果实行了一、二、三级医院的联合互动和双向转诊，使老百姓觉得我确实用不着上三级医院，我到你一级二级医院就可以解决问题。"你不可能像轰羊似的，就强行把这一群拦到这个栏里面，那一群就拦到那个栏里面，这是不符合老百姓的要求的。老百姓如果觉得我能够就在家门口看了病，解决了我的问题，我何必要起大早去大医院挂号呢？就是因为家门口的医院看不了。为什么看不了？是因为我不信任社区医院，因为他们的技术或者他们还没有和大医院直接挂钩，万一这里有了问题，大医院也不管我，延误了我治病的时间。"

全世界分级诊疗做得最好的是英国。在英国，90%的门急诊由全科医生首诊，其中90%以上的病例没有进行转诊，由全科医生完成治疗，98%的门诊处方药由全科医生开出。在美国、澳大利亚、加拿大、日本、我们的香港和台湾地区，这个比重也均超过 80%。

但保证转诊制度能够实施的，则是医院联盟的建立。

2003 年，全美 6300 多家医院，形成了近 500 家医院集团，全英有 300 多个医院托拉斯，香港把下属 42 家医院组建成 7 个医院管理集团，台北市政府把下属的 10 家公立医院合并成台北市联合医院。

美国的约翰·霍普金斯医院，管理着 3 所社区医院、4 所郊区卫生保健和手术中心、25 所初级卫生保健门诊部。

而 1992 年成立的以美国罗切斯特梅奥诊所为核心的梅奥健康系统（MHS），覆盖了明尼苏达州南部、爱荷华州北部和威斯康星州西部 64 个社区的诊所、门诊部、医院。

英国的伦敦 Smith 医院托拉斯，有 1200 个床位，400 多位主任医师，有 4 所医院，分别为国家级教学医院、地区三级、地区二级以及地区一级医院。

事实上，在顶层设计方面，医疗改革方向是清晰的，就是彻底打破公立医院的垄断地位，取消机械的管理模式，让医院成为独立的市场主体，给予医院充分的自主权，使其根据自己的定位以及辐射能力，与中小医院自由组建联合体，从根本上解决看病难、看病贵、医患关系紧张等问题。

在这个问题上，政府不能责任缺位，应当在财政上加大投入力度，科学、合理、有效地配置卫生资源，健全公共卫生、基本医疗服务和健康保障体系。

另外，根据李克强总理提出的"简政放权"要求，给予医院充分的自主权，调动大医院的积极性，使双向转诊制度早日得到落实。

简言之，重建和谐有序的医患关系，根本之道是建立与市场经济体制相适应和匹配的医疗体制。顺应整个社会经济市场化的历史潮流，医改就会成功，新型医患关系才会尽快恢复和谐有序。

# 第四章 医患矛盾：来自各方的声音

事实上，"医闹"的产生，不是一个医患之间的冲突问题，而是一个社会问题。

社会空间的逼仄，使人们对"医闹"和杀医行为缺乏有价值的学术观察和研究。在中国，"医闹"已经成为一种人们不得不关注的现象，但人们多从社会治安的角度去考虑，很少去研究和思考，究竟是什么原因促成了"医闹"。

虽然人们总是抱怨看病难看病贵，但几乎所有的"医闹"都与经济原因无关。也就是说，并不是因为在诊疗过程中花费太多，病人及其家属难以承受，所以发生"医闹"。

"医闹"一般来说都是病人在诊疗过程中出现了伤害性的结果，但这些原因，大部分不是医院和医生造成的。但因为发生在医院，所以，病人及其家属总会把罪责归因于医院或者医生。

病人及其家属一方面声称要找到伤害的真实原因是什么，另一方面，当医院和医生告知原因的时候，又不愿意相信。因此，才通过闹的方式，来寻求所谓的真相。

那么，"医闹"到底要寻求的结果是什么？对正义的追寻？通过正义的获得告慰死者或者受伤害者？

也许，这些都是表象，"医闹"现象的背后，或许隐藏着更深刻的其他原因。

其一，是文化和道德的约束已经失效。中国人的文化传统，对逝者的灵魂要充满敬意，不可触怒，不可侮辱，更不可任其停留任其污损甚至发臭。逝者为大，入土为安，停尸相胁，让逝者无法安然进入新的世界。

而今，新的安葬方式大行其道，尽管环保和节省土地，但人们对于生命和死亡的态度，也由此发生转变。当尸体也可以成为要挟的筹码，成为交换的手段，成为利益的代价，那么，人们就会无所畏惧。

不管对方是医院还是政府，或者其他机构，都会因为利益的诱惑，而失去任何约束。

新价值观和世界观对生命去处的解释，也让人们对生命产生虚无感。既然死去只是一抔土、一把灰，能利用逝者的身体，为活着的人谋取最后的利益，也算是逝者对亲人施以恩惠，实现其最后的价值。

其二，社会力量在医患冲突中消失。

# 之一　大学的缺席

由于大学和社会机构都是行政力量的附属，社会力量已经不能决定自己的行动，也不能自己获取地位，甚至不能发出自己的可信声音，因此，包括医患冲突在内的各类矛盾，缺乏中间力量予以协调和消弥。比如大学，本应该承担一定的学术义务，对"医闹"现象做可靠的田野调查，认真进行分析研究，做出可信的学术报告，让医院、医疗管理部门和相关机构，能够共同拟定应对机制，对可能出现的"医闹"现象进行有效防范和解决。但大学显然有自己的利益体系，对这些漠不关心。

另外，1930 年代，兰安生利用北京协和医院和洛克菲勒基金会支持的资金进行社区公共卫生实验，创建北平第一卫生事务所，其改变的不只是生死控制本身，还有城市空间的管理控制机制。

这样的实验，于国于民，都是非常有益的。

继兰安生在北京进行大规模的社区卫生实验之后，他的学生陈志潜在河北定县创办了农村卫生实验区，提出了"社区医学"的概念，"强调医学应基于所有人的需要和条件，而非基于那些单独的个人；基于治疗和预防方法相结合，而非单独依赖治疗技术。"（杨念群，《"再造"病人》，中国人民大学出版社，第 196 页）陈志潜的"赤脚医生"模式，或者医生的"在地化"，解决了当地民众对西医的信任问题。陈志潜的改革实验，并不试图取代原有的自然社区，而是希望借助原有的社会网络，力图让西医这种外来的力量与地方资源包括民众的"地方感觉"相协调，逐渐将西医导入乡村本土化的运作轨道。

陈志潜的"在地化"努力成效很大，由于西医成为中医那样的"熟人"，极大地减少了医患陌生感和可能发生的冲突，医患关系由此可以纳入"五伦"的范畴予以考察。


# 之二 社会组织的缺位

在医患冲突中，社会组织缺位的现象十分突出。无论是医疗卫生领域的社会组织，还是其他社会组织，都没有在医患之间扮演"道德商谈者"的角色，起到缓冲医患矛盾的作用。

社会组织的缺位，主要缘由在于社会组织的官办性质，在自我角色确认方面，这类社会组织还是把自己当成行政力量的有益和有效的补充，并在行政力量"缺席"的时候，通过政治性发声，代表行政力量的"在场"。事实上，把自己当成行政力量的跟班或"替补"，是行政力量的"影子人"。

遗憾的是，社会组织很满意这样的身份，并以此为荣。

社会组织应该成为医患矛盾的缓冲力量，成为医患之间的"道德商谈者"，成为解决医患矛盾的推手。

根据哈贝马斯[①]的理论，社会组织完全可以充当医患之间"道德商谈者"的角色。其所能依托的通道，一是社会组织本身，二是社会组织所掌握的媒介资源，三是社会组织自身所具有的黏合作用，四是社会组织可以通过努力，化解医学知识权力为民众带来的压力和羞辱，把更多的知识权力交给民众，让他们可以在某种程度上与医生对话，至少增进对医学这一越来越精细、越来越专业的学科的认知，对医疗知识有些常识性的了解。

在哈贝马斯看来，我们的生活世界已经"殖民化"，其"病理性"反应则是：1. 共享意义和相互理解的减少（失范），2. 社会的侵蚀（分裂），3. 无助感的增加以及缺乏归属感（异化），4. 由此导致的不愿为自身行为负责的心理（道德沦丧），5. 社会秩序动荡和崩溃（社会动荡）。最后，由于系统实际上依赖于生活世界，生活世界殖民化过程也导致了系统的动荡和危机。

在哈贝马斯看来，社会失范、族群分裂、人的异化以及道德沦丧，是世

---

① 哈贝马斯，指尤尔根·哈贝马斯（1929— ），德国作家、哲学家、社会学家，批判学派的法兰克福派的第二代旗手。

界殖民化的几个典型特征。在他看来，系统（金钱和权力）的压迫，让人们产生"自我否定"，人们在系统和现实世界之间，失去了"脆弱的平衡"。

因此，哈贝马斯认为，在现代世俗社会中，社会秩序主要取决于交往行为（通过有效性声称协调的行为）和商谈，这两者是建立、维持社会的完整性的基础——它们为社会的一体性提供了黏合剂。

而在医患之间，一旦发生矛盾，社会组织是最好的"商谈者"与黏合剂。

医生是一个紧密协作的群体，而病人及其家属是松散的，像沙子一样散落在社会的各个角落，因此，对病人及其家属进行"商谈"，意味着社会组织要做许多工作。

其一，利用其所掌握的媒介资源，把就医行为中的道德要求予以阐明，把医患之间的伦理关系，也尽可能厘清，让病人及其家属知道行为的边界并必须遵守；但目前社会组织所掌握的媒介资源，像其他社会媒介一样，也自成以经济利益为追求的小团体，几乎不再承担社会责任。

其二，利用影响力对病人及其家属进行道德观塑造。哈贝马斯认为，价值观塑造了我们的需求、期望和利益，这些在哈贝马斯看来并非由生理结构或社会传统决定并赋予人类，而总是需要阐释的。由于价值观总是和特定社群的组织结构密切相关，每个人在融入体制和社群习俗的社会化过程中将吸收并内化该社群的基本价值，因此，这些价值观将形成个人自我认同的核心部分。

对于医患双方的矛盾冲突来说，价值观的最好"阐释者"，就是社会组织。但中国的涉医社会组织，明知道医患矛盾和冲突是这一领域的首要问题，却大多采取了逃避策略，至少在这个重要问题面前，采取了"不在场"的态度。

在哈贝马斯看来，价值观导致了难以平息的争执，那么自然的反应就是不以诉诸价值观作为解决争端的手段。规范并非价值观，只是行为准则，固定在生活世界的交往结构中。所以，"道德商谈者"是生活世界中冲突双方的第一个求助对象。

有合适的"商谈者"，建立合适的"商谈机制"，使"商谈"而不是冲突成为解决争端的首要或者唯一手段，伤医事件就会大大减少，甚至消失。

其三，社会组织要利用其特有的发声通道，向医患双方表明自己的"商谈人"身份，并在医患冲突发生时，尽量出面与双方尤其是病人及其家属一方"商谈"，以公正、独立、客观的第三方角色出现，解决争端；医生或医院作为医患矛盾的当事方，不可能以"商谈者"的身份出现，而中立、公道、可信的中介"商谈者"，容易在双方之间架起沟通的桥梁。

其四，社会组织要利用其自身优势，影响立法，制止伤医和杀医事件的发生，从制度层面找到此类事件的根源，并从根本上予以清除。

其五，既然社会组织愿意依附行政力量，则其本身就有社会守夜人的职责，可以从医患双方的利益出发，找到良好的"商谈"办法，并最终将矛盾化解。

# 之三　权力的消解和转移

病人进入医院，马上会发现这里与自己的家有非常大的不同，一种有异于家庭化的空间，让病人感到陌生和压抑，从而谨慎地看待这一新的环境，对穿白大褂的医护人员也言听计从。

在福柯看来，医院空间的整洁、凝重和空旷高大，是医院出于管理的需要而有意为之的，"纪律有时需要封闭的空间，规定出一个与众不同的、自我封闭的场所"。

福柯用他的空间观来阐释医生的权力如何发挥效用，并完成权力的规训。

在福柯看来，理想中的驯顺肉体应该具有四种特点：单元性、有机性、创生性和组合性。权力通过使用"制定图标、规定活动、实施操练"来实现目标，获得驯服的肉体。

而医院正是驯服肉体的理想场所。

病人进入医院之后，医生继续通过"检查"来实施权力。

福柯在《临床医学的诞生》一书中说，18 世纪的医院条例规定了巡诊的钟点和持续时间（至少 2 个小时），要求实行医生轮流巡诊制，以保证每天"甚至复活节"都有人巡诊。1771 年，任命了一名医院医生，负责"在外来医生巡诊的间隔，日夜提供一切服务"（《主宫医院决议汇编》）。旧的不定期的走马观花变成了常规性的观察，从而使病人处于一种几乎无休止的受检查状态。

福柯认为，经过这样的演化，医院渐渐"变成一个训练所，与知识相关的场所；它因此体现了一种权力关系的颠覆和一种知识系统的建构"。

与通常我们理解的行政权力不同，知识权力是一种"规训权力"，医生通过检查把可见状态转换为权力来行使。在知识权力系统里，权力不再只是一种"可见、可展示之物"，规训权力"把一种被迫可见原则强加给它的对象"。

通过检查，医生把病人"文件化"，"检查也把个体引入文件领域。检查留下了一大批按人头、按时间汇集的详细档案。检查不仅使人置于监视领域，也使人置于书写的网络中。它使人们陷入一大批文件中。这些文件俘获了人们，限定了人们。检查的程序总是同时伴有一个集中登记和文件汇集的制度。"

中国的儒医战胜道医和草医，靠的是用儒家学说解释人的生命与宇宙万物的关系，同时，掌握了书写权力，所以才受到知识分子、上层社会的拥护。

西医同样把"书写权力"作为规训机制的一个必要部分建立起来。

福柯在《规训与惩罚》一书中说，病人病例记录的保管、归纳整理，医生与行政人员对相关数据的比较核对，数据的上报，"使个人资料得以纳入各种累积系统，而不致遗失，应使个人纳入总的记录中并且每个人的检查数据都会影响总的计算"。

福柯说，"由于检查伴有一套书写机制，检查就造成了两种相互关联的可能性：首先是把个人当作一个可描述、可分析的对象，这样做不是为了像博物学家对待生物那样把人简化为'种'的特征，而是为了在一种稳定的知识体系的监视下，强调人的个人特征、个人发育、个人能力；其次是建构一个比较体系，从而能够度量总体现象，描述各种群体，确定累积情况的特点，计算个人之间的差异及这些人在某一片'居民'中的分布。"

福柯所研究的，只是西医兴起时的状态，到了今天，大量的"书写"已经不再通过医生的"鹅毛笔"，而是通过电脑和打印机。病人及其家属完全陌生的"书写"方式、越来越专业化的"书写"术语，使病人处于医生的充分掌控之中，置于这一特殊的权力体系之下，无法挣脱。

而哈贝马斯则认为，"医学的分科化、专业化导致了非人格化倾向，使医生更加关注疾病的生物学方面，而忽视了社会、行为、环境因素对病人的影响，只注意特殊器官和疾病而忽视了作为一个整体的人。"

现代医学越来越发达，医疗器械越来越智能化、电子化，医生作为一个特殊的职业，追随着全球医学知识的更新，"学习过程持续着，知识在深化，自此只在一个领域中进行。由此导致了双重的后果。现代性带来了专门知识在数量和深度上的巨大增加，但是这种知识在同一个过程中变成脱离了日常生活之本的无根之木"。

哈贝马斯认为，现代化让"存在于人类的知识和生存之间的裂痕扩大了"。

让我们担忧的是，医生和病人越来越依赖于器械，"随着工具行为之网越来越繁密，它们逐渐侵入生活世界并弱化了后者的功能"。

也就是说，在电子化和智能化的医疗世界里，病人完全被知识权力操控，人们通过身体感觉来判断健康状况的方法，已经落伍，人们必须把自己完全交给机器、交给操控机器的医生，被知识权力完全"规训"，听从医生的指导，信服机器的诊断，从而服下药物，改变生活。

全国政协委员凌锋等一些知名医生，意识到了知识权力造成的医患割裂，主动与大众媒介进行合作，进行医学科普的演讲，其实质是医学专业知识权力的转移和交出，即把知识权力部分地交给民众，让民众通过掌握知识，获得与现代医学对抗的可能性——这里所说的对抗，不是身体的对抗，而是知识权力的对抗。通过这种对抗，医生才能重新"发现病人"，倾听病人的声音，进而倾听患病的身体，而不是迷信知识权力，武断地支配病人的生命。

所谓的"红包"问题，并不是医患冲突的根源。在传统中国社会，医患之间一直通过"红包"来实现医生知识权力货币化，有时，则是医生知识权力的实物化。

但医院出现之后，病人交付医生的诊疗费用，已经由医院代收，医生不再作为单独的权力个体出现，而是从属于医院，与病人一样，成为医院的"工具"。

换言之，在医院的权力空间里，医生在某种程度上也沦为谋生者，为了更好的生活，期望通过额外的收入即"红包"来增加知识权力的分量，在传统文化的语境里，并非与中国人的道德观念完全冲突或不容。但这不意味着我们允许这种现象的存在，或者可以将之合理化。

如果医生可以独自完成诊疗过程，并绕开医院，那么，医生完全可以独立收费。但根据现代国家的经济运行规范，需要明码标价，而不是目前医患双方通过"红包"达成的价格默契。"红包"是一种传统的交易费用结算方式，比如，现在仍然有某些传统行业，不直接进行金钱交易，而是把交易费用笼在袖子里，悄悄支付。

这样的方式，显示了中国传统文化的积极一面，人们不愿意直接用金钱来结算情谊或者"面子"，人们把某些交易行为，当成欣赏、感激的酬谢，而不是赤裸裸的金钱政治，在某些地方，仍然把这样的费用，称之为"谢礼"。

由于生命无法用价格来计算，那么，挽救生命、恢复健康，究竟价值几何？这是一个人类社会不会计算的考题。人的生命是超越一切的，医生的知识权力在挽回生命过程中的权重，并不能以金钱为单位来衡量和计算。

所以，把"红包"这类医德问题夸大为医患矛盾的主要问题，是把医生群体当成医患冲突的替罪羊。对于这一点，医生群体并没有清醒的认识，总是力图通过各种方式，来洗刷这一所谓的"污名"。

对"污名"的洗刷，首先意味着对这一观念的认同，然后产生道德负罪感。因此，某种意义上来说，医患矛盾，原因并不在医患双方。

医生是国家政治权力以及医院政治权力等行政权力之下的附属品，没有力量与任何行政力量抗衡，医生群体的自责和自我救赎，并不能明显改善医患之间的紧张关系。

解决医患矛盾的关键，还是国家的顶层设计、社会的商谈机制、医院的管理架构，国家政治权力要时时"在场"，把医患冲突，当成国家对民众进行身体管理过程中的"不驯服"行为，当成一种假借攻击医生名誉和身体的"弱者的反抗"。

可以预言，如果这些"要素性"的东西缺位，那么伤医事件就不会停歇。

# 之四　媒体的失格

失格，是一句本土语言，虽然有《人间失格》等外来语对其增加了新的语意，但用本土语言的固有意义来解释，在本文仍然符合作者的意思。

所谓失格，即有失尊严和体面。

在国家政治权力序列中，媒体权力一直是国家权力的一部分。但由于其自身依靠市场而生存，因此，媒体又是市场竞争中的参与者，具有自己独立的经济诉求，使其难以在市场竞争过程里保持客观和中立。

一方面要依赖国家权力而存在，另一方面要依赖市场支持而生存，媒体不得不在多种选择中，选择对国家权力的依附，对市场权力的俯首。

因此，媒体不再是公平、正义以及客观的代名词，不再是社会公器，媒体只是另一个市场竞争主体，或者是另一类文化企业，依赖特定群体和特定企业而获得生活资料。

哪怕我们为其贴上各种正义标签，但媒体的生存困境决定了媒体的生存方式和获利方式。

美国公众舆论领域的著名人士利奥·博加特说，大众传播媒介"已经在竞争中逐渐丧失了锐气，并且全面地退到了安全的中间地带，执意走向娱乐领域，而不是启蒙"。

上市、赢利指标、高年薪，种种利益驱使，让媒体变成以利润为先的公司。

既然媒体已然公司化，唯利是图、利益机构化甚至部门化和个人化，就成为媒体的特性，为了生存，媒体不得不沦为了各种势力的发声工具。

乔姆斯基在《必要的假象——民主社会的思想控制》一书中，已经洞察了市场力量对媒体的影响，在他看来，媒体通过与政治共谋，已经沦落为资本权力的获利工具。

哈贝马斯认为，当大众报刊逐渐取代了具有批判意识的文学家庭杂志，它们往往不惜以牺牲其政治与公共事务内容为代价，迎合教育水平较低的消费群体的娱乐和消闲需要。

由于媒体产生了逐利性，所以大众媒介上的即时报偿新闻（如腐败、事故、灾难、漫画、体育、娱乐、社会新闻和人情味故事）不断排挤延期报偿新闻（如公共事务、社会问题、经济事件、教育和健康），文学公共领域消失了，文化消费的伪公共领域或伪私人领域甚嚣尘上。

作为公司存在的媒体，新闻版面与广告版面越来越密不可分，尽管管理部门三令五申，却无法阻挡这一潮流。

当媒体从政府拨款或者依赖红头文件生存，即依赖于政府生存，变成依赖政府和市场的双重生存模式，报刊业自身在商业化的过程中也越来越容易被操纵。

我们不便更多探讨这种现象的成因，但这个结果已经有目共睹。

社会空间的失去，被哈贝马斯称之为公共领域的"再封建化"，他认为，在高度发达的工业化社会中，公共领域的结构性框架遭到来自国家干预社会和社会依仗国家权势的双重过程的夹击而瓦解。

由于这一领域不再单独发挥作用，"社会的对话被管理起来"，媒体为了生存而"失格"也在情理之中。

现代法治国家一定要有良好的媒介环境，使传媒与国家、社会和公众形成良性互动，同时，政府要确立一种机制使媒体成为公众的信息平台和公共论坛，防止在媒体在经济势力的侵蚀下自我退化。

另外，政府在媒体的管理上，要更加精细化，通过顶层设计，避免媒体的不良化或者"失格"加剧社会矛盾。

比如，许多医生和学者认为是媒体不负责任的报道，挑起了医患矛盾，加深了医患冲突。根据实际情况来看，这样的指责有其合理依据。

解决之道，不可能靠媒体的觉悟自省及"有格"，而要靠行政权力的干预。

可行的方法有：

一、不允许媒体在社会新闻版面（电视台、电台的栏目）刊发涉医新闻，必须单独辟出医学新闻版面刊发此类新闻；

二、所有刊登医学新闻的媒体，必须像出版社获取健康类书籍的出版资质一样，获得特别许可；

三、医学新闻版面的从业人员，即编辑和记者，必须具有医学院相关学历，对医学知识有着较完备的掌握。医学院可以像法学院一样，设置医学新闻专业，任何媒体的医学新闻编辑和记者，必须具有相应学历；

四、哪怕一时无法配备足够的医学新闻专业人员，也可以由卫生与计划生育委员会，开设专业培训课程，和新闻出版广电总局共同行动，对相关人员进行培训，成绩合格者发给毕业或者结业证书，此类职位必须持证上岗；

五、媒体的医学新闻版面除了刊登医学科普知识之外，必须有足够的版面或者播出时间，来进行受众的道德塑造，不允许任何媒体神化医生和医学，让受众明白，人类对疾病、细菌、人体和生命的认识仍然十分有限；

六、媒体在医患之间要保持客观中立，并尽可能成为医患之间的道德"商谈者"，因为相对于社会组织来说，媒体对大众的组织能力更强，话语渗透效果更佳。所谓的"商谈者"，就是要设置一种对话机制，让双方可以通过媒体平台来对话，通过对话而不是对立来解决可能存在的冲突。

社会是各种权力纠结的整体，媒体是在权力场中运作，并作为权力的一部分而存在。

因此，无论医院还是医生，都要对媒体保持足够的警惕，既要合作，又要有足够的防范和制约能力。

同时，医院和医生也同为国家权力的一部分，可以借助行政权力，要求媒体做出妥协。

# 之五　"医闹"与商谈机制

吕文江先生在评述杨念群的《再造"病人"》时说，西医在中国城乡的传播，某种意义上可以看作一种具有霸权意义的普遍"空间"逐步取得支配地位的过程。

在杨念群的描述中，民国初年的北京，西医主动走出医院临床诊治的封闭状态，以"社会服务"与"预防医学"的理念将城市分割圈定为不同的卫生示范区，在卫生示范区内细密地进行家庭访问、防疫统计、生死登记、助产教育、救护治疗等等所谓"生命档案化"的工作。

吕文江认为，"医疗社区由此覆盖了人们的自然社区，它的革命性意义在于：人们在传统社会自治状态下相对松散的求医方式乃至生活节奏，从此被纳入了一个纪律化的医疗空间。"

空间权力，一直是福柯带给我们的哲学启示，在福柯看来，临床医学建立以后，医院通过对医疗空间的意识形态设定，"一种行政和政治空间凭借着一个医疗空间而形成了"。

福柯强化了人们对空间的认识，认为空间是任何权力运作的基础，将不可见的权力置于可见的空间之中，揭示了权力生产实践的技术策略和不可见权力的运作。

张梅、李厚羿在《空间、知识与权力：福柯社会批判与空间转向》一文中说，在医疗空间里，"疾病被人们抽象出来，事先划归进科、属、种的等级系列，从而形成一幅帮助我们了解和记住疾病的图表。医生只需直接目视图表，根据症状的相似性来确定疾病的种类并给出相应的药方，患者的身体反而成了医生认识疾病的阻碍"。

杨念群在《再造"病人"》一书中说，斯·罗森伯格教授的医院批判专著《来自陌生人的照顾》里如是阐述，由诊所巡诊医到医院坐诊医，标志着医患关系的转变，也造就了现代医院服务这一"偷走熟人"现象的先天缺陷。

从进入医疗空间的那一刻起，病人及其家属就把自己委托给了医院和医护人员，并要求自己对医院和医护人员给予完全的信任，否则，就无法完成一次现代诊疗过程。

在特别的医疗空间里，医生和病人之间，因为委托关系的建立，病人构建了对医生的信任感。正因为信任，医生成为病人个人生活的"闯入者"，为了治疗或者健康的需要，病人要将个人的身体秘密毫无保留地告诉医生，让医生观看、触摸身体，包括自己的私密部位。

在斯·罗森伯格看来，现代医患关系本质上是"陌生人"对"陌生人"的求助与救助，也是一次"陌生人"之间涉及药品与医疗的交易活动。

王一方先生在他的著作《中国人的医与药》一书中说，病人在陌生的医疗空间里，"对于医生的德行技艺却知之甚少，或者全然不知"。

巨大的病人群体与供应不足的医生群体之间，本来就存在着冲突和矛盾，一些大医院更是如此。医生没有足够的时间去关怀和倾听病人。

在医生看来，对疾病的诊断，可以完全依赖"档案"和检查结果，即把病人"文件化"。可在病人看来，如果没有足够的时间倾听他们对病情的陈述，那么他们会认为医生不够称职。而如果诊疗时间过短，他们更是有足够的理由相信，医生敷衍塞责。

对于疾病存在的确认方式不同，对于疾病的理解不同，医患双方对于诊疗活动缺乏共同的认知，不可避免地制造了医患之间的信任鸿沟。

医生面对众多的病人，总是出于好心地宁愿"加号"解决，哪怕自己因此牺牲休息时间。但病人可能并不领情，因为多加一个病人，就挤占了医生的诊疗时间，在这时，病人之间不再是一个共同体，而是分化成了彼此争夺医疗资源和医生的竞争对手。每一个人都需要医生尽可能多地关照自己，把尽可能多的诊疗时间和微笑分给自己，让自己在陌生的诊疗环境里，获得医生的格外关照，以此获得心灵上的满足和人格上的优越感。

王一方认为，"医患沟通中患者处于弱势状态，身在病症痛苦中，恐慌、渴望帮助、疑虑重重，如果得不到沟通与抚慰，负面情绪就会发酵、发作。随诊的患者亲属也处于极度躁动和不安状态。此时，悉心倾听是关键，专注、诚恳是前提，不仅要听到、听明白，还要听到之后有反应"。

很显然，与日增多的病人与并不能与日增多的医生之间，形成严重的数量不对称，病人在进入医疗空间之始，甚至在感知身体的不舒服、做出进入医院决定的时候，就已经产生严重的不安感和焦虑感。

因此，医患之间的紧张感不可避免地形成。

在陌生的医疗空间里，病人受到了冷落与医疗权力的"规训"，因此，一旦发生医疗事故，一些病人及其家属，就借此来发泄他们受到的压力。

病人在进入医院的时候，通过入院手续以及签署相应的文件，把自己委托给医院，可一旦出现医疗事故，或者认为医疗效果与自己的预期出现偏差，病人及其家属马上会翻脸无情。

王一方说，在这里，也要"检讨我们的医疗服务定义和计价、计酬系统"，在许多人眼里，"医疗＝强力干预"，轻微技术干预、零技术干预、非技术干预都是失职，等同于零服务、非服务。医患之间的不理解也源于计件服务与计时服务、技术服务与心理服务的"混账"，以及服务成本、定价制度的荒唐，还有卫生资源配置的不合理。

事实上，医患之间存在着巨大的认知鸿沟。王一方指出，长期以来，科学的"魔术师"与技术"乌托邦"宣传将国人引入医疗万能与康复完美的误区，医疗广告更加剧了对临床疗效的过度承诺与夸耀，不恰当地拉高了百姓对医学的功能、治愈率、康复程度与进展的期许，实事求是的临床评估成为不可接受的现实，甚至是怀疑医生无能和失职、渎职的托词，坏消息的告知更成为医患冲突的引爆点。

除此之外，大众心态问题，也是导致医患矛盾增多的重要因素之一。

王一方认为，"普罗大众这一时期流行的狭隘的功利主义、实用主义意识恶性膨胀，不知晓生老病死的智慧，只索取各种不病术、不老术，以满足长生与健康的欲求"。

用吴飞教授的理论来解释"医闹"现象，则"闹"意味着病人及其家属认为自己在诊疗过程中受到了"委屈"，虽然吴飞把委屈明确地局限在家庭政治之中，把家人彼此的伤害定义为"委屈"，但很显然，我们也无法把医患纠纷中的病人及其家属一方定义为"冤枉"。

如果确有医疗事故存在，又没有得到公正的解决，那么，病人及其家属会觉得自己受了"委屈"，需要通过"闹"来维护其人格价值。

但如果没有医疗事故的存在，只是病人及其家属对诊疗效果与自己的预期之间，产生落差，那么，这时的"医闹"，就真的是无理取闹，是一种恶的行为了。

吴飞教授认为，之所以出现极端行为，源于"第一，公共政治没能有效地维护或教会人们维护人格价值；第二，人们对人格价值变得过于敏感了"。

虽然吴飞的研究是针对自杀者而言，但用在"医闹"者身上，也同样显得合理。

"医闹"，或者我们可以理性地称之为医疗纠纷的患者方，在纠纷解决的过程中，确实会有负气的成分，但这里面也存在着一些与人格价值相关的因素，正如吴飞所分析的，"可能出于维护自己的尊严和骨气"。

吴飞说，"公共政治中的正义的目的，仍然是使每个个体的人格价值得到保障"。因此，我们要善意地理解医疗纠纷的患者一方，"所谓的委屈感的背后，是人格价值的受挫"。

吴飞分析自杀者的自杀动因是认为，"委屈背后的人格价值感比造成委屈的原因更重要。一件一般人认为不会造成很大不公的事，在一些人看来就是天大的不公，是因为这些事情触动了他们对人格价值判断的敏感神经。"

吴飞说，因此，自杀所体现出的正义问题，根本上是个人格问题。人们孜孜以求的"义"，指的就是，每个人的人格得到充分实现，有尊严、有乐趣、有劲头地过日子。"丢人"和"丢面子"同样涉及的是人格价值。

吴飞在《浮生取义》一书中说，面子仍然是人格的一种反映。丢面子的实质，就是丧失人格，使自己失去本应享有的尊重。丢人可以是因为自己的不当行为导致的人格丧失，也可以是别人的言行导致的侮辱。

事实上，医疗事故的患者一方，在"闹"或者纠纷解决时的不理智行为，确实与其维护自己内心所谓的"正义"有关，如果这种"正义"得到维护，那么，他们的"面子"就有了，否则，"面子"就丢了。在此过程中，他们会尽力去维护自己的人格价值，争取不让自己丢"面子"。

有时，为了这种"面子"的维护，他们可能会走向偏执或者极端。

不管承认不承认，医疗事件与普通的商业交易有着本质的不同，医疗事件的付费者是病人及其家属，健康的受益者是病人及其家属，同样，万一出现医疗事故，医疗失败的承受者也是病人及其家属。

由于社会缓冲机制失效，民众只服从于国家机器，在出现纠纷的时候，如果不是国家机器强力干预，靠医患双方基本没有办法解决。

事实上，医疗事故是一项无法避免的伤害。

美国是全世界医疗技术最发达的国家之一，美国的媒体报道称，美国医疗事故导致的死亡人数比交通事故或新发疫情还要多，每年的致死人数超过乳癌、空难和吸毒过量。

美国的医疗事故通常分为两类。一类是医生在制定治疗方案时犯下的错误，比如开错了药却误以为是正确的疗法。另一类是医生制定了正确的治疗方案却没能执行，比如因字迹潦草导致患者拿到的药剂量不对，或是外科医生在做手术时弄错了部位。很显然，这样的事情在中国也常常发生。

在我们看来，这是非常可笑的，难以置信的。但又确确实实地发生了。

据斯坦福大学的一项研究发现，医疗事故在所难免，但是同时，竟然有

32%的事故是由1%的执业医师所犯。也就是说，一些医生经常出现医疗事故，而另一些则可能并不。

曾在奥巴马政府担任联邦医疗保险计划负责人的唐·贝利克说："去医院的人当中有大约2%～3%会在医院受到某种严重伤害。"

在此，我不得不讲一个美国故事，以便让中国的患者了解自己的处境。

美国《时代》周刊曾经刊登过这样一个真实故事：俄亥俄州兰开斯特市42岁的当地居民肖恩·雷基被查出得了非霍奇金淋巴瘤，妻子建议他前往休斯顿市的安德森癌症中心接受治疗。

之所以提出这个建议，是因为她的父亲曾经在此就医，因此，她对该医院十分信赖。

咨询过程中，医院方面告诉他的妻子，检查费就需要48900美元，且需提前支付。正在创业期的肖恩·雷基显然并没有这么一大笔钱，无奈之下，肖恩·雷基的妻子只好求助于自己的母亲。

一周后，这位可怜的妻子不得再次向自己的母亲借了3.5万美元，以便让丈夫立即开始治疗。

肖恩·雷基的妻子告诉记者说，她的丈夫在接待室等了大约90分钟，才得以见到医生，因为医院需要时间来核实支票的有效性，只有钱进入医院的账户，正式的诊疗才能开始。

癌症治疗是一个无底洞，肖恩·雷基在前期检查和初步化疗阶段，就花费了8.39万美元。

不用说，医院可不会让你拖欠，你必须先付钱，才能继续得到治疗。

在这样知名的医疗机构，医药加价率高到令人咋舌。一片泰诺，标价1.5美元，而在网络药店，这个价格可以买到100片。

化验费用是美国医院的一项主要收益来源，肖恩·雷基的化验费用，就高达 1.5 万美元。

一种治疗癌症的有效药"利妥昔单抗"，600 毫克标价 1.37 万美元。而在网络药店的销售价格大约是 4000 美元 / 剂左右。

安德森癌症中心是一家大的诊疗机构，与药厂有着良好的合作关系，同时有很强的议价能力，他们的进价约为每剂 3000 至 3500 美元，但在肖恩·雷基的账单上，药价涨了大约 4 倍。

《时代》周刊的报道说，安德森癌症中心是德克萨斯州大学的一个非盈利部门，但医院 2010 财年的营业额达 20.5 亿美元，利润 5.31 亿美元，利润率高达 26%。

如果了解了美国病人的遭遇，中国病人还会抱怨吗？

所以，在医疗纠纷中，要有中介机构来为病人及其家属讲一讲类似的故事，让他们从受"委屈"的人格价值中恢复过来，不再把自己变成"受害者"，从而能够平静地面对问题，通过协商，找出解决问题的办法。

无论是哈贝马斯的道德商谈机制，还是中国儒家的中庸之道，涉及商谈问题的基本原则，都是"推己及人"。

类推到道德观上，即每个社会行为人必须根据对其他人行为的期待来调整自己的行为，这种期待是行为人采用换位思考的方式。

哈贝马斯指出，推己及人的态度就意味着采取"考虑所有人的所有利益"的立场。道德行为即根据对他人利益的理解和承认来调整自己的利益，这是指向"大我"，也就是认同他人利益的发展过程。

医疗纠纷的患者一方，承认医生的利益，并不特别强调自己的利益，同样，医生和医院一方也如是。

双方都正视医疗纠纷是一种客观的、合理的存在，而不会"污名化"任何一方。

当事方都优先考虑他人利益，在哈贝马斯看来，当事方就是在同时建设"共同善"。只有这样，"就达成了一种不偏不倚的结局，但并没有以牺牲第一和第二人称视角为代价"。

吴飞认为，在社会政治中，当事方为了维护自己的利益，"其最终目的是击败敌人，保存自己"。

但正如我在本书中的相关章节中提到的，医患关系不是敌我关系，不是竞争或者斗争关系，而是一种可以类比成儒家"五伦"关系中的朋友关系，是一种仅逊于亲人之伦的亲密关系，因此，医患矛盾，更像一种家庭政治，"并不存在真正的敌人，这种特殊的政治应该永远不以消灭敌人、保存自己为原则。哪怕在某个具体场景下战胜对方，也是为了维护一种形态的亲密关系，是为了一家子按照自己希望的方式过日子"。

医患双方当然不会一起"过日子"，但吴飞先生"过日子"一词的具体所指，其实在于回到日常生活中，按部就班，伦常有序。

# 之六　病人的声音

伤医、杀医，不但属于犯罪行为，也是一种反人类行为，有的学者认为，杀医等于向人类开战。因此，我们不讨论伤医和杀医的社会根源和个人动机，这是犯罪心理学和社会学需要研究的内容。

我们只关注医患之间的合理纠纷这种特别现象，并分析其存在的"合理性"。

青年哲学家、北京大学哲学系教授吴飞分析自杀现象时所说，他们（自杀者）"往往是认为受了一定的委屈和冤枉，是对某种不正义，或者他认为的不正义的现象的反抗"，是一种"在自己受到委屈，想达到自己想要的生活但是达到不了，而采取的一种激烈方式"。

从社会成因上来分析，医患纠纷关联者的心理冲突，也跟自杀者大体相似。

挑起医患纠纷的病人及其家属大体可分两类，一类是无理取闹，总是通过扰乱社会秩序来实现自己的人格价值，这一类属于"医闹"的范畴，同样应该在国家机器打击的范围之内。

另一类则确有"委屈"，即在医疗机构的诊疗过程中，确实遇到了误诊、误治，甚至由于医生的不尽责或者失职，而导致自己或者家人出现了医疗事故。

一旦出现这种情况，对于他们意味着"人财两空"，因为医疗过程需要花钱，但病人的生命或者健康，却并没有因此得到挽留或者改善，甚至造成了新的伤害。

这种情况出现之后，他们总要某种方式来"出气"，表明自己受到了"委屈"。

换句话来说，他们遇到了生活上的"结"，用吴飞的理论体系来分析，即因为家庭成员在治疗过程中，出现伤残或者死亡，"过日子"所依赖的家庭基础被瓦解和破坏了。对于他们来说，"虽然不能说没有绝望情绪，但是很多绝望不是对自己的道德没有信心了，而是面对逆境，对具体的事情无法改变的绝望。"

吴飞在分析农村因为家庭纠纷而出现的自杀现象时说："在农村里面，比如说儿媳妇在婆家自杀，很可能是因为儿媳妇不对，她有很多错的地方，然后因为冲突而自杀了。但不管她是因为什么自杀的，只要她是在婆家自杀的，哪怕是她再错，那么娘家一定会来找婆家算账的，往往是这样，和婆家闹一下，才能表明为女儿伸冤了。所以说当任何一个自杀事件，脱离了它本身的环境，被用来说事的时候，在一定程度上是肯定要被歪曲的，被赋予一些它本身没有的意义。"

在一般的纠纷事件中，当事者往往也是出于这种心理，面对现代医院让他们望而生畏的"技术空间"，普通民众感觉他们被这一权力系统排除在外，同时，对于知识权力给予他们的压迫，他们感到恐慌想要寻求一种方式，来解除这种压迫感，并为自己寻求正义。

但由于社会组织的不作为，没有中立的"商谈者"可供为他们服务，因此，他们只好自己行动起来，非理性地去争取权益。

这种非理性的方式，一方面是通过"医闹"这种荒唐的方式为其亲属"伸冤"，另一方面，是借此来发泄内心的恐惧情绪。

所以，在吴飞看来，解决这一问题的关键，还是要建立一套新的社会体系，"一个现代社会重要的并不仅仅是打破传统秩序，同时需要建立起一套新的体系。中国现代化如果想要发展的话，需要建立起一套稳定的，让人们安心的体系。它一定还是从中国传统脉络中成长起来的现代体系。"

与本人的看法类似，吴飞也认为，包括自杀等问题的解决，都在"靠中国道德伦理的重建而解决，靠一套现代的礼制"。

如何从传统文化和制度中，找到现代社会治理的思想资源？

本人提出是重建多重伦理关系，而吴飞的思考，也与本人的思考路径殊途同归，同样是回到"伦常关系"的重新审视和建立。

吴飞认为，我们现在的法律体系都是按照西方来的，很多都不是从中国的文化中生长出来的。所以对中国的研究，包括中国人怎样理解美好生活，中国人过日子的方式，是需要在传统中寻找的，这种传统不仅仅是比较玄的哲学，而还要有具体的制度，其中最重要的一点就是"礼"。

在吴飞的研究中，传统家庭秩序的崩溃，是造成现今若干问题的根源，"因为家庭中没有了过去的父权制度来维护其基本的稳定结构，反而使家庭变得更加复杂、微妙和不可预期"。

没有了家庭权威，家庭成员在遇到各种"不公"，受到各种"委屈"的时候，缺乏一个具有影响力的人物，出来"主事"，与各方"商谈"，进而平息事端。所以，事情只能朝着非理性的单一方向发展。

如今，人们对人格价值看得更重。吴飞说："从人格价值的角度理解个体自由，不仅构成了现代中国人的一种精神气质，而且是中国现代思想对自由的基本理解。"

回到医患纠纷上来说，无论当事方是否存在委屈，肯定都有理性的解决渠道。

为什么理性解决问题成为稀缺现象？

在吴飞看来，中国诸多社会问题的出现，主要原因可归结于中国教育的失败。

从小学到大学，我们的学校教育没有教给孩子们如何"做人"，即塑造健康的人格。在美国留学归来的吴飞说，美国的大学能够比较成功地不受市场的冲击，保证人们的思想言论自由，教授很多传统的东西。无论文理科，都要读基本的人文经典著作，这样能保证一般公民都有一定的素质。"中国的大学反而越来越像一个企业的培训学校。"

# 之七　保险和律师的介入

某种程度上我们可以说，医疗事故不可避免，因而，医疗纠纷也不可避免。

《英国医学期刊》（BMJ）的最新数据显示，医疗事故是美国的第三大致死原因。此项研究显示，在 2013 年就有至少 25 万人死于本可被避免的医疗事故。这个数字超过了每年因中风及阿尔兹海默症去世人数的总和。

目前，美国每年约有 25 万到 44 万人死于医疗事故。但专家们无法掌握具体的数值，因为同其他 100 个国家一样，美国使用着世卫组织推荐的统计系统，而这个系统并不统计医疗事故数。

约翰·霍普金斯大学医学院马丁·麦卡瑞教授 2016 年公布的最新数据显示，美国每年约有 25.1 万人死于医疗事故，占当年死亡人数的 9.5%，多于因呼吸道疾病、中风和阿尔兹海默症死亡的人数。

麦卡瑞教授表示，多数富裕的发达国家都面临同美国严重程度相当的医疗事故致死问题。而在一些发展中国家，这一情况可能更加严重。

德国的医疗水平在全世界享有良好声誉，德国最大的医疗保险公司 AOK 前不久公布的一项调查报告显示，德国平均每年发生的医疗事故达到 19 万起，致死人数将近 1.9 万人。医疗事故死亡率高于交通事故丧生率。

从发达国家公布的数据比较来看，相对来说，日本的情况稍好。"日本医疗技能评价机构" 2015 年 3 月 26 日发布数据称，2014 年全年医疗机构向其报告的事故为 3149 起，其中不乏致多人死亡的恶性事故。2015 年 3 月，日本群马县群马大学医院第二外科的一名外科医生被查实，5 年内，他实施的腹腔镜手术致死 8 人、开腹手术致死 10 人。

美国疾病预防控制中心认为，造成事故的原因，主要为诊断错误，约占事故总量的 42%，其他因素还包括手术并发症、药物剂量错误，以及患者在科室之间转移时出现的非有效沟通等系统性问题。

有些医疗事故的致错原因，会让病人目瞪口呆。比如德国西部一家医院的医生曾使用浓度超过规定量 1000 倍的滴剂给早产儿滴眼，致使一名婴儿死亡，两名致盲。

在中国的社会新闻中，经常会出现把纱布遗落在病人身体内的事件，在国外，这类事故更是屡见不鲜。手术时误将纱布等器械遗留体内的案例在各国普遍存在。日本 2014 年的数据显示，将纱布等遗忘在患者体内方面的医疗事故达到 757 起。

有关媒体道，在加拿大，虽然医疗事故投诉较少，但约 1/3 的事故造成了患者的“不可逆”伤害。比如，安大略省医生哈特维尔因“错误理解体检报告”，将 7 名健康妇女误诊为乳腺癌并实施了乳房切除手术。

在国外，医疗纠纷，多依赖于司法渠道，也有一部分是“私了”。比如，德国每年医疗事故近 20 万起，法律起诉的只有 4000 多起。原因是德国的司法资源有限，如果走法律途径，需要较长的时间，短的要 3～5 年，长的可能会达 10 年，而调解用时非常短，在 1 年内就可以解决。

通过协商，由医疗纠纷的双方和解，是许多发达国家的成熟经验。

其一，赔偿的费用由保险公司来支付，有什么要求尽管提，只要保险公司觉得可以赔付，就医者一方提出的条件基本会被满足。

其二，在“商谈者”的协调下，医患双方可以坐在一起来面对问题，解决问题，最后会握手言欢，不会留下恶性后遗症。

赔付费用由保险公司支付，医院和医生都不会不承认业已发生的问题。

因此，解决医患医疗纠纷，最有效的办法，就是建立合理的保险制度。

在美国，医生、麻醉师甚至护士，都会自己购买医疗责任保险。也正因为如此，虽然美国医疗事故多发，但如果涉及索赔，医生和患者之间，非常容易坐下来"商谈"，因为此时他们之间没有利益冲突，因为最后负责赔付的是保险公司。

美国的佛罗里达州允许医生提供其他方式证明赔付能力，除此之外，几乎其他所有州法律都强制要求执业医生购买医疗责任保险。

目前，中国放开医生多点执业，建立医疗意外三方强制险，已经成为一个必然选择。

医疗意外三方强制险，不同于我国目前推行的医疗责任风险。三方包括病人、医院和医生，病人在住院时，必须强制购买一份医疗责任险，门诊则不需要。

目前的医疗责任险，医院把费用转嫁给医生和护士，而医疗意外三方强制险，则像当下推行的职工"四险一金"一样，必须由医生和医院按照不同的比例强制缴纳。由这三方投保的保险资金，汇聚在一起，共同组成资金规模较大的资金池，用于理赔可能出现的医疗事故。

当下运行的医疗责任险，由于许多医院逃避责任，一般由医生出资购买，因此在各地运行状况不佳。按照有关部门的计划，2015 年底前，全国三级公立医院医疗责任险参保率应达到 100%，二级公立医院参保率应达到 90% 以上。但现实情况却是，这个险种的销售情况并不好。

同样再举美国的例子，美国的专业医疗责任保险公司为不同岗位的医疗服务人员提供种类繁多的险种，包括医疗服务志愿者和护工等，医科实习生、实习护士也有相应的实习期责任险，另外，美国的医生群体还有许多自发成立的互助性医疗责任险，属非盈利性质，主要靠保费和基金运营。

这些经验，值得中国医疗主管机构学习借鉴，并制定刚性政策，强制三方执行。

大力推进医疗责任保险和医疗意外保险，需要有关部门能够正视目前存在的医患纠纷现象，必须要有一个制度性的解决办法，出台相关政策推动国家、医院、医生和患者多方共同努力。

国家应当推出政策给医疗责任险和医疗意外险降税，使其成为一种低成本保险。

医疗意外三方强制险的推出，还会带动医疗律师行业以及第三方医疗事故评估机构的发展，只有社会中介机构足够强大，才会有令人信服的"商谈者"成长起来，保障医患双方的利益。

# 第五章　病人永远不知道的那5%

科技越发达，我们对人体和疾病的了解越深入，就会发现有不尽的奥秘等待我们去探索和求解。

一位外国医生指出，由于人们对疾病的认识不断加深，医疗知识以两到三年为单位成倍增长，医生要不断学习这些新知识，持续完善自己的知识系统。

在北京宣武医院神经外科中心举办的一次医学伦理讨论会上，医生们表示，医学有着巨大的复杂性、局限性和不确定性，从一个年轻医学院毕业生到一名高年资医生之间，有一条"学习曲线"，虽然从医学伦理上不可接受，但是过程却不可避免，为了病人的利益，医生们必须呈现出尽可能陡的"学习曲线"，也就是在尽可能短的时间内掌握更多的医学知识，更好地为病人服务。

全国政协委员凌锋却指出，"学习曲线"的客观存在不是医生出现医疗差错的借口，病人及其家属愿意相信医生，并把自己的生命交付在医生的手上，那么，就要求医生在最大的限度内，付出更多的努力。

她说，真正的好医生，是懂得对病人"用心"的医生。由于病人及其家属对医学知识和治疗手段的了解有限，一旦以性命相托，医生就要为病人的生命负责，面对有些疑难病症尤其是肿瘤，如何治、治得彻底不彻底，完全在于医生的用不用心。

而北京宣武医院神经外科中心，正是这样一个"用心"的医疗团队。

# 一

出场人物：梁建涛副教授

业内身份：北京宣武医院神经介入外科副主任医师

从业经历：1997 年毕业于山西医科大学，留校后任解剖教师。3 年后，考上研究生，从此喜欢上神经外科。毕业后，又工作 3 年，2006 年，成为凌锋教授的博士生。

医学成就：擅长三叉神经痛、听神经瘤术后面瘫、面肌痉挛、舌咽神经痛、垂体瘤、听神经瘤、颅咽管瘤、脑干海绵状血管瘤、颈静脉孔区肿瘤、鞍结节脑膜瘤、嗅沟脑膜瘤、岩斜区脑膜瘤、脊索瘤、软骨肉瘤、颅颈交界区肿瘤、颅眶沟通瘤、颅鼻沟通瘤等。

梁建涛长相憨厚，不怎么爱说话。

从他的一则日记得知，他的爷爷去世的时候，他的爸爸只有两岁，他的奶奶扛不住生活的重压和失去亲人的痛苦，没过几年，便疯了。

在物质贫瘠的时代，梁建涛的爸爸凭借"烈士遗孤"的身份及"穷人孩子早当家"的不服输个性，勤勉求学，以优异的成绩一直念到高中，1966 年高中毕业的时候，"文革"骤然降临，击碎了所有人的大学梦，他的爸爸回村做了一名乡村民办教师。那时候，他的奶奶已经疯得很厉害，他的爸爸一边在学校里教书，一边照顾他疯了的奶奶，日子过得不成样子，院子里杂草丛生，旧屋子残破荒芜、家徒四壁，"破败"到了极点……

还是他的姥姥"慧眼识英才"，觉得他爸爸有知识、成分好、人缘好，认定这"后生"有前途，便托人做媒把自己的女儿主动许配给了他爸爸。

梁建涛有些自嘲地写道："在同村人或惊异或惋惜或嘲笑的目光下，大喜过望的老爸把懵懵懂懂的老妈兴奋地、寒酸地迎进了他和奶奶居住的'疯人院'……"

梁建涛深情地告诉笔者：他的妈妈从小也苦，跟上他爸爸那就是"苦水里泡黄连——苦上加苦"。在那个本来就缺吃少穿的年代，两人付出了比旁人更多的辛苦，起早贪黑地下地、养猪、养兔。后来他妈妈给人裁剪做衣服、开小卖铺……为了一家人能过上好日子，默默地煎熬着、打拼着……

好在天道酬勤，由于梁建涛的爸爸表现积极、能力又强，又遇到好机会，不久就从民办教师转正成了公办教师，后又调到到城里的教育局上班，成为一名国家干部，然而，由于工作单位离家远，家里的重担几乎全部压在了他妈妈一个人的身上，一位柔弱女子，要照顾精神有障碍的婆婆，又要干农活、操持家务，还要拉扯几个相继出生的儿子……其艰难程度可想而知。

梁建涛的爸爸担心他妈妈太辛苦，放弃了自己在城里的"大好前程"，主动向教育局领导申请，要回村里继续当乡村教师，并如愿以偿。

梁建涛在这个特别有爱的大家庭健康成长，并从小山村一步一步走出来，读完了博士，最终成了北京宣武医院的一名神经外科医生。

梁建涛从父母身上获益良多，没有太多的物质追求，满足于已经拥有的幸福，性格冲淡平和，懂得感恩。

他说："纵观我父母的人生，很平淡，但很充实；他们吃过很多苦，受过很多罪，但先苦后甜；他们总是充满小小的理想，然后默默地去实现，不放弃，不抱怨；尤其是我的老妈，尽管只上过小学，没有太多的知识，但她身上拥有很多的中国传统美德。"

从妈妈身上，梁建涛学到了很多待人接物的方法，更学到了妈妈"情"字优先的处世方式。他说，妈妈和晚辈们相处从来是论"情"不论"理"，与中国人信奉的"家是讲爱的地方，不是讲理的地方"的理念惊人地一致。

梁建涛带着几分崇拜，又带着几分愧疚说，"为了孩子们她默默奉献几十年，却从来不跟孩子们提半点要求，比如她生病都不会告诉作为医生的我，说我忙，不愿意给我找麻烦。她想的都是孩子，唯独没有她自己。老妈为人热情，有爱心，但同时低调不张扬，比如有老家的病人找我帮忙时，老妈总会很平实地嘱咐我对人家要好一点。"

也许正因为有这样的家风熏陶，医术精湛的梁建涛得到了非常多患者的赞誉，病人们对梁建涛的好评连绵不断。

患者老徐，提起自己的三叉神经痛，就简直痛不欲生。"这'天下第一痛'，刚开始感觉脸部有一点针扎的疼，不是很厉害也能忍住，随着时间越来越久，疼痛的症状越来越重，以至于刷牙、洗脸、吃饭都疼，疼得严重时甚至晚上睡不着觉，严重影响了我的正常生活。"

老徐到处求医问药，也服过中药，试过针灸，但是缓解不了几个月又开始疼痛了，最后终于找到了梁建涛。

老徐说，梁建涛大夫在网上有一句话"换位思考，将心比心，坚持做一个有良心的医生"，我看了以后深受感动，正因为这句话，我才千辛万苦地找到他来给我治病。

因为病人太多，梁建涛大夫给老徐加了一个号，详细询问了他的病情，并耐心地为他介绍了微血管减压术治疗的有关情况，使他消除了担心和恐惧。

住进宣武医院神经外科三病区一个星期后，梁建涛大夫为他做了手术，"手术后醒来三叉神经痛彻底消失，在住院的五天里，几乎每天梁主任都来病房查房，并亲切地询问术后恢复状况。"老徐感动地说，"感谢梁主任，您真是医术精湛、医德高尚的人民好医生。"

患者的信任是无价的，但梁建涛却常常收到患者真挚的信任。

天津河西区的一位患者，患三叉神经痛 18 年。18 年里，无数个日日夜夜，都是在痛苦中度过的，病人说，"这么多年的痛苦只有经历过的人才能体会。"一句话，却隐含着其他人难以明白的辛酸。

病人由于对手术风险的畏惧和不了解，18 年来一直用药及保守方法治疗，但收效甚微。2014 年夏季，这位病人病情加重，不能吃饭，不能说话，每天靠流食维持，短短 3 个月瘦了 20 斤，病痛把这位病人折磨得苦不堪言。万般无奈，这位病人上网查询，看哪里有高明的医生可以把他从痛苦中解救出来。

从若干医生中，他筛选出了梁建涛。因为很多病人都说他医术高明、医德高尚、值得信任，是个好大夫。他怀着忐忑的心情找到梁建涛，一见面，不善言谈的梁建涛就以自己的真诚博得了这位病人的好感，梁建涛认真地了解病人的病情，详细地向他介绍手术情况，慢慢地，消除了病人对手术的恐惧。

手术非常成功，困扰了这位病人 18 年的顽疾一扫而光，病人像获得了重生一样，到处向人讲述梁建涛是个好人、好医生。

北京患者老滕，也是三叉神经痛。

手术前，老滕和家人对去哪家医院、选哪个大夫做手术，进行了长期的考察和艰难的选择，因为这毕竟是脑部手术，一丁点儿失误都不能出，家里亲戚朋友都非常担心会出问题。

老滕说，做这种大手术，不送礼病人都不敢上手术台，生怕医生不给好好做。"在目前的社会，大多数患者认为看病要找关系，尤其是手术，找关系，送礼才觉得心里踏实啊。"

许多亲戚朋友都劝老滕，找一家熟悉的医院，再找一个熟悉的医生，可他们考察了梁建涛的情况后，却犯了难。

经验告诉他们，要去那家有熟人的医院做手术。可理智却告诉他们，选梁建涛才是正确的！

徘徊、犹豫，找一些梁建涛做过手术的患者求证，最终，老滕和家人选择了梁建涛。"我们还是决定相信您，相信医德比关系更重要。"这句话，让梁建涛深感责任重大，更深感自豪。

手术成功了，老滕的病痛"立刻除去了，生活质量得到极大提高"。

老滕在一篇写给梁建涛的感谢信中说："事实证明，我们的选择是正确的，您在整个治疗过程中所表现的平易近人，耐心，高尚的医德，特别是敬业精神深深地感动了我们，使我们心里踏实，充满了对您的信赖。"

而梁建涛对病人的感激，却看得很通透：让病人满意，只需要两个字——用心！

一位患者深情地回忆说："梁建涛大夫是一个很懂得患者心理的医生，又是一位极其善解人意的人。当他看出了我和我的家人对此次手术需要'开颅'的畏难情绪甚至还有些恐惧心理的时候，他便满脸轻松、及时地安慰我们：'不要太担心，也不用紧张，在神经外科的手术中，三叉神经手术不是最难的，我们一定会把手术做好的，请你们放心'，虽然只短短几句，但他却说到了我们的心坎儿上，给我们全家吃了'定心丸'，使我们如释重负。"

"手术前一天的晚上，梁大夫怕我心里紧张休息不好，特地来告诉我：'由于您的情况特殊，科里开会进行了研究：明天您的手术从原来的第四台，提前到第一台；由凌锋主任坐阵监控，鲍遇海主任主刀，我做助手，还有曾高大夫辅助，这可是颅底科强强联手的最强手术阵容了！您记住：今天晚上不要进食，不要饮水，放松心情，好好睡觉，准备好体力明天手术，您就放宽心吧……'"

手术成功以后，这位患者从巨大的痛苦中一下子解脱出来，一直处于无法抑制的兴奋之中。梁建涛发现后是又着急又心疼，一次次地跑去找找她，一遍遍亲切地嘱咐她："您要静下来，少说话，好好休息，毕竟您的年纪大了嘛，您是刚刚开过颅哇！"

这位患者在一篇记述这件事的文章里，深情地称呼梁建涛为"我的梁大夫"，称赞他是"对患者关爱备至的好医生，我的好大夫"！

这，也是梁建涛的一个深刻体会，"用自己的心，去换病人的心"。

"作为一个医生，尤其是脑外科医生，一刀下去就是命，病人有可能在手术台上阴阳两隔，后果直接影响一个人、一个家庭甚至一个家族的命运。"医生的一把手术刀，对病人性命攸关，梁建涛对此有着清醒的认识。"医疗具有不确定性，但我们医生尽可能不让人为的、主观的东西发生，不要因为医生自己的不足，给患者造成伤害。"

梁建涛说，为患者尽责，一个词就能全部表达，那就是"用心"。

用凌锋教授的话说，用心，其实是人性之美的最好呈现。"人性之美是一个医生最应该秉持和贯穿职业生涯的本质！"

在凌锋教授看来，作为医生，救死扶伤是天职，"如何让活着的人健康，让有残疾的人快乐，让死亡这每个人都必须经历的过程有尊严、无痛苦，是医生们要考虑和研究的问题。"

因此，医生的用心，在凌锋教授眼里，就是"进入患者的内心，与病人感同身受，给予病人一种医生自己的命有多重、病人的命就有多重的真切感受"。

梁建涛践行着这样的要求，让自己变成一个亲切的"病人家属"，而不是一个高冷的"专家"。用自己的心，暖着一个又一个患者的心。用自己的真诚，去换取一个个患者的信任。

只有医生和患者心贴心，医患间才能真正结成"命运共同体"，一起面对疾病的挑战。

# 二

"有的用心是有形的，比如，热情接待患者及其家属，不厌其烦地回答患者和家属的各种问题，并且脸上总是挂着笑容，但有的用心却是无形的，患者和家属根本看不到，但这种用心，对于患者和他们的家人来说，却更加重要！"

梁建涛对笔者说，我们的"凌导"（宣武医院神经外科团队的精神领袖凌锋）要求我们两种"用心"都要做到，也正是在不断"用心"地为患者提供高质量的医疗服务、不断地提高"用心"境界的同时，宣武神经外科团队成了具有国际影响的本领域一流团队。

在宣武医院神经外科的一间办公间里，梁建涛给笔者讲了这样一个故事：

一个身有残疾的患者，从小就患有剧烈的三叉神经痛，不定期发作，一发作就疼得死去活来，严重的时候，甚至被风吹一下头发，都会引起剧烈疼痛。他从网上查看到介绍我的资料，特意从山东赶到北京宣武医院，指名让我给他做手术。

这类病症，从现代医学观点来说，痛在脸上，但病根却一定在颅内，是血管压迫和刺激了神经，造成剧烈的神经痛。经过检查和拍摄医学影像资料，我对他的病有了准确的判断，所以，决定做开颅手术，把对他的神经造成压迫的血管与神经进行分离。

根据常规做了手术，准确地找到了压迫神经的血管，从手术流程来判断，非常成功！

但病人的症状却没有明显缓解。

在业内，手术之后，病人仍然疼痛的概率是存在的，但不超过 10%。按照常规，可以告诉他先回去，恢复一段时间以后，疼痛的症状可能会缓解。

如果这样做，既符合医院流程，也符合一个医生的道德规范，但我却没有这样做，而是选择了一条对自己极其不利的、艰难的路——为病人做一次"二进宫手术"。

原因很简单，病人身有残疾，而且家境困难，回家去等待，如果病情仍然没有改观的话，可能永远没有机会来北京继续治疗了，那样的话，不仅疼痛将像终生噩梦一样缠绕着这位病人，病人也会失去对我个人的信任，还可能会丧失对医院、对现代医疗技术的信任，更可能丧失对人生的期待。

我深知风险巨大，因为，现代医学对人体的了解以及对疾病的了解仍然有限，很多病症奇怪而复杂，手术结果难以预料，如果再次手术仍然解决不了病人的痛楚，不但会给病人增加再次手术的痛苦、增加手术费用，更会给自己带来巨大的名誉风险，给医院带来声誉风险和道德风险。

但看着病人那痛苦的样子，我决心试一试，努力可能会有风险，但不努力，我会终生遗憾！

我主动找病人谈心，谈我和他共同面临的选择。

通过影像资料，我发现病人的头骨有先天性变异，与普通人的头骨略有差别，我分析很可能是这变异的头骨对病变血管进行了遮蔽，造成手术中没有发现仍然有血管压迫神经。

病人听了我的一番话，给了我极大的信任，憨厚地说了句"你做吧"。听了他的话，我非常感动，只有真正心与心之间的交流，才能做到坦诚无私，才能换来真诚的信任。如果病人怀疑我的人品和医术，如果病人怀疑我为他再次手术的出发点，如果病人怀疑医院，我们之间都不会达成再次手术的共识，我也不再有机会去探查究竟是什么原因令手术没有产生立竿见影的效果，而病人更没有机会彻底解除病痛。

所以，你"用心"，就能得到患者的信任，而信任，就会产生神奇的效果——信任使医生和病人结成联盟，共同去对付疾病，战胜疾病！

我把情况立即向"凌导"做了汇报，因为手术切口大、时间长，我申请鲍遇海主任和我一起来做这台手术。"凌导"和鲍遇海主任都非常支持我"二进宫"，不怕冒风险的医生，才是真正对病人"用心"的医生，才是对病人真正负责的医生。

正如我事先的分析和预料，手术时发现病人变异的头骨遮挡了一截血管，正是这截血管造成了病人剧烈的神经痛。从手术台下来，病人立即感觉解除了痛苦，不善言辞的病人临走时拉着我的手，眼里含泪说了三个字"谢谢你！"

病人在医院做手术，与医生打交道的时间短则七天，长则十天，但病人完全能体会出医生对病人是否"用心"。

医生的"用心"，有时是显性的，比如说话的口气别那么硬，话语表达别那么绝对，对病人的眼神别那么凶巴巴的，病人跟你说话的时候，一定要看着病人的眼睛，如果走在路上病人上来跟医生说话，那么医生一定要停下来，如果时间和条件允许，就拉着病人的手，或者边说话边拍拍病人的肩膀，用这些动作和神情表明医生对病人非常重视。

还有一种"用心"，在医患沟通的细节上，没有那么显性，但其实是一种更深沉的"用心"——比如，为了第二天的手术，头一天要查很多国内外同类手术与病例资料，做很多精细的案头准备，不但要使第二天的手术万无一失，还要做到手术过程完美、手术缝合完美、病人感觉完美。这种"用心"的境界，对医生的要求会更高。

梁建涛动情地说："病人不懂医疗，但是却能够非常深切地从一点一滴体会医生对他们是否有爱心、有善心，对他们是否真正'用心'。"

笔者采访梁建涛的时间，是下午两点左右，但忙碌的梁建涛却连午饭也没顾上吃，采访的时候，撕开一包零食，边接受采访，边垫垫肚子。"病人太多，手术太多，经常不能按时吃饭，是我们的常态。"他说。

接着，梁建涛给笔者讲了另一个故事。

"那是新疆来的一个女孩儿，才26岁，正是青春年华，却偶然发现长了一个巨大的听神经瘤，不但影响听力，再大一些，就会压迫脑组织，甚至会危及生命。"

听神经瘤不好治，一般手术治疗，治愈率只有50%左右，采用显微外科及现代科技之后，手术的死亡率下降到1%以下，但手术的并发症却不容忽视。

"由于肿瘤太大，经常会出现这样的情况，手术前人好好的，手术后却出现了嘴斜眼歪的情况，有的甚至出现严重的面瘫，这是因为此类大手术涉及的面部神经太多，但有些病人和家属很难接受这种结果。"梁建涛对笔者说，"对手术后的面部神经进行修复性的处理，这是一个国际性的医学难题，此前国内医学界基本没有涉猎，国外的经验也非常少。"

本着为病人负责的精神，梁建涛和鲍遇海主任一起去查找国外的各种文献资料，去解剖室根据推演的肿瘤切除结果做模拟面部神经接续手术，去实验室寻找各种需要的医学数据。

病人的脑部肿瘤切除后，梁建涛告诉病人不要离开北京，一面恢复身体，一面等待继续做面部神经接续手术。

整整 37 天，梁建涛和鲍遇海在国内完全没有相关病例以及治疗资料，国际资料以及成功经验非常少的情况下，做好了为这个 26 岁姑娘恢复容貌的所有准备。

手术由鲍遇海和梁建涛一起精心合作，4 个小时，比绣花还细致，把病人脸上因做手术而不能完全恢复功能的面部神经一一接续完毕。

半年后，病人从新疆给梁建涛发来面部照片，术后的面瘫状态完全消失了，不久，病人还结婚生子，有了幸福的小家庭。

"目前，我们这类手术已经做了 29 例，成了国内唯一一家能做此类手术的医疗机构。"

梁建涛自豪地对笔者说，"这类手术，不是出于患者和社会压力，不是出于医院的赢利目标，而是出于医生自己内心的压力。要迫使自己为病人的健康和生活舒适思考，去解决病人面临的问题。在医学上，从来都不是先有技术，后有病人的，而是先有了病人的需求，才有了技术的进步。这才是医生最高境界的'用心'。"

"这样的'用心'，推动了医学的进步，造福了无数病人，快乐了若干家庭，但这样的'用心'不是显性的存在，病人很难体会医生的'用心'背后隐藏着的东西，很难体会这样的'用心'后面，实际上是医生勇于为病人负责、勇于为医学进步负责的一种大无畏精神。"

梁建涛说这话的时候，略有些激动。顿了顿，他说，"医学不是一个独立的学科，与其他学科有着千丝万缕的联系，做手术也是一种艺术，需要这种'无形的用心'，才能把手术做出艺术效果和审美效果，在这方面，鲍遇海主任是行业的领军人物之一。"

医生要有悲悯之心，要能沉潜心灵去呼应患者的感受。正如凌锋教授所说，"医生要入情、入理地与病人交流，将心比心地换位思考，设身处地地为病人解决痛苦。要时刻保持着心中的宁静，用善良的心态对待所有的病人和朋友，用大医大爱来提升自己的人生境界，寄托自己的情怀。"

# 三

出场人物：鲍遇海教授

业内身份：北京宣武医院神经外科主任医师

从业经历：1984 年毕业于福建医学院医学系。曾在奥地利维也纳大学总院进修显微神经外科。宣武医院神经外科颅底中心神经外科组主任。

社会任职：世界神经外科联合会颅底肿瘤治疗委员会委员及脑血管病治疗委员会委员、中华神经外科学会脑血管外科专业学组全国委员、《中国脑血管病杂志》副主编、《中国微侵袭神经外科杂志》编委、《中国临床神经外科杂志》编委。

医学成就：擅长治疗听神经瘤，脑膜瘤，垂体瘤，颅咽管瘤，三叉神经痛，面肌痉挛，脑干肿瘤。

鲍遇海 1984 年毕业于福建医学院医学系医疗专业，同年赴新疆医科大学第一附属医院工作。1986 年，他开始接受显微神经外科的培训学习，成长为一位现代显微神经外科医生。在颅内动脉瘤、脑和脊髓血管畸形等领域，展开了卓有成效的高难度显微手术。在他的带动下，新疆的神经外科学逐步完成了从传统神经外科向现代显微神经外科的全面转轨。

1993—1994 年，鲍遇海在卫生部北京医院介入神经放射研究中心进修。

在这里，他终于"遇海"——遇到了改变他后半生命运的老师凌锋。若干年后，正是后者"三顾茅庐"，把他请到了北京宣武医院，给了他一片广阔的海洋。

在北京医院，他跟从凌锋教授专门学习了"神经影像及中枢神经系统血管病的介入治疗技术"，回到新疆后，将"选择性全脊髓血管造影及神经介入治疗技术"引入当地，开始了颈内动脉 – 海绵窦漏、颅内动脉瘤、脑动静脉畸形的介入治疗及急性脑梗塞的超早期溶栓治疗，带动了新疆神经外科技术的飞速发展。

1997 年，鲍遇海到奥地利维也纳大学总院神经外科进修三个月，学习显微神经外科手术及颅底手术入路解剖。回国后，他很快就开始将远外侧（包括经髁）入路、乙状窦前 – 迷路后入路、眶颧入路、扩大前颅窝底入路等颅底手术入路技术引入新疆，使新疆的显微神经外科开始与世界神经外科接轨。

同他的老师凌锋一样，鲍遇海对医疗技术的进步有一种近乎于痴迷的执着，2002 年，他在新疆率先开展了颈内动脉内膜剥脱术；2003 年，他将颈及颅内动脉支架术引入新疆；2004 年，他在国内首先开展了内窥镜辅助显微神经外科手术；同时，他创新地将"颅内－外动脉搭桥术"应用于治疗慢性颈内动脉或大脑中动脉闭塞等领域。

孜孜以求，不断创新。鲍遇海教授成为新疆显微神经外科的创建人，新疆医科大学第一附属医院首批学科带头人、神经医学中心主任、教学指导委员会委员，并享受国务院特殊津贴。

除此之外，鲍遇海教授还参与了国家"八五"攻关项目"脊髓血管畸形分类基础及治疗适应症的研究"的工作，获得了 1995 年度卫生部医药卫生科技进步三等奖；他还参与了"九五"攻关课题"脑、脊髓血管畸形的介入治疗研究"、"十五"攻关课题"脑卒中规范化外科治疗技术推广应用研究"等多项国家级科研课题的研究，为我国的神经外科学发展做出了突出贡献。

2006 年，他在德国汉诺威国际神经科学研究所做访问学者三个月，学习神经外科颅底手术。

经过凌锋教授的反复动员，同年，鲍遇海离开新疆来到首都医科大学宣武医院神经外科。对此，鲍遇海教授笑称："凌锋教授说她是'三顾茅庐'，在我看来却是'七擒孟获'。"

1993 年，鲍遇海初来北京进修学习，成为凌锋教授的学生。当时凌锋教授就十分欣赏年轻的鲍遇海，她不但看重鲍遇海的医学修养和医疗技术，更看重他的人品——鲍遇海不仅一心扑在神经外科事业上，还博览群书，有哲学思想，遇到问题有独到见解，并且善于创新。为了让鲍遇海来北京工作，凌锋教授到新疆去了无数次，努力了近 10 年的时间，才最终让鲍遇海加盟宣武神经外科团队，帮助她主持中国国际神经科学研究所的工作。

中国国际神经科学研究所（China–INI）是由首都医科大学宣武医院和德

国国际神经外科研究所（INI-Hannover）合作建立的，于 2004 年 11 月 25 日在北京成立。新成立的 China-INI 是一所设备精良、技术先进的现代化国际神经科学机构，它采用新型的医疗管理模式和机制进行管理和运作。同时，以德国国际神经外科研究所所长 Samii 教授在国际医学界的影响力，聘请了世界神经外科领域众多知名专家为 China-INI 客座教授，来中国讲学和手术示范，并以世界神经外科联合会数十个成员国的名义，集体支持这个项目。China-INI 立足"国内一流、国际领先"的发展目标，保持与国际前沿水平的紧密联系，为中国医学走向世界提供更广阔的平台。

鲍遇海教授来到中国国际神经外科研究所后，不负众望，承担起了中国国际神经外科研究所副主任的工作；并在整合了宣武医院神经外科颅底外科组和耳鼻喉科头颈外科专业组的基础上，于 2007 年 4 月 16 日，正式宣布成立了中国国际神经科学研究所颅底外科中心，进一步丰富了神经外科颅底疾病的治疗手段。

目前，鲍遇海教授正筹备将新建的中国国际神经科学研究所大楼内部布局设置为地下三层、地上八层。内设 Samii 颅底外科训练中心、Yasargil 显微外科训练中心、手术室 10 间、重症监护病房、神经影像及伽马刀中心、特需门诊、外伤组病房、颅底外科组病房、脊柱外科组病房、普通神经外科病房、小儿神经外科病房、出血性脑血管病病房、缺血性脑血管病病房、网络中心、国际远程会诊中心等，总体床位数 300 张，使中国神经科学领域完全达到国际领先水准。

"他不但是个医术高超的医生，更是个有良知的医生。"凌锋教授这样评价鲍遇海。

河北张家口有一个女性病人，患有严重的三叉神经痛，到处求医问药，病情也未见好转。带着沉重的心情来到北京宣武医院，慕名找到鲍遇海教授，希望由他主刀做手术。

来宣武医院之前，病人特地找了一个曾经在其他医院做过同类手术的患者做了咨询，人家告诉她，她需要花费近 10 万元来做支架介入手术，所以，她和家人带了多方筹集来的八万元来到宣武医院，希望一次手术，解决困扰了大半生的疼痛。

做了检查以后，鲍遇海却没有建议手术治疗，而是建议病人服药治疗，耐心地向这位病人及其家属解释病情，仔细地嘱咐如何服用一种可以有效治疗这位患者的药物卡马西平，同时告诉他们许多生活中的注意事项。从北京回到张家口，按照鲍遇海的医嘱服用药物之后，这位女性病人的症状明显减轻，准备好做手术的八万块钱，一分也没动。病人家属感激地写信给鲍遇海，称他"德艺双馨"！

长春一位患者被确诊为听神经瘤后，鲍遇海教授非常认真地给病人和家属介绍了手术办法和多种应急预案，详细讲解了手术的难点和要点，把手术的过程概况以及术后情况也毫无保留地告诉了患者，患者对术后可能造成右单侧面瘫、右耳听力丧失的后果十分清楚，并愿意面对可能的风险，坚定地选择了手术。

病人家属感动地说，"他把整个过程都讲解得十分清楚和透彻，这点真是难能可贵。"

经过长达 11 个小时的手术，巨大的听神经瘤被全部切除干净。术前检查中，已经发现面神经被肿瘤压迫变薄，为了保证手术的成功，术中面部神经未保住。手术一周后，鲍遇海又非常成功地亲自为病人做了面神经吻合术。由于手术做得非常完美，术前担心的面瘫等后果，并没有发生。

经常和鲍遇海教授一起上手术台的梁建涛博士对鲍遇海非常了解，他说："鲍遇海教授在手术台上已经不只是'用心'，更是良心，跟他上手术台，比别人的时间都要长，这并不是他的手慢，而是他特别'用心'。"

梁建涛告诉笔者，做手术，不像人们通常认为的那样一是一、二是二，没有很客观的标准，比如切肿瘤，到底是切除了 100% 还是切除了 95%，手术助手都看不出来，只有主刀大夫自己才知道。事实上，一个 100% 大的肿瘤，切到 95% 的时候，是最考验医生良心的时候，切了 95%，无论是患者术后的感觉，还是核磁复查，都是完美的。但那 5% 切没切，只有大夫一个人知道。

"有的时候，并不是医生懒惰，而是切除这 5% 的精力和风险，可能会远超那 95%，因为这 5% 非常不好切，如果与神经或血管粘连，或者有其他未知情况，一不小心，就会让医生的一世英名毁于一旦。"梁建涛郑重其事地说。

梁建涛说，留下这 5% 不切，可能 5 年后肿瘤就会复发；切掉这 5%，可能完全不会复发，或者 20 年后才会复发，所以，这 5% 切还是不切，是一个重要的试金石。

病人永远不知道这 5% 的秘密，不知道有了这 5%，自己可能就会永远告别肿瘤；而没有这 5%，肿瘤可能还会去而复来。

病人永远不知道这 5% 的秘密，对于他们的人生而言，其重要性是多么难以估量：有这 5%，对于自己和家人意味着长久的幸福，没有这 5%，则意味着还会噩梦重温。

病人更永远不会知道这 5% 对于医生的重压：面对到底要不要做这 5%，医生会在自己的内心掀起什么样的风暴，承受多少巨大的折磨。

按说，医生只要遵从内心、遵从职业判断就可以了，这 5% 该做就做，但事实上，医生面临的问题却不止于此。

现实的窘况是我们某些民众的医学素养不够，一旦生病，很多人就会失去理智，要么求神拜佛，迷信大仙神医可以起死回生；要么就希望医院同样可以"显现神迹"，只要把人送进去，就会躺着进去，走着出来，病着进去，笑着出来。不切实际地相信医院是一个生命的新出口，会治好所有病症。

由于科学精神阙如，在中国，某些媒介和病人更愿意相信和传播神话，出于各种目的，媒介、病人以及利益相关者又共同制造着神话，比如，曾经风云一时的胡万林和李一，前者凭一剂虎狼药芒硝而包治百病，被吹成"神医"，后者凭"辟谷术"以及教导人们"灵修"而被称为"仙人"。两人都有重量级的写手为其树碑立传，昭显其"神术仙迹"。

长久以来，相信医来病去、药到病除的"神迹"，在中国有深厚的文化基础。这种恶性的造神环境，诱导着民众对现代医学体系的怀疑，也误导着民众对疾病的认知：只要诚心信奉，不管是仙道之术、丸散膏丹还是针剂西药，都有让人九转还阳、悠悠醒来的神功。

无论城乡，哪里都会有许多相信"大仙"、"神医"，甚至巫医的人们，那些"神医仙道"在被揭露之前，吹捧他们的各类文字屡见于媒体和出版物，而且从明星到普通人，信奉、供养及跟随者众，在相当长的时间里，他们风光无限，享受着财物的供养、起死回生的荣光以及无所不治的美誉。

求神和求医，两种途径于这些人而言，区别并不太大，都只是一种临时抱佛脚的选择，都希望奇迹随时可以发生。

信奉神佛与送往医院，出发的目的虽然相同，但哪怕救治结果相同，病人及其家属的态度却大不相同：烧香拜佛病好了，是神仙显灵，祖宗积德；住院看医生病好了，是医院和医生应该应分。

倘若大仙神医治不好病，尚可卸责，因为有可能病人心不诚所以不灵。同时，由于愚昧，对于所谓的神佛尚有戒惧之心。

而医生如果治不好，就是医生不尽心，则其罪难逃，人人可诛，打骂者有之，侮辱者有之，追杀者更有之。

许多医患纠纷，还源于病人及其家属对医学知识的极度匮乏：家人生了病，就图快求速，恨不得一针扎下去，或者一片药吃下去，立马病去痛消。

还有一些病人家属会凭主观感觉来判断病情的轻重，经常会说，病人发病时还是好端端的一个人，怎么进了医院，就阴阳两隔了？肯定是医生医术不精、治疗有误，或者医院不负责任，草菅人命。

然而事实上，有些急难病症，即便经验丰富的医生也难以从病人的外表观感进行准确的判断，不得不依赖于 CT、核磁共振等检查手段，才会大体确诊病人是什么病、病得有多重，病人进入医院的时候，是否错过了最佳抢救期。

我们不得不承认，许多医患纠纷，一部分确实是医生的玩忽职守，但也有很大一部分是病人及其家属对病人病情的错判、对现代医疗手段的误读。

科技越发达，我们对人体和疾病的了解越深入，可能越有无尽的奥秘等待我们去探索和求解。

医生不是神，医院也不是上帝的诊所，现代医疗手段对许多疾病，仍然束手无策。

治疗不是一个缺乏理智的信托产品，只要你信任和交付，我就会百分之百地保证高收益，而风险全无。

病人进入医院更不是一份不平等的契约，只要来到医院，医生和医院就必须把住所谓的"鬼门关"，把所有的病人统统安然无恙地带回人间，像微风吹过水面，重归平静之后，好似什么也没有发生，人们照样幸福地过着自己的日子。

非理性的认知，一旦希望落空，也必定会以非理性的方式发泄，以卸载自己在应对和选择过程中应负的责任，轻易地把罪责归结于他人尤其是他们亲手交付、寄托他们全部希望的医生。医生不是神，医院也不是上帝或者神的诊所，现代医疗手段对许多疾病，仍然束手无策。

正因为有这样的误读和误解，所以出现了一个令人惊诧的悖论：医疗水平在不断提高，可医患间的对立也日渐加深。

这 5% 可以成为永远的秘密，只有医生才知道的秘密，但还是有些医生愿意放弃独守这个秘密，而尽可能地去为病人解决 100% 的问题，或者尽可能 100% 地尽责。

"为了这 5%，医生自己和医院都要承担巨大的风险，这时候，往往是考验医生良知和技术的时候，对于好医生来说，技术永远服从于良心。鲍遇海教授就是这样既有良心又有技术的好医生。"梁建涛十分佩服地说。

在鲍遇海的手术单上，超过 8 小时的大手术非常多，十几个小时的手术是常见手术，这也验证了梁建涛的话，为了切除病人 5% 的肿瘤，鲍遇海总是愿意在手术台上花费更多的时间，把手术做成"艺术"。

一名左侧听神经瘤患者，右耳聋 3 年，经检查诊断为听神经瘤，肿瘤大小超过 4 公分。当这名患者慕名来到北京宣武医院神经外科颅底中心，鲍遇海教授为他做了开颅手术，手术非常成功，病人术前曾上网查询，如此大小的听神经瘤术后非常可能会出现口眼歪斜的状况，但由于鲍遇海的手术做得非常完美，术后可能出现的面瘫现象并没有发生，病人手术后走路、干活同过去完全一样。

这位文化水平并不高的患者，在给医院写来的感谢信上，激动地说："我和家人非常感谢鲍遇海教授的精湛艺术。"

看来，病人也清楚，鲍遇海已经把手术做到了艺术层级，不只是解除病人的病痛，更解除了病人的心理压力，让病人回到了正常人的健康生活。

来自甘肃张掖的一位张姓患者，由于耳鸣持续一月输液不见好转，在当地做核磁确诊为听神经瘤。患者得知此病罕见，且要做开颅手术治疗，内心充满恐惧与抵触，有时竟想到要放弃治疗。北京一个从医的朋友给了他勇气，也给了他新的希望，让他到北京宣武医院找鲍遇海教授确诊一下，然后给出可靠的医疗建议。

住进宣武医院神经外科三病区后，这里的医护人员态度和蔼，待患者如亲人，让他减轻了对疾病的恐惧。入院 4 天后，就排定了手术，由鲍遇海教授和郭宏川医生共同为他主刀。手术时间对于鲍遇海来说不算长，整整 7 个小时，手术非常成功。

让患者意外的是，巨大的肿瘤完全摘除，面部神经也完全保留。术后两个月，面部神经就已经基本恢复正常。

这样的大惊喜，是许多患者在鲍遇海的手术后常有的共同心态。

河北保定一位 60 岁左右的女性患者，在当地医院确诊为左侧听神经瘤，瘤体大小已经超过 3 厘米，当家属带着患者到北京宣武医院神经外科门诊找到鲍遇海并说明来意后，鲍遇海详细地询问了患者的病情，仔细地看过了核磁片子，建议立即手术。

患者住院后，由于患者身体健康的原因，手术时机不成熟，患者情绪很不稳定。鲍遇海教授不顾工作繁忙，多次劝慰患者，叫她不要着急，要调整好心态，耐心等待，患者把心态和身体状态调整好后，鲍遇海立即为患者做了开颅手术，手术历时九个小时，患者及其家属术前所担心的面部神经保不住、会出现面瘫等后遗症的问题都没有出现，患者和家属抓住鲍遇海的手，连声道谢，称赞他是位调和面部神经的"艺术大师"。

患者的孩子给鲍遇海写信说，"现在我妈妈已经出院了，术后恢复得非常好，我无法表达我现在的心情，只有多说几个谢谢了，谢谢鲍主任，希望您精湛的艺术能带给更多患者更多的幸福。"

有同样感受的病人，不止一位。

一位姓张的颅咽管瘤患者，头部不适两个月，左眼视野急剧下降十几天后，来到北京宣武医院，经鲍遇海教授确诊后，实施了开颅手术。让病人惊喜的是，"手术后第三天左眼视力就恢复到了以前，现在已经两个月过去了视力一直很好，伤口也好得挺好的。"

病人难以抑制自己的激动心情，"在这里特衷心地感谢鲍主任：谢谢您！您辛苦了！希望您精湛的艺术能带给更多像我这样患者更多的幸福！"

在这里，"精湛的艺术"一词，又被患者不自觉却又恰如其分地提及，也许正是患者这种无意识的个体感觉判断，形成了一种有意识的集体感觉共识。

保持正常的面部表情，是人实现社会交往的基本条件，因此，让面部神经不因病痛而扭曲人心，让人通过面部的镜子，来照出内心的自信，对人精神世界和现实生活的影响，都极其重要，因此，让可能出现的面部疾患消于无形，对患者来说，就是天大的福音。

而对于鲍遇海手术效果的最高级评价，就是达到"艺术美的境界"。这不是患者共同商量后给出的示好之言，而是发自内心的真诚赞美。

梁建涛对笔者说，让手术效果臻于艺术之境，需要付出常人难以想象的努力。比如脑膜瘤病人，有些脑瘤的主体在后颅底，但也会有一部分漫延到中颅底，手术时，绝大部分医生会把后颅底部分的 95% 切除掉，但极有可能还有 5% 的肿瘤漫延到中颅底的骨头缝里，适可而止，从一般的手术规程要求来看，手术效果也会非常好，可有责任心的医生如鲍遇海教授，不会甘心看着那 5% 的肿瘤没有被切除就结束手术，一定会从病人长久健康的角度，把那 5% 切掉。

"这时，一般都是手术的尾声了，医生有时已经在手术台上拼了七八个小时，有时熬了十几个小时，医生的体力也基本消耗得很厉害，手术到底做还是不做，对医生是个非常大的挑战。"梁建涛说。

梁建涛认为，那是个痛苦的经历：你若有良知，你就得得面对啊。但是如果接着做手术，就要把硬脑膜切开，把遮蔽了肿瘤的头骨暴露出来，然后用磨钻把骨头磨掉，把肿瘤露出来，然后再把肿瘤切掉。可是由于紧贴着静脉窦，稍不小心就会出血，手术风险高到不可承受。这时，就真不仅需要医生胆大，更需要"艺高"。

"像鲍遇海教授一样，到了艺高的境界，才会体现医者真心的仁心和良心。"梁建涛由衷地说。

山东一位姓陈的患者，年仅 31 岁，在当地检查出患有脑膜瘤，位置很深，大小已经有 4 公分左右了，面对这样的结果，患者一时难以接受。上有满头白发的父母，下有天真可爱的孩子，更有相濡以沫不离不弃的妻子，如此深的肿瘤位置，如此大的肿瘤面积，让这位患者的心情沮丧到了极点。

"我心里一点思想准备都没有，当时思绪万千，充满不舍！内心的煎熬无法表达！"他说。

鲍遇海教授亲自主刀，手术从上午 7 点半，一直持续到晚上 9 点，整整

13 个半小时！

病人出院后，激动地说，"手术很成功，所有神经都保留了。现在恢复得很好，精神状态也很好，亲戚朋友都说根本看不出来几个月前做过这么大的开颅手术。感谢您鲍主任，是您给了我第二次生命，也挽救了我的家庭。"

温州一位患者，被查出患有舌下神经鞘瘤，肿瘤的位置很不好，到北京宣武医院住院并接受治疗与检查，按照治疗方案，由鲍遇海主刀进行手术摘取肿瘤。

这位病人的儿子一直陪护在病人身边，见证了父亲从危险的边缘重新回到亲人身边的难忘时刻，在网络上，他这样向鲍遇海表达自己内心的复杂感受："刻骨铭心长达 13 个小时的手术，当您走出手术室时，看到了你辛苦、疲惫的神情，当您告诉我们手术情况不错的时候，千言万语道不尽我们心中的感激。"

内蒙古巴彦淖尔市一位姓赵的患者，也是经鲍遇海手术后恢复了健康。手术后，鲍遇海告诉病人保留了面神经，经过 3 到 6 个月就可以恢复，病人非常高兴。可是，让病人没有想到的是，现在出院刚刚 20 天，左边面部恢复得已经有感觉了，"真的好感谢您，您是真正的好医生！好大夫！"

不只是病人给予了鲍遇海若干的感激和赞美，凌锋教授也总是自豪地把鲍遇海的手术叫"良心手术"。

这里，不得不讲一个长长的故事：

一位秦姓患者的妻子给鲍遇海写了这样一封信，"我丈夫刚出院一个星期，今天看微微歪斜的嘴已经恢复得看不出来。现在他能吃饭了，说话走路已经有力气了。我们有点难过的是，出院的时候也没有看到您，连感谢的话都没有能当面说，只好留在这里了。我们是从日本回国工作的，我去过世界很多国家，我们的人生长河中遇到过很多的人，但是鲍大夫，您真的是个好人，优秀的好大夫。"

之所以如此评价，是因为这位病人家属有过充分的事实比较。

在去宣武医院之前，这位女性带着丈夫去了北京另一家知名医院，医患之间的对话是这样的：

医生："你做不做手术，做就给你开术前检查。"

病人家属："如果做，成功率是多少呢？"

医生："50%。"

病人家属："什么时候才能住院呢？"

医生："大概要等一个月吧？"

病人家属：（内心凄苦独白——那 3.4×2.8 的瘤子还不长得更大啊）"什么时候能做手术呢？"

医生："不清楚。"

心哇凉哇凉的病人一头迷雾，医生却已经站起来示意他们有事要离开房间，全然不管病人和家属的满头满脸困惑。

而在北京宣武医院，医患之间的对话是这样的：

病人家属："如果在您这里手术的话，成功率是多少呢？"

鲍遇海："70%—80%。"

病人家属："谁做主刀呢？"

鲍遇海："我。"

病人家属："那什么时候能住进医院呢？"

鲍遇海："这个星期。"

病人家属："什么时候能做手术呢？"

鲍遇海："下个星期。"

病人和家属都被鲍遇海的负责态度和敬业精神感染了，像一艘在大海中遇到风浪、眼看要倾覆的小船，突然发现了陆地一样欣喜。

在一篇满怀深情的文章中，这位病人家属如是描述当时的心情：

鲍大夫，我们知道您跟我们一样都是平凡的人，但您对病人的耐心度，以及对病人的关注度，都是非凡的。您像是拥有神力的人，能让病人焦虑不安的心平静下来。能让绝望的人，重新恢复健康的信心。您不但认真解答伽玛刀做了之后，如果没有起作用，反而会给以后的开颅手术带来更大的风险和麻烦。您也解答了我们如果出现面瘫，您医院的解救方法。最坏的结果是什么样的状态。你的细致回应我们的问题，我们一句，您有好几句，甚至还回答了我丈夫在网络上找到的在医学界还在研究中的一些解救办法。

我们受冻的心被太阳温暖着，开始融化着，全家看到了希望，获得了一种说不出的安心。

丈夫住入医院后，您在查房时对我丈夫说，争取创造奇迹，彻底保住面神经。丈夫起初不这样想，私下对我说："鲍大夫可能是在安慰我"，而我不是这样认为的，"哪个大夫会做这样的事情，他一定是有把握才说的，他一定会努力的。你放心吧，能在手术前说这样的话，我真的是佩服他。"

我丈夫做手术的前一天，我睡不踏实，还做了一个记忆清晰的梦，梦见我到山里，走到一个没有路的地方，4.2 米下面才有路，我必须要跳下去。我的腰已经出现问题，是绝对不能跳的，但是不跳下去，也是不行的，没有办法，我跳了下去，结果，我像运动员一样，双脚平稳落地，而且还看到地面有一些零落到地上的钢蹦，大概也是跟我一样走到这里跳下去的人落下的吧。在去医院的路上，我把自己的梦告诉了一个爱解梦的 CC 姐姐。她发短信告诉我：在我的人生遇到一个坎，但是没有事情了，平安了。

啊，原来是这样，我放心地去医院等待丈夫手术的消息。丈夫从进入手术室到出来，共 11 个小时，11 个小时啊，大夫多累啊，我一直神经病般地乐观等待着好消息，大概是那梦给我的启示，我坚信不移。当张晓辉大夫告诉我们"手术成功了，面神经保住了，听神经也保住了，瘤子取干净了"的时候，等候在那里的两位亲属和我，像看春节晚会到了零点那一刻似的，高兴地几乎快蹦起来，立刻给在家里等候消息的老人，亲戚朋友发了短信和打了电话。

这位有着国际生活经验的病人家属言辞恳切地说，"我们第一次看病就感觉到了您的心在病人身上。您让病人感觉很温暖和放心，您是普通的人，但您的耐心度，以及对病人的关注度，都是非凡的，您千方百计地把手术做得完美。我们感动万分。"

人活在世上，都不能免俗，虽然生活在国外，但国内的人情往来经验，他们也是有的。接下来的感慨，更加让人意外：

您们不仅仅是拥有精湛医术的人，还是拥有崇高医德的人，我们虽然很少接触医院，但是我们也为开颅手术准备了送医生的礼物，先是钱，后来懂世故的朋友建议我们买商店的卡，我像个小学生似的一一照办着，但是我们败兴地被你们的梁大夫挡了回来，丈夫本来就走不稳路的虚弱身体差点被推倒了，他也揣着给您的卡，等待机会给您，最后他用很弱的声音告诉我："算了，没有机会，给不出去。"我们也在网络上看到您们拒绝其他病人的话语："你实在要给，就给灾区吧。"我们不再坚持，感觉自己做了一件很不地道的事情似的。发出短信给朋友，"我买的卡送不出去啊。"这些天来，几乎天天都在跟朋友相互赞扬着你们，真是难得的好医生，我说，我感到宣武医院是人民的医院，百姓的医院。我们的一位也有 80 多岁，也是从事医生职业的退休的李叔叔说："以后我们有病也去宣武医院去。那里风气真的是好，人家管理得就是好。"

这位绝处逢生的病人家属发自内心地说，"鲍遇海大夫及他的团队员工们就是这个好医院的健康灵魂！"

让鲍遇海有些难以承受的是，这位患者家属为了表达难以言说的心底真情，竟然把献给伟大领袖的歌词改了，改成"天大地大，不如鲍大夫您的恩情大。爹亲娘亲，鲍大夫您对我们很亲"。

鲍遇海说，患者的感谢之情，我是可以理解的，但像这样上升到与天比与地比的高度，就有些愧难领受了。

中国人有句古话，救人一命，胜造七级浮屠。医生之于病人，有时，虽是以技术来活人之命，但对病人来说，也确实有一种再造之恩、重生之德。被救者怀感激涕零之心，夸大自己的情感状态，也是可以理解的。

"用心"，换来了病人感激的真心，更换来了病人真诚的爱心。

鲍遇海说，"用心"这两个字，是我们团队的核心价值，已经让知名书法家写成书法作品，悬挂在"凌导"办公室的墙上，让我们时时对照自己，时时检查自己，时时激励自己，融入我们的血液，铸造我们的灵魂。

而凌锋教授如此解释：医生的用心，可以激起病人的同情心，能带来医患之间更多出于本能和本性的理解和信任。有了这种用心，医患之间就可以重新认识身体和心灵、痛苦和疾病，以及生命和死亡，可以温化科学主义的冰冷外壳，撕开"还原论"的机械工具理性的面纱，人性的美丽就会得以彰显。

# 第六章  医生的妙手仁心

"大医精诚"，一直是挂在凌锋教授嘴边的一句话。

1500 年前的唐朝，孙思邈就开始思考医患之间的平等问题，显现了一种文化和道德上的超越。

在唐代，由于科举取士，儒家思想对世俗社会的影响非常深刻，孙思邈把国家治理、社会治理、道德治理和身体治理，统统归于"医"的层面，"古之善为医者，上医医国，中医医人，下医医病"。

这个类比，事实上提高了医者在世俗社会的地位，大而言之，一切皆为医也，不过表现方式的不同罢了。其发心，其手法，其于世于人的益处，其途虽殊，但最后统统归于大道。

从境界和格局上，儒家似乎比道家高了一层。

道家论理，善用厨房里的物事来比拟，比如，"治大国，若烹小鲜"以及"庖丁解牛"，用形而下的生活场景，直观地表达复杂的哲学道理。从结果上看，道家先贤们费尽心力想表达的哲学理念，也不过是有小益处而已。文惠君说："善哉，吾闻庖丁之言，得养生焉。"

而儒家则把一切上升到"医"的层面——社会及人心是有病的，需要良相和良医以仁心来治理。

儒家的这种济世情怀，范仲淹做了一个简单的二选一设置：不为良相，便为良医。

为良相，就可以报效国家，能为天下百姓谋福利。

为良医，上可以疗治君王和父母的疾病，下可以救治天下苍生，中可以教人保健养生，益寿延年。

不管为相还是为医，心中装着的，始终是天下和苍生。所以，处江湖之远，则忧其君；居庙堂之高，则忧其民。

清代医家徐灵胎说：用药如用兵，病机如战机。医者，帝王之业，济人性命之业。

"仁爱"精神，是儒家文化的精髓，表现在"医"这个特殊行业里，便是对病人生命、价值和权力的尊重及肯定，同时表达了对病人的尊严、命运和人生的爱护。

孔子说，仁者，爱人。

心怀天下，普济众生，中国医者的平等及仁爱精神，古已有之，且1500多年来始终奉行不渝。

孙思邈大医精神的另一个层面，就是佛家的众生平等——"若有疾厄来求救者，不得问其贵贱贫富，长幼妍媸，怨亲善友，华夷愚智，普同一等，皆如至亲之想。亦不得瞻前顾后，自虑吉凶，护惜身命。见彼苦恼，若己有之，深心凄怆。勿避险巇、昼夜寒暑、饥渴疲劳，一心赴救，无作功夫形迹之心。如此可为苍生大医。"

凌锋教授说，现代医学自有其价值标准和道德准则，但老祖宗传了上千年的东西，更要成为我们当代中国医者心中的至圣法则。

# 一

出场人物：张鸿祺教授

业内身份：北京宣武医院神经介入外科主任。

从业经历：1993 年毕业于北京大学医学部（原北京医科大学）临床医学系，在协和医科大学获博士学位，师从我国著名神经外科专家凌锋教授和任祖渊教授。并多次在美国、法国、奥地利、日本等国深造。毕业后在北京医院神经外科工作，2000 年调入首都医科大学宣武医院神经外科，主要从事脑与脊髓血管病的治疗和研究。

社会任职：中国医师协会神经介入专家委员会主任委员、中华医学会神经外科分会血管内治疗组副组长、亚澳地区介入神经放射学联合会秘书长、亚洲青年神经外科医师联合会（ACNS）执行委员、中国残疾人康复协会脊髓损伤专业委员会 & 国际脊髓学会中国脊髓损伤学会（CARDP-SSCI）委员会常委、《中国脑血管病杂志》编委。

医学成就：擅长治疗脊髓血管畸形、脑动脉瘤、脑血管畸形、小儿脑血管病、脑缺血性疾病。

从医二十余年，当住院医时，对一个小病人的一次生命守护，仍然让张鸿祺至今难忘。

1996 年，西安有个 9 岁的小患者，基底动脉长了一个巨大的脑动脉瘤，压迫了脑干，天真可爱的他突然不能走路，一走起路来就摇摇摆摆，而且也不能吞咽，情况非常危险。小患者的父母亲曾经给国外的医疗机构写信求治，可人家最后回复说，我们可以给小患者做手术，但他的病情比较严重，做手术时可能会死。

实在求医无门的患者父母，经过多方打听，听说凌锋教授是国内治疗这方面疾病的专家，带着孩子来到北京。

通过仔细的检查，凌锋决定给这位小患者做"介入治疗"——就是把两条供血的血管全部阻断，然后用抗凝药物来治疗，让周围其他的血管来供应脑干，这样就把动脉瘤这个地区截流了，让它自己变干收缩，减少对神经的压迫。

"那时，我从协和医学院博士毕业后，在宣武医院神经外科当住院医，跟着凌锋教授一起治疗这个小病人。"张鸿祺告诉我说。

这个方案最关键的一个部分就是抗凝，可是 1996 年那个时候，好多抗凝药物还没有，只有最基本的肝素，而且还没有输液泵，让药能够定时定量，还有一些检测设备也不是很全。所以实际用药量多了还是少了，没有一个检验的东西能很清楚地告诉你。

"那个抗凝的药如果稍微给多一点，病人就可能七窍流血、出现血尿，所有插着管子的地方都血流不止。如果给少一点，脑干血供就不够了，血流速度慢了，病人就瘫痪了，或者昏迷了。所以你没有办法告诉护士每小时给多少滴，过一个小时变成多少，你没有办法预测，只有坐在那儿看。如果他一直挺好的，那就这么着，如果稍微有一点变化，就稍微加一点或者减一点。"

张鸿祺说，那时，我才刚结婚三天，凌锋教授一直盯着这个小患者，我也天天坐在病床边上，看着给这个小患者加药。

就这样过了七天七夜。

"当时，我们还不清楚这种病的治疗规律，不知道究竟用多少肝素抗凝效果合适，所以，必须时时观察。通过这个病例，我们对这种病有了较多的了解，在每天调整药的过程中，也摸索出了一套抗凝规律。"

张鸿祺说，多年前有一次去西安出差，小患者知道了，特意跑到宾馆看我，当时很感动，对人生也有了新的思考。从医生的职业来说，付出了心力，但也得到很多，比如，患者反馈回来的信息，总会触动内心的某个点，让自己获得喜悦感和满足感，这种快乐，是做其他事情无法获得的。

回忆往事，张鸿祺的脸上洋溢着一种幸福感。一心一意把病人治好，七天七夜不眠不休，凌锋教授倡导的"仁心"也在起作用。

有了一颗"仁心"，则病人是我亲人，病人之病如我之病。

有学者指出，古代医患关系是一种"伦理模式"或者说"文化模式"，道德是推动医生悬壶济世的最大动因。

凌锋教授对此有深刻的思考，"问题是出在人文精神上，一旦人文精神缺失，科技就会变成纯粹的工具，人就会异化成服从工具的冰冷机器"。

凌锋教授所说的人文精神，是古代中国医者"仁心"的现代表达方式。

医患纠纷，自有医始，便从未停歇。

儒家思想没能成为全社会的主流价值之前，医者定有自己接收病人的准则，比如，历史上著名的扁鹊就对六种病人不收，即"病有六不治"。

列入扁鹊"黑名单"的，一种是"骄恣不论于理"者，这种病人傲慢放纵，不讲道理；一种是"轻身重财"者，在他们眼里，金钱比生命更值得珍惜；一种是"衣食不能适"者，即生活放纵，没有节制，不依从人体的规律；一种是"阴阳并，脏气不定"，就是气血逆乱，五脏六腑功能出现严重失常者；一种是"形羸不能服药"者，也就是人羸弱得连药都服不下去了；最后一种是"信巫不信医"者。

中国传统医学奉扁鹊为"医圣"，他的"六不治"准则，对中国后世的医者影响甚深。

换句话说，在古代，医者相对于普通病人而言，拥有收诊或不收诊的绝对选择权，一旦认为"病在膝理"，难以医治，或者如上所列的六种原因，会影响医者的声誉，医者便有权拒绝治疗。

即便在近古，一些道医们也仍然奉行这样的传统，如清代著名书法家、名医傅山（金庸小说里的傅青主）就是如此。清代阮葵生《茶余客话》卷五中记载：（傅）青主善医而不耐俗，病家多不能致。然素喜看花，置病者于有花木寺观中，令善先生者诱致，闻病人呻吟，僧即言羁旅无力延医耳，先生即为治剂，无不应手而愈。

但到了宋明两代，随着理学的兴盛、心学的流行，"医乃仁术"的思想大行其道，成为儒医们的主流价值观。

理学的发轫者之一周敦颐认为，"仁"是天地万物之心，是孕育万物的本体，"天以阳生万物，以阴成万物。生，仁也；成，义也。故圣人在上，以仁育万物，以义正万民。"

周敦颐把道家的"易"引入儒家，认为"太极"是宇宙的本源，把道德伦理范畴的"仁"，抽象为宇宙万物的本源。此后，仁义为本，成为理学的核心价值。

儒医与儒学一脉相承，"仁义"思想，也渗透到行医的准则之中。

凌锋教授认为，到了宋明理学时期，行善成了普遍常识，"仁义礼智信"是无需再行追问就能确信无疑的基本良知，是一个人何以立世的要求。没了这点要求，则与禽兽无异，为世人不齿。那个时候，可能没有人会提出要弘扬大医精神，因为不需要，这是常识，就像人不吃饭会饿一样妇孺皆知，无需刻意强调。

在张鸿祺和小患者的故事里，"仁爱"的情愫，始终感动着彼此。

张鸿祺说，治疗素不相识的病人的孩子，凌锋教授和我们医护人员的"用心"程度，就像是在治疗自己的孩子。

"这么一个小小的孩子，全身插满了管子。有一次凌锋教授去看他的时候，进去一摸身上滚烫的，不好，发高烧了！因为脑干受损了以后，会有那种脑性的高热，一旦小孩发了高烧很可能惊厥，一惊厥缺氧就可能造成全盘崩溃。她当机立断，立刻把孩子身上的单子一撤，一只手拿起一瓶酒精撒在他身上，另一只手抓过来电风扇跟着吹，然后嘴上还在说马上用什么药，马上把体温表插上。当时测了体温40.1度，用上药过了十分钟，降了一度，然后再慢慢地往下降。如果病人超过40度，很快就会惊厥，那个结果完全是可以想象的，所以过程非常紧张，我们整整一个多礼拜都是这样。"

让张鸿祺感动的是，小患者的父母亲也在监护室门口坐了七天七夜。

据张鸿祺事后了解，在发现那个小患者生病以前，小患者的父母正在闹离婚，吵得天翻地覆的。可一发现孩子有了大病，这下父母两个人的战争也停止了，都忙着一块治孩子。"孩子这么严重的病，两个人互相就得有个依靠，彼此间有更多的理解了。"

让张鸿祺没有想到的是，经过这难熬的七天七夜，治疗已经看到曙光的时候，小患者的妈妈来找凌锋教授了。

张鸿祺至今都记得小患者母亲那复杂的眼神，用颤抖的声音说，"凌主任，我看这个孩子太受罪了，隔着门缝看着孩子全身都是管子，我觉得你们也是尽力了，就别让他遭罪了，算了，我们放弃了。"

凌锋教授细心地问："你们有没有什么困难？是因为钱跟不上？还是因为别的什么原因？"她生怕病人家里因为资金困难，交不起手术费，而让已经从死亡线上挣扎过来的小患者放弃了生的机会。

小患者的妈妈说，"倒不是钱的问题，孩子他爸是做生意的。"

凌锋教授一听，就放心了，对她说："如果没有克服不了的困难，作为医生我都没有觉得要放弃，我都没有觉得这个事儿走投无路了，没药可治了。你再给我一个星期的时间，我们如果能够再坚持一个星期，他再不行，那就算了。"

张鸿祺告诉我，凌锋教授之所以这么说，是因为她估计一个星期后，这个小患者的情况可能还会大好。

"他爸妈一听说医生都没放弃，我们干吗要放弃啊，俩人又接着坚持。结果又过了一个星期，孩子慢慢就好了。"

张鸿祺感慨地说，从凌锋教授身上，我真切地感受到了那种"大医精神"，就是把挽救患者的生命放在第一位，用尽一切手段，把患者及其家属，从绝望的边缘拉回来。

凌锋教授认为，"人同此心，心同此理"的基本逻辑是儒家传统文化的根本。

大医，不但要有崇高的精神境界，更要有足够的解决问题的手段，有足够的知识对病人的状况做出正确的判断。

张鸿祺说，我们把脑瘤主要供应的血管都断了，靠侧方的血管来策应，再用抗凝的手段，不让中间供应脑干的血管出现血栓，要保持河道通畅，等着援兵从周围进来。

他十分敬佩地说，凌锋教授认为那一段是在扛着呢，必须扛到它周围的血能够过来。教授根据她的知识，认为这个过程需要两周，结果还真就是两周。

到了第三周，小患者的病情大好。药物也开始减量了，医生、患者和患者家属共同扛过了最难的时候。

治疗一个月以后，进医院时已经不能行动的小患者，走着出了院。一年以后，再来复查的时候，那位小朋友竟然是踢着足球回来的。

这位小患者后来去澳大利亚留学了。但让张鸿祺同样欣慰的是，那位小患者的父母有了相依相守陪伴孩子住院的经历后，也不再闹离婚了，完全和好如初了。"经过这么一个过程，他的父母就会觉得完全没有必要再吵了，最困难的时候是互相依靠着过来的。"张鸿祺感慨地说。

张鸿祺告诉我，戏剧性的一幕是，小患者出院不到一年的时候，有一天凌锋教授正在看门诊，突然来了一个女的，一下子跑进来，跪在她的面前，抱着她的腿就哭，把凌锋教授吓一大跳，"凌主任啊，我是小潘（那位小患者的化名）的妈妈，我特地来谢您的，我太谢谢您了，小潘现在特别好。"

"你救了一个人，就等于救了一个家庭。"张鸿祺自豪地说。

凌锋教授对"大医"有着自己的理解，这位喜爱哲学的医生，从儒家经典中，追索出自己对"大医精神"的定义。

中国传统文明价值与其他文明最大的区别，在凌锋教授看来，在于"我们追求的是与内心一致的善，而且要把这个善外化出建功立业、造福于民的事功表现"。

大儒张载的"为天地立心，为生民立命，为往圣继绝学，为万世开太平"，也是儒医们的终极追求。

凌锋教授说，在唐代以前，中国的大医们悬壶济世，行走天下，以立功、立言、立德来达到不朽。这种行善的意志就是道德追求，就是"好"的普遍意义。而什么是"好"，是可以从自己内心里得到答案的，就是："己所不欲，勿施于人。"这就是中国文化中一个纯粹的人的追求。

大医，不但是德的层面高拔峭峻，在行为的层面更要知行合一。讲德，是为了行善，是为了奉献。

按照凌锋教授的理解，儒家一向认为，"我欲仁，则仁矣"，做一个道德高尚的人不需要讲外部条件、社会环境，不用在意别人怎么样！当然，自己做到了也相信别人会同样做到，这就是"德不孤，必有邻"。这些，都是儒家"心性说"的观念社会化的作用，因为大儒们相信，恻隐之心、羞恶之心、辞让之心和是非之心是人固有之的东西，能天然产生"仁、义、礼、智、信"这些好的标准。

所以，就不难理解张鸿祺和凌锋老师为什么锲而不舍去救一个家长都准备放弃的孩子，为什么眼里熬出血丝、心力交瘁而不舍地去做全部的努力，就在于"这些是大医行医时的基本要求，之所以要这样，是因为凡求医者均是性命相托，将心比心，所以行医者必应以性命相济，全力以赴"。

张鸿祺说，像这样救了一个人，而救了一个家庭的例子，实在是太多太多。

2015年6月，宁波一位女患者查出得了脑瘤，当地医生说这种病情十分少见，建议家人带患者去杭州、上海、北京等大医院寻找治疗办法，并为他们推荐了相应的医院和医生。根据该院的推荐名单，家属带着相关检查资料从几家推荐医院一路下来，悬着的心始终没法放下来，这么多大医院就两种声音：一种是说手术做不了，风险太大；另一种说得比较多的是做手术风险很大，评估风险为40% ~ 50%，不做手术风险也很大，要不要做你们自己决定。

患者家属说，"当时，我们心里真的很矛盾，真不知道该怎么选。没想到，当我们抱着再试试看的心态来到当地医院为我们推荐的最后一家医院——首都宣武医院，看了张鸿祺医生的门诊后，悬着的心终于放了下来，张鸿祺医生和蔼可亲，建议我们应当进行手术，根据他的评估风险约为20%，说这种特殊病情的脑动脉瘤不能用常规的夹闭法或介入法治疗，需要做搭桥手术。"

听了张鸿祺的建议，病人家属当即做了住院申请。

为了保证手术成功，张鸿祺医生亲自为这位患者做了手术，手术实际时间长达13个小时多，从早上9点15分开始直到晚上22点14分才结束。

让病人家属感动的，不是手术的成功，而是"没有送任何红包，周边床位的病人也都说没有，用的药大部分也都为医保药，说明医生有良好的医风医德"。

凌锋教授自豪地说，"大医精诚"的戒训是我们每个行医者入门的要诀。从跨入医学的门槛那天起，就要日日诵读，一日三省，夕惕若厉，每日必问：病人是我亲人吗？我是否为他做了所有我应该做的？我是否从治疗中谋了不正当的利益？非此不能行医。医行天下者说到底不光凭借科学，还需有一份爱；不光是物质的，还是心灵的。所以，决定医生高下的不仅仅是医术，还有操守。医生＝医学＋人。

把病人当成亲人的理念，几乎成了每个人都奉行的信条。张鸿祺说，这样的站位，容易处处站在患者的角度想问题：要是自己家的亲人来手术，你会选择什么样的方案？自己家的亲人，你会收红包吗？自己家的亲人，不该开的药你会开吗？

凌锋教授对善的诠释，影响着宣武神经外科的所有人：所有的外部规范只是内心要求的帮助，只有内心的善愿才是济世救人的根本，这个根本的标准其实我们每个人心中都有：你自己的命有多重要，病人的命就有多重要。

张鸿祺说，正因为有了这样的道德追问，有了对自己行为的约束和检点，病人才可以对我们以命相托。

有个病人让张鸿祺非常难忘。

那是一个只有 16 岁的女患者，不幸患了脊髓海绵状血管瘤。刚得病时四肢无力，背部疼痛，但一个星期左右症状消失，家人也没有太重视。没想到，两年多后这位小姑娘再次发病，双腿疼得走不动路，几天后又恢复正常。

家人带她去医院检查，确诊患了肿瘤。但因为肿瘤的位置高，病位又在脊髓前方，手术难度非常大。有个知名专家看片后，对病人家属说，不做手术可能会四肢瘫痪，但是由于肿瘤特殊，即便做手术，也有巨大的风险，手术过程中病人也可能四肢瘫痪或者手术后造成四肢行动不便。

病人和家属毕竟不是专家，带着病人看病时，看到病人的四肢行动一切正常，只有四肢皮肤有的地方有点麻木，所以对病情抱有幻想，下不了决心做手术。

第二次发病后，病人家属把小姑娘带到了宣武医院，挂了张鸿祺教授的号，仔细检查了病人的情况看，张鸿祺说必须手术，虽然现在看起来患者一切正常，但是这个病会突然发病出血导致瘫痪。

病人家属说："北京两个医院神经外科方面的专家几乎都看了个遍，我们认为张鸿祺教授对我们这个病说得很到位很全面，态度非常好，为患者着想，待病人像亲人一样，他打消了我们的顾虑，所以我们当即决定做手术。"

那次手术做了 8 个多小时，术后恢复非常好，第 8 天就出院了，回当地医院又住了一个月做康复治疗，病人就完全康复了。

病人家属说，当得知年仅 16 岁的孩子得了那么可怕的病以后，我们一家的压力非常大，不手术有可能四肢瘫痪，手术不成功，也同样可能四肢瘫痪，或者手术后四肢外观行动和正常人不一样，我们也无法接受。所以下不了决心手术。那真是左右为难，不做手术拖着也怕，做手术呢后果不明也怕。

"我们想告诉其他患者，有血管畸形病不要犹豫害怕，一定要尽早治疗，尽早解除疾病痛苦和心理压力。张鸿祺教授医术精湛，病人手术后行动自如，和没得病时一样没有任何变化。"病人家属感激地说，"张鸿祺教授是中国的好医生，他不仅是医术精湛，还有非常好的医德，有为患者着想的态度，是患者与家人的福音和救星。"

对于病人和家属的感谢，张鸿祺有自己的看法。"其实，面对疾病，医生和病人要有双向的支持，外部的信任和鼓励，能让医生的内心产生动力，让医生的信心更足，让自己更起劲儿。"

张鸿祺告诉我，许多人对医生不理解，下班为什么不回家？为什么死乞白赖地去做一个大手术？拼命去救一个病人？为什么可以4小时做完的手术，却要做8个小时甚至更长的时间？

"从内心来说，医生也是人，也有惰性。做一个大手术，体力、毅力以及心力都在相互博弈，但医生放弃休息、放弃家庭、冒着巨大的风险去抢救病人，最终还是为了病人好。"

张鸿祺对我说，他非常认可凌锋教授的一段话——医者父母心，仁心、仁术，所有的这些都是祖上传下来的，现在你要继续做，仍然离不了这些，做医生，本身就要具备这种德行，才选择去做医生，你要想赚钱，做商人去。

医生都想当好医生，患者都想找好医生，可我们现行的许多政策和有影响力的行为却让医患的美好愿望难以实现。当好医生难，办好医院难，于是办"百强"医院成为唯一目标。值得我们警醒的是，是否强就是好？不强就不会好？如果真是这样，那么，一家好医院又如何才能做到又强又好？

值得我们认真思考的是，社会、百姓、医生真正向往什么样的医院？

张鸿祺说，我们不能丢了祖宗留给我们的好东西，这个好东西便是"大医精神"，凌锋教授认为"大医精神"是自古以来中国行医者成仁成圣的追求，是行医者无限递进的道德目标，是中国文化所特有的。

张鸿祺由衷地说，凌锋教授认为"中华文明的终极追求是内心向善，是与内心一致的善，是将善外化，建功立业、造福于民的表现。"体现在医学领域，也非常有道理。医学是一门科学，也是内心的一种修炼。

善，外化在治疗上，就是医生把病人的利益放在第一位，不怕自己担风险。

善，也如凌锋教授所说，用好了，确实可以造福于民。

一位血管肿瘤患者，下肢无力已经有三四年了，但都没有在意，一直以为腿有点小毛病没有放在心上，从 2013 年底开始出现大小便失禁才去医院检查，结果是血管里有肿瘤。

当地医院说他的病只有去上海的一家医院或北京的宣武医院才可以治疗，于是先就近去了上海的那家医院。

病人说，在上海那家医院造影结束，该院专家会诊后，我们被告知不建议手术，理由是风险太大，瘘口又多。绝望的我们只好回家了。

但病人和家人不想放弃，想尽办法和张鸿祺教授取得了联系，马上赶到北京宣武医院，张鸿祺教授看了片子后，沉吟良久，也说风险确实大，但还是建议病人治疗，不然会越来越严重甚至瘫痪。

张鸿祺说，每次建议病人做手术，其实我们医生都是承担了极大风险，上海那家医院也是一家业内非常著名的医院，他们不敢做手术，说明手术风险非常高，万一失手，就会产生医患纠纷。虽然是本着救人之心，但万一出现意外，病人及其家属，少有能善罢甘休的。这时候，心里闪现的，还是"仁爱精神"和"大医精神"。

清代喻昌在《医门法律·问病论》里说："医，仁术也。仁人君子必笃于情，笃于情，则视人犹己，问其所苦，自无不到之处。"

视人犹己，是医生很难做到的境界。但至少有视人犹己的态度。

对于张鸿祺来说，有了这种视人犹己的态度，就会想如果是自己肿瘤那么大，不做手术风险那么高，肯定会选择做手术。所以，内心的顾虑就会少很多。

古人说，医之所以能成为仁术，根源来自医者有一颗仁心，仁心是医事活动的最根本依据"医，仁道也。而必智以先之，勇以副之，仁以成之。"

明朝王绍隆《医灯续焰》卷二十《医范》引陆宣公之言云："医以活人为心。故曰：医乃仁术。"

这位病人在慎重思考了几个月后，重回北京宣武医院，请求张鸿祺为其做手术，由于病情特殊，张鸿祺建议采取造影＋栓塞一起做手术的方法，栓塞手术由他亲自来做。

手术后，病人的腰疼、腿疼症状完全消失了，只是偶尔腿会有点麻。"能达到这样的效果，我们非常知足了。"病人感恩地说。

对于张鸿祺们来说，回归"仁"的传统，才能"先发大慈恻隐之心，誓愿普救含灵之苦"。这样才不会优先考虑自己的声誉，而是考虑病人的生命健康，考虑如何施仁术去救治病人。

每到这个时候，张鸿祺从来把自己的风险置之脑后，力争让自己的医术在救治病人之时，焕发出天道人性的"仁"之光辉。

　　湖南一位高中刚刚毕业的小伙子，被诊断患上了巨型脑动脉瘤。小伙子的精神一度萎靡不振，家人陪着他奔走在长沙各大医院，为了得到更好的治疗，得出诊断后一个星期，家人带着小伙子赶到了北京，就医于北京一家知名医院。

　　让病人家属想不到的是，本以为，作为全国最知名的脑科医院之一，北京的这家医院会帮这个风华正茂的小伙子度过难关。结果，湖南、北京来回跑了几次，花费了三四万左右的检查费用后，被告知，手术风险太大，这家医院不能为其做手术。

　　绝望之际，他们找到了北京宣武医院，在门诊挂了张鸿祺教授的号，虽然对病情的判断和前一家医院基本相似，手术风险非常之大，但张鸿祺经过权衡之后，还是建议病人做手术。

　　接诊后一个星期，张鸿祺就顺利地为那位绝望的小伙子做了手术，将肿瘤成功切除。

　　凌锋教授说，我们要弘扬大医精神，为我们行医者重建精神家园。有了这种精神才能使我们行医者安身立命，才能使"救死扶伤"成为不朽。我们只有发大善之愿，怀大爱之心才能担得起患者的性命相托，才能重新赢得"天使"的荣誉。

　　诚哉斯言，信哉斯言！

# 二

　　出场人物：陈革博士

　　业内身份：北京宣武医院神经介入外科主任医师

从业经历：1992 年毕业于首都医科大学，先后到德国、奥地利和日本研修，学习显微颅底外科。

医学成就：擅长垂体肿瘤、三叉神经痛、面肌痉挛、脑积水、颅咽管瘤、听神经瘤、脊索瘤、其他颅底肿瘤。

在凌锋教授看来，人文精神是"仁"的现代表达方式。今天我们科学昌明，技术发达，医疗条件好过历史上任何时候。但医患矛盾却在不断加重，患者对医务人员的信任在不断下降，医生的尊严和荣誉在动摇。这是为什么呢？为什么科学的进步没有必然地带来我们的幸福感呢？是哪儿出了问题？

她的思考，足以让我们深深省思：问题是出在人文上，一旦人文精神缺失，科技就会变成纯粹的工具，人就会异化成服从工具的冰冷机器。人被异化了，科技被异化了，医学人文也被异化了。这是我们时代和社会所面临的新的挑战，在这个挑战中，我们可以把问题推给社会，推给体制，但作为医生，我们不能推掉的是自己的责任。我们只能更多地从医者的角度来认识、来反思、来自律、来倡导。

陈革对这个问题的思考，与他的老师凌锋教授很接近。

在他的微博里，有这样一条"吐槽"：每当做了一台复杂手术后，第二天早晨到医院后手术团队的每个医生问值班医生的第一个问题都是：醒了吗？意识怎么样？拔管了吗？有面瘫吗？面神经几级？左眼能睁开吗？右侧手脚能动吗？能吞咽吗？呛咳吗？能说话吗？视力怎么样？尿多吗？发烧吗？参与手术的医生来院后第一件事是冲进 ICU 查看病人。这就是我们的生活。

内心总是想着病人，病人的康复状况，是每天唯一和必须的谈资，是陈革们体现"仁心"的一种方式。

　　一位患者说，陈革医生是位对病人无微不至、很懂得病人苦恼的人。

　　"懂病人的苦恼"，是对医生一种很高的评价。

　　一位垂体腺瘤患者，在10年的时间里容貌发生了很大变化，"认识我的人都说我的面容变了而且是变丑了，本人更是为这张变丑的脸苦恼，还好上帝安排了一个美丽的天使来拯救了我，好心善良的大夫给了我一个温馨提示，原来是垂体瘤引起的。"

　　这位好心善良的大夫，就是陈革。

　　患者在看陈革门诊的时候，"带着核磁片子让他看了，他非常平易近人，和蔼可亲地给我讲解了我的病情，说目前只有做手术才能解决，他见我有些紧张，便又安慰我说，瘤子是良性的，而且是经鼻蝶微创手术，恢复很快。"

　　陈革待病人如亲人的态度，让病人很快打消了手术的顾虑，更消除了对疾病的恐惧。

　　手术的头一天，按惯例医生要求家属签若干协议并和病人谈话，陈革的微笑，再次像春风一样感染了病人，"他很耐心地告诉我们整个手术的过程，亲切的态度温暖的话语无不给作为患者的我带来了希望。他给我做了手术，等我醒了回到病房，他也来到了病房，微笑着对我及我的家人说，手术很顺利成功，术中没有漏，还安慰我麻药过后的不适应症，慢慢就会好起来，一周后就要出院了，他又再三叮嘱我出院后的注意事项及后期的复查等等……"

　　上古大医张仲景说："上以疗君亲之疾，下以救贫贱之厄，中以保身长全，以养其生。"陈革认为，这些医界先贤对于医患关系的理解，充满了中国智慧、细心琢磨，可以从中体会医生的魅力和乐趣。

　　因此，心怀"仁念"，用心对待病人，每天都会在枯燥生活背后发现做医生的乐趣。

在陈革的微博里，有一条某天凌晨 1 点 21 分发布的短文：现在是凌晨，在忙碌了一天之后又要做台急诊手术，我们的工作就是拿医生的命换病人的命。

在凌锋教授看来，"拿医生的命换病人的命"，已经是一种境界极致的"大医精神"。

凌锋教授认为，充满"仁心"的大医精神，是中国文化里特有的东西，也是和世界其他文明不同的地方。中华文明的终极追求是善，是道德。这既不是希伯来文明的彼岸，也不是印度文明的来世，甚至不是希腊文明的自然法则。

作为陈革的老师，凌锋教授的话，是他行医生涯的精神指导，"在中国文化的传统中从来没有舍离此世的要求，永生的要求在积极入世，建功立业，行善救人。"

救人，就是行善，就是最根本的"仁"。

因此，陈革总是想尽各种办法，去救人，去让一个个绝望的病人对生活重新充满希望。

山西省介休市一位姓温的患者的女儿，含泪写了一封感谢陈革的信，在信里，一个充满仁心、手施仁术的医生形象，跃然纸上：

年初妈妈开始视力模糊，记忆力下降，手腿微微麻木，厌食，身体发汗，以为只是内分泌失调，医生却告知妈妈患了脑垂体瘤——"脑瘤"在我们看来无疑是判了死刑，妈妈倒了，家就散了，妈妈没了，弟弟妹妹要怎么办？！为我付出 29 年的妈妈，子欲养而亲不待，真就要发生吗？！不，不，不，我要救妈妈！

得知除了开颅还有一种神经内镜的微创手术可以治疗，带着希望独自一人北上，辗转找到陈革主任时我已被现实剐得遍体鳞伤，但是陈革主任温和的态度、谦逊的口气、专业的讲解让我感觉抓住了救命稻草，看到了妈妈重生的机会，看过化验单后他给妈妈开了一些药物，用来提高妈妈身体激素水平，为手术做准备，一个礼拜后妈妈顺利入院，入院三天后制定了手术方案，手术七个小时，妈妈术后一小时恢复意识，一礼拜后我们出院，几天时间我们经历了从地狱到天堂的神奇。

在信里，这位患者的女儿用女性的细腻眼光和饱含深情的语言，表达着对陈革的感激和关切：

有人说陈革主任德艺双馨、医术高超、侠骨柔情、医者仁心，有的说陈革主任妙手精湛、儒雅绅士，还有的说陈革主任能给病人心理安慰，但作为医生同行，我要说的是您救的不是简单一个人，而是千千万万个家庭，是千千万万颗迫切焦虑的心，是千千万万个希望，所以我请求您：爱惜自己，好吗？妈妈住院期间我看见过您无数次匆忙的背影，早上七八点上班，中午出诊到两点是常有的事，下午接着手术，甚至晚上10点多都能看到您来查房，病友们纷纷讨论：陈革主任都不用休息的吗？他是铁人吗？病人们纵然希望您能来看他们，但更多的是希望您能保重自己，不是吗？！

从病人及其家属的关爱中，陈革也有自己的思考：作为医生，可以接触到各种各样的人，他们有着各式各样的人生。在治病救人的过程中，医生自己也会从更深的层次来理解人生，会更加用心地去接触世界，体会世间人情，掌握更深邃的心灵空间，更多地承担医生治病救人的责任。

因此，面对病人，他总是想得更多。

在为一个患鞍上肿瘤的 7 岁女孩制定手术计划时，他陷入两难选择之中：如果选择经胼胝体穹隆间入路，有可能影响孩子的记忆；如果选经前纵裂入路，会损伤她的眶额叶和内侧前额叶，这里与人的幸福感密切相关。最终，根据病变位置并权衡风险利弊，他选择了前纵裂入路，也就是这个女孩子可能面临终生失去幸福感的风险，对荣誉和快乐没有任何反应。

面对这样的痛苦选择，陈革没办法把选择权完全交给病人家属，毕竟医生更加熟悉手术后果，更加了解风险所在。

替病人选择，让自己承担选择的痛苦，其实也是一种"仁"。

凌锋教授说，医生这个职业之所以崇高，就是因为他们敬畏的是生命，拯救呵护的也是生命。

替病人选择，何尝不是一种敬畏，不是一种可贵的呵护？

对于陈革来说，病人的病情，是最好的说明，也是让自己做出选择和判断的主要依据。

在微博里，他写下了加拿大医生、现代临床实践之父威廉·奥斯勒爵士（1849 年—1919 年）的一句话：聆听你的病人，他会告诉你诊断。行医是一种艺术而非交易，是一种使命而非行业。在这个使命当中用心如同用脑。

在病人的病情里，他听到了病人真实的心声，那就是在面对两难选择时，给病人以最安全的结果、最大化地让生活变得美好的结果。具体到这个 7 岁的小女孩来说，没有记忆，就没有人生，没有关于生命的所有体验。相对来说，舍弃幸福感而获得生命的真实体验，后者当然更加重要。

怀着这样的善念来帮助病人，也总是会让病人及其家属能够很直接地领略到陈革的善意。

一位患者写了四句藏头诗，来赞美陈革：陈封记忆，革去残留，伟岸胸怀，大爱无言。

从这位患者的经历来看，陈革为患者所做的，确实不是一个普通医生该做的那么简单。

2014 年，缠绕了这位患者 6 年的垂体瘤复发，几经让他崩溃。"从初春到深冬，东北到北京辗转徘徊，尽管京城名医众多，但对于一个肿瘤残留又复发的我来说，选择无疑是非常艰难的。虽然我不是一个要求完美的人，但是两次手术的成功与否让我惧怕。"

经过反复查找资料，反复比较分析，这位患者最终选定了陈革主任。

回忆去看陈革门诊的情况，这次患者仍然激动难抑，"初次与陈革主任相见，心中忐忑，好多病痛苦楚令我话语哽咽，陈革主任认真仔细地看我的片子，耐心询问我的病情并讲解，完全没有名医高傲的架子，令我忐忑无助的心平复下来。陈革医生为我诊断完，已经到下午两点，连午饭都没有吃，为了病人，他真正到了废寝忘食的地步。根据我的病情，他给予了最完整、最专业性的指导。看到他坚定的目光，我领略到了真正名医的那种责任、敬业及严谨，让我敬意油然而生，也让我坚信选择陈革主任是正确的！"

由于采用了最先进的内镜技术，病人在手术过程中和术后没有丝毫的痛苦。也因此，能够得以清醒地观察病房里的情况，"每日的查房，看到陈革医生亲切关爱地询问每一位他的患者，术后 3 天，我的指标结果出来后，竟然是史无前例的最佳值，让我顷刻掩面哭泣，陈革医生也欣慰地为我祝福，每当想起此情此景，我都会簌簌泪下。"

面对负责任的陈革医生，病人深有感慨地说："感受到了陈革医生的医德、技术、责任，感受到了他拯救生命的侠骨柔情，同时也感受到了生命的脆弱与顽强，有这么好的医生为病人用心诊治，从此不再惧怕疾病！"

陈革知道，医生的工作就是：有时治愈，常常帮助，总是安慰。治愈并不能百分之百，但帮助和安慰，却可以时刻去做，让病人和家属信任医生，从而把生命托付。只有赢得病人的信任，医生才能和病人一起去共同战胜病魔。

凌锋教授说，医生这个职业之所以崇高，就在于广大医生多有一颗悲天悯人的仁爱之心，能够用为医之道严格自律，以使得医生这个名称有如此崇高的声誉。

"仁者，爱人"，陈革对仁的理解，也完全融汇在"爱人"这个层次上。

辽宁一位袁姓患者的女儿，回忆起得知父亲患上脑膜瘤后一家的感受，是"忐忑、担心和危险"。从此，一家人生活在焦虑之中。"爸爸在 2012 年检查发现右脑长了一颗脑膜瘤，直径最大为 2cm，在辽宁的医院采取了保守治疗的方式——伽马刀，治疗后每半年做一次核磁观察病情。2015 年 10 月，家人担心的事发生了，检查中发现脑膜瘤有一侧区域开始增长，脑膜瘤直径在 2cm ~ 3cm。全家人的心又悬了起来，在辽宁看了几家医院都建议进行手术治疗。"

经过比较和慎重选择，一家人选定了宣武医院神经外科，接诊的恰好是陈革。

陈革留给病人和家属非常好的印象，恰恰是因为他的"帮助和安慰"，患者的女儿回忆，"陈革医生温文尔雅，既没有三甲医院主任医生高高在上的架子，也没有夸夸其谈的浮夸气质。从医生的角度，给了专业说明：伽马刀疗效已经不起作用了，如果要治疗则需要进行手术，而无论什么手术必然有些潜在风险。"

对医生而言，每台手术，只不过是其当天手术中的一台而已，是其职业生涯中多了一个而已，但对于患者和家属来说，则可能是人生唯一的一台手术，所以，如果医生不了解患者和家属的心态，不站在患者和家属的立场看待问题，很可能就会引发患者和家属的非议。

陈革医生对患者心理非常了解，所以很擅长与患者和家属进行沟通。

通知住院后，陈革马上对病人进行相关术前检查，然后约谈患者和家属介绍手术方案和商定手术时间，因为病人妻子和女儿的患得患失，中间还闹出了一些不愉快的小插曲，致使患者的妻女直到手术后都有些惴惴不安，担心陈革主任会不会因此而不高兴。

"事实证明，陈革主任绝对是医德高尚，对此毫无介怀。"患者女儿感动地说。

早上 7 点 30，病人进了手术室，一家人眼泪止不住的簌簌而下，好像是生离死别。早上 9 点 30，手术开始，一直到 14 点 30，看着中心手术区神经外科的手术几乎都已经显示结束了，可是这位病人的手术室还没有相关信息，焦急等待的一家人虽然谁也不敢说"怎么还没结束"之类的话，但是内心已经煎熬到了极致。15 点 30 分，广播通知家人去 5 楼手术室，他们爬楼梯飞奔上去。过了大概 20 分钟，病人才从手术室出来。

让家属颇感戏剧性的一幕是，刚刚把病人推出来，医生和护士就让病人辨认来看他的都是谁，刚刚手术完毕的病人都说得很对，"一时间又是泪眼朦胧，而这次是欣喜所致。"患者的女儿说。

为了安全起见，手术后病人直接进 ICU 观察，晚上 18 点 30 左右，陈革主任又不辞辛苦地给病人做好相关检查，然后把病人转入普通病房。

手术后第 6 天，让病人家属惊叹的是，病人术后没有感觉到一点儿疼痛，而且也没有呕吐、头晕等不适症状。第 7 天就可以吃饭和下地走动。那天，正好是新年元旦，陈革主任值班，术后的核磁结果出来后，陈革主任耐心地向病人妻子说明病人这次手术做得很成功，切除得很干净。"当晚妈妈回来开心得像个小孩子，全家人终于放下担心，开心地吃了顿新年晚餐。"

这位病人的女儿满含深情地说："非常感谢陈革主任精湛的医术，给我们的 2015 年画上了圆满的句号，让全家人开心地迎接美好的 2016。"

明代医家裴一中在《言医》一书的序言中说："医何以仁术称？仁，即天之理、生之原，通物我于无间也。医以活人为心，视人之病，犹己之病。"

在陈革身上，确实有着这样的情怀，因此，才把病人视亲人，甚至把自己当成病人，设身处地地为病人着想，为病人负责。

一位病人家属这样来描述陈革医生，"专业，细心，态度和蔼"。这位"90后"没有太多的词汇可用来表述心境，只想到了四个字：大医精诚。

她说："在医院照顾爸爸的十多天里，我每次见到陈革主任，他的脸上总是挂着可亲的微笑，用温和的语气询问病人的情况。爸爸说，虽然每次和陈革主任的谈话不到几分钟，但会让他感到安心。常言道：笑一笑，比什么药都有效。能让病人安心、有好的情绪更能让病情好转、康复。在这个忙碌着追逐一切的时代，有如此魔力的医生也许为数不多了。"

也许，这位"90后"没有想到，她的评价，对于一名医生来说，已经是无上的荣耀，"有魔力的医生"，不但表示医道的高明，更表示"心道"的高明，能够赢得病人和家属的尊敬及爱戴，已经收到"仁者，爱人"的最好效果。

"感谢陈革主任让我爸爸获得重生的希望，希望陈革主任保持心中的一块圣地，保留赤子之心，更好地为更多有需要的病人服务，让更多绝望的人看到希望，享受美好的生活。"

这位"90后"的期望，其实也是所有病人和家属的期望，"心中有一块圣地"，这块"圣地"，就是以病人利益为最高利益，从而让医生达至崇高之境。

正如凌锋教授所说，医生这个职业之所以崇高，就在于广大医生多有一颗悲天悯人的仁爱之心，能够用为医之道严格自律，以使得医生这个名称有如此崇高的声誉。

来陈革这里就诊的病人，多为脑瘤患者。对于病人及其家属来说，在脑子上长了瘤，那还了得？能不能手术？治愈率有多高？风险性有多大？

作为医生，见了无论多么严重的病人，态度都是云淡风轻，毕竟，从医生涯中，已经见多不怪。可作为病人及其家属来说，却已经塌了天，全家人都会陷入恐惧之中。

所以，医生的态度，直接影响着病人和家属的心境。如何去打消病人和家属的顾虑、为他们提供好的医疗建议、用专业的眼光对手术方案进行评估，都会让病人和家属更加信任医生，并且大大地减轻病人的心理压力。

湖南一位陈姓患者的女儿，评价陈革时说："我爸爸2015年6月28号出院了，在回家的路上老人就一直催促我记得给陈革医生写评价，因为他找不到别的方式可以感谢陈革医生，我们全家也觉得特别幸运遇到了医术高明、医德高尚、真心待患者的好医生。"

这个故事与陈革以往的故事类似，除了医术精湛，让病人和家属最感满意的，就是他对待病人的态度。

"我爸在湖南检查出来脑膜瘤心理负担特别重，来北京宣武医院神经外科头一次见陈革医生就给了我爸爸特别大的信心，他就决定一定要等到陈革医生给他手术。陈革医生给我爸爸详细地讲解了这个脑膜瘤的性质、位置，周围影响的神经，手术和不手术的利弊，可能的风险，大概的成功率，还用了好多例子避免专业术语，让我们一下就能听懂。这跟我以往遇到任何医生都不一样，多了一份对患者以及家属的同理心。"

这位病人女儿说的所谓"同理心"，其实就是一种换位思考，即人同此心，心同此理，不是同情，不是悲悯，而是换位思考后，站在病人角度，把自己本专业高深的专业术语，尽量转换成对医学专业术语所知不多的普通人能够理解的日常语言，从而让病人尽可能地知病情、知治疗办法，从而尽可能地参与意见。不然，医生高高在上，用专业术语把病人和家属挡在了知情权的后面，而写在纸上的所谓知情权，因为高高的专业壁垒，于病人和家属而言，形同虚设，治疗事实上成了由医生一方主导，病人和家属没有置喙的余地和可能。

正因为有了这样坦诚的沟通，陈革获得了病人和家属高度信任，病人的女儿说："术前谈话我们也没有像电视剧《心术》里表现的那样被吓得不行，陈革医生告诉我们可能面临的情况，也告诉我们他会尽全力，他的专业和真诚让我们坚信如果陈革医生做不到，那也没有其他医生可以做到更好。"

有了病人和家属的这种信任，医生本身也获得了力量。

"手术当天我爸进去 12 个小时，光手术就 9 个小时。当我爸爸推出来的时候他还认识我，已经给了我莫大的安慰。按流程我爸直接推进了 ICU，当我见到陈革医生时，他告诉我手术成功了，并且耐心地告诉我手术这么长时间的原因以及之后需要观察的项目。家人是进不了 ICU 的，陈革医生把自己手机拍到的我爸爸的睁眼、闭眼情况给我看时，我真的万分感激。我也是后来才知道医生整个手术期间是不能吃东西的，累了 9 个小时后还能照顾患者家属的情绪，讲解情况，那一刻我才明白'大医'二字的分量。"

在病人女儿的描述里，陈革兢兢业业，连假期都在上班，像工作日一样一天两次巡视病房，认真察看她父亲以及邻床另一个患者的情况。"这份责任心让我们深深地感动。"

这位病人出院后，状态每一天都比前一天好，头从一开始的肿胀变得正常了，从不能下床到扶着可以溜达，从头疼不能睡到整晚安睡，从吃东西就吐到变得完全正常。虽然康复还在进行，但正是因为有对陈革的信任，病人和家属"坚信慢慢都会好起来，陈革医生给了我们这个自信"。

一位好医生对病人的改变，不只是治疗上的，还有心灵上的温暖和治愈。从凌锋教授的观察来看，弘扬人文精神无比重要。"我们要更多地从医者的角度来认识、来反思、来自律、来倡导。"

作为陈革来说，这种人文精神，这种主动肩负起来的责任，恰是他用来约束和指导自己行医的规范。

一位 43 岁的脑垂体瘤患者，五六年前开始感觉头痛，病情严重时，感觉两手肥大，脚也不断增长，在鞋店很难买到合适的鞋，奇怪的是，嘴唇也开始增厚了，到当地很多医院检查，一直按高血压、偏头痛治疗，但是效果不明显。2015 年 8 月感觉到胳膊发麻，在一家医院针灸时，大夫提醒他做个脑核磁看看是不是脑部有问题，患者到当地一家医院做脑核磁后，被初步诊断为脑垂体瘤，建议做手术。

拿到诊断书，这位患者一下子懵了，家里人、亲戚得知后也都万分着急，毕竟是脑部手术，万一做不好落下后遗症那可咋办？！一家人陷入了极度的无助和恐惧之中，有人说，当地也能做，花费少，也有人建议说还是到大地方去吧，可不能耽搁了！

但因为对这种病了解有限，到哪里去呢？

还好，网络发达，病人非常幸运地联系上了陈革主任。陈革春风一样的态度温暖了对方，给患者细致地做了检查，并微笑着安慰患者：不要怕，是良性的，手术后身体会很快恢复。

病人感激万分地说："他细致的检查，和蔼的态度，让我紧绷的神经放松了，恐惧感慢慢消失了，他坚定了我手术的信心，给了我战胜病魔的希望。"

对于许多病人来说，医生温暖的话语，仿佛天籁，会决定他们对于人生的态度。一言可以飞上天堂，一言也可以堕入尘埃。

手术一周后，病人出院了。"奇迹在我身上开始发生着：嘴唇已经不像术前那么厚了，再也不往外流口水了，手上的皮肤也不像以前紧绷着了，脚比以前越来越瘦了。自己欣喜地感觉着自己的变化，家人和邻居也在叹服着北京专家的医术高超，我发自内心地感谢他，是他给了我健康，给了我生的希望和信心！"

有时，病人所要不多，一个鼓励的眼神，一句贴心的话语，一个沟通的动作，一声温暖的问候，都会让他们放下沉重的思想包袱，把自己完全地交给医生，交给命运的安排。

凌锋教授说，我们也曾经有过医患和谐的时代，那时候极少有医患矛盾，因为医护工作人员纯洁得就像天使，其实这种单纯的背后就是善的自觉，现在的人文缺失就是人过于功利。在这样一个价值颠倒的年代，我们在非理性中迷失了生命的意义，放弃了终极关怀；我们在物质的繁华中失去了自己。我们开始思考，如何才能重回我们的道德高地，什么才是我们所追求的不死的精神和终极关怀？

这样的追问，振聋发聩。而陈革用行动给出的回答，又高标逸韵，响遏行云。

# 第七章 医生与医疗政治

福柯认为，"权力关系是人的本质关系，正是这种权力关系的运作，使得人成为其所是，所以，如果离开了熔铸我们的权力关系，离开了评价和分析我们在权力关系中所扮角色的能力，人就无法给自己定位，我们也无法界定我们自己，也就不知道我们自己是谁了。"

对于病人来说，这种权力是隐蔽的，在就诊的同时，病人被医院的各种规章所"规训"，接受医院和医生知识权力和空间权力的制约，并按照医院和医生的要求成为一个医院空间安排下的"被规训者"。

这个规训的过程，也会产生医患矛盾和冲突。

按照福柯的理解，权力产生知识，知识则以权力的形式发挥功能，传播权力的影响。

而医院，则是福柯所认为的权力规训的主要场所，通过对肉体的训练与控制，为生理学、医学、心理学等的发展提供了"必要性和可能性"。

在福柯的观察中"权力与知识结盟，二者正好是互相蕴含的。科学话语是完全通过排斥和命令来建构自身的；知识的生产和证明，是必须要依靠作为社会权力网络的知识团体来实现的；社会权力造就了我们的知识型，而知识型决定了我们对哪些问题产生兴趣，并从哪些角度去分析和解决问题等"。

福柯说，权力的运作要靠知识来维系。可以说，没有知识的参与，有些权力就无法运作。换句话说，知识就是权力，掌握知识的人其实也就是掌握权力的人。

具体到医院来说，医学是一门相当专业的、只有医生群体才能掌握的知识体系，所以，其权力的垄断性，更胜于其他知识领域。

福柯打破了我们对传统权力观的认知，即"现代权力不是国家或君主对个人实行的自上而下的统治方式，它深入到社会有机体最细微的末端，并在人们的生活方式中随处运作着"。

权力无处不在。在医院，医生的权力更是无处不在，而权力的运行过程中，对病人产生的压力同样隐而不显。

在医院，病人被"档案化"，同时，由于检查无所不在，每一个病人在病理指标的要求下，必须被数据化和指标化。通过各种仪器，每个病人都需要可描述、判断、度量及与他人比较，在医院，病人被进行数据化描述，"描述不再是供未来回忆的纪念碑，而是供不备之需的文件"。

福柯认为，"这种把现实生活变成文字的做法不再是把人英雄化，而是一种客体化和征服。"

当所有的病理指征需要数据化，如果我们需要确诊病症，就必须接受检查，而"检查就清晰地标示了一种新的权力运行方式的出现。在这种方式中，每个人都获得自己的个性并以此作为自己的身份标志"。

因此，通过检查，通过对病人的数据化和文件化，医生的权力得以实现。

因此，用伦理视角来看，医生与病人这一对伦理主体，医生处于支配地位，病人处于从属地位。

有的儒家伦理学家认为，病人与医生的伦理关系，可以用朋友关系来类比，因为，通过诊疗过程的重复，彼此接触的增多和信任的增加，医患之间，必然会产生陌生人之间的情感——友谊。

而友的关系，同样是儒家"五伦"中重要的一伦，一旦伦理关系确立，则双方就有了相处的义务和责任，互施以信，互报以诚，则医患关系的紧张，庶几可免。

但事实上，医生与病人的关系，既是友的平等关系，又因为医生手里的权力，两者同为君与臣的关系。

# 之一

出场人物：王宁

业内身份：北京宣武医院神经介入外科 ICU（重症监护室）主任

从业经历：天津医科大学攻读硕士研究生，毕业后在天津市脑系科中心（环湖医院）神经外科任主治医师、副主任医师。2000 年 7 月于天津医科大学攻读博士学位；2003 年 8 月于首都医科大学宣武医院神经外科进行博士后研究。

医学成就：擅长神经外科危重症监护与治疗、颅脑损伤、出血性脑血管病的急性期治疗。

ICU，是一个令人闻之色变的名词，王宁说，ICU 的医生们，都已经练就了"走钢丝"的艺术，不断地去挑战难度的极限，永无止境。

重症监护，表明病人的状况已经非常危急，需要进行特殊照护，期望能够起死回生。某种程度上甚至可以说，进了重症监护室的病人，一只脚已经踏进了死神的门口。

ICU 的医护人员所要做的，是把危重病人，从死神的手里再拉回来。

王宁和同事们所要做的，就是对病人不断地进行监护，进行规范化的监测与治疗。

宣武医院的重症监护室，是凌锋教授当年抢救刘海若留下的一笔宝贵财富，由于在抢救过程中，培养和锻炼了一支过硬的队伍，又积累了丰富的宝贵经验，所以，这支队伍得以作为一个单独的科室留存下来，并越来越发挥出重要的作用。

"当我想到我救治过的很多垂死的病人已经解除病痛了，这对我来说是很大的愉悦，当然最大的悲哀就是能够救治的病人，由于各种因素——包括人所力所不及的，包括科学技术的发展造成的——应该能够活下来的生命逝去了，这对我是一种很大的痛苦。"

王宁的这番话，代表了 ICU 医护人员的普遍心声。

对重症病人进行标准化的 ICU 监测，并持续监测心排量和脑电图，把变化莫测的脑血流控制好，使其既不过度灌注造成脑出血，又不致缺血造成脑梗死。脑水肿要脱水，但循环要稳定。对意识障碍的躁动病人，对其实施精确镇静，既需要可以随时唤醒，又避免病人躁动不安。这些技术性的工作，琐碎而繁重，让 ICU 的医护人员，时刻感觉如履薄冰。因为，人命关天，稍有不慎，都可能失去一条生命。

"我所治疗的这个群体都是病得非常重的病人。而且不仅重症病人给我压力，在看到病人家属的时候，也给我很大的压力——他们有很多期待，对医生的期待。如果想要摆脱这种压力，只能不再从事这个行业。所以我理解所有的医生，在每一个手术之前，在每一个治疗方案之前，都会有这种压力，这是伴随这个职业一生的。"

王宁出现在公众面前的机会不多，偶尔接受媒体采访，他也表现不出那种洒脱的劲头，而是一副千钧在肩的样子。

2011年，宣武神外ICU收治各种重症病人1000多例，包括美国、德国、匈牙利、哈萨克斯坦、韩国、日本以及以色列的外籍患者。

中国的医生医术高超、收费低廉、服务优质，是的，你没有看错，相对于美国、欧洲，中国的医疗可以称得上价廉物美。如果政府对医疗的管控放开，允许医院面向特定人群开放，北京、上海的著名三甲医院，很可能会变成"人群"医院，专门接收外国来的旅游治疗者，以及中国本土的富裕阶层病人。

在一些专家看来，这是一个并不难实现的神话——由于政府要求社会公平尤其是医疗公平，著名公立医院承担了若干政府责任，哪怕为此遭遇病人的辱骂、殴打，甚至伤害和杀害，这个群体也没有停止为普通人服务。

王宁感慨地说："其实每个职业都有它不同的累，医生的累可能来自两个方面，一个是他体力很累，同时，因为医生需要从早晨到晚上，甚至在睡觉的时候都在想着病人的问题，心很累。心累还在于他的工作不被社会、包括医疗的管理部门所理解。所以他不仅有体力的累，同时还有心累，是双重的。"

如果有一天，公立医院和公益医院能够有效地分开，让公益医院负担低收入人群的治疗，并由政府直接补贴医疗费用；但庞大的申请人群需要排队，有的人会像欧洲的公益医院那样，一个普通的手术，都要排上几年的队。

公立医院只是出资人为政府，或者政府为主要出资人，民营资本、外资成为投资人或者主要投资人，医生像台湾的长庚医院一样，成为医院的合伙人，那么，王宁们的焦虑，可能就会减轻许多，而中国的伤医和杀医事件，也同样会减少许多。

简而言之，中国的病人确实享受着社会主义的优越性而不自知，过分地挥霍这份制度给予的礼物和福利，不尊重医生，不尊重制度文化，过度纵容自己的放肆，允许自己成为制度和礼仪的破坏者而不是建设者，却要求社会提供更好的服务，包括更好的医疗服务。

所以，王宁们越是身负重任，越是能够感受到病人及其家属给予的巨大压力。

"我很多时候都处于一种很焦虑的状态。我从事的是神经外科的重症医学，我所治疗的这个群体都是病得非常重的病人。而且不仅重症病人给我压力，在看到病人家属的时候，也给我很大的压力——他们有很多期待，对医生的期待。如果想要摆脱这种压力，只能不再从事这个行业。所以我理解所有的医生，在每一个手术之前，在每一个治疗方案之前，都会有这种压力，这是伴随这个职业一生的。"

2011 年，时任卫生部长的陈竺给宣武神外重症监护室题词："建设国际一流的神经外科重症病房。"

成为国际一流，这是宣武神外的总体建设目标。假以时日，这一定会成为现实——随着中国的国际化越来越深入，中国顶尖医疗机构必将向全球开放，中国也会像印度一样，成为医疗旅游的目的地之一。

像中国国际神经科学研究所这样的国际知名医疗机构，也必然会成为国际知名医疗保险机构的合作伙伴，接受全球的病人来此接受治疗，并由这些国际知名医疗保险公司支付医疗费用。

到那个时候，中国的医疗机构格局，将会有大的改变——或许，伤医者将会进入一个黑名单，只能进入公益医院，接受人道主义治疗，任何一家公立医院或者私立医院都不会再收治有过伤医经历的人。而从法律上，这样做，也终将合法并且得到社会舆论的支持。

对于杀医者，当然会有法律的严惩。

目前，我们的医疗格局，仍然是计划经济时期的思路，医疗资源国际化、医疗市场国际化的理念并没有形成，国家经济战略里，也并没有"医疗经济"的一席之地，医疗，仍然是社会福利的一部分，其内在的经济价值，并没有给予重视。

而这，也是医疗生产力的推动者——医疗生产劳动者们的劳动价格比较低廉的真正原因。

王宁说："医生是一个特殊的行业，它需要两个条件，一个条件就是社会对医生的认同；第二个是需要这个人有一种坚强的信念——他要能够吃苦耐劳，在中国这个社会下还需要甘于寂寞、耐于清贫，他一生之中还需要不断地教育，知识不断更新，如果一个人没有坚强的毅力，很难完成这样一个职业。"

医生们几乎没有正常的家庭生活，王宁说，正常情况下，一周只有两三次在家吃晚饭的机会，晚上七点以后可能有两到三个小时的休息时间。周末常常是被占用的，所以很多家庭计划几乎难以实现，至于关心孩子的教育，更是一种奢侈的想法。科里的大部分医生都是经常吃盒饭或者快餐，这样最简单，可以省出更多的时间去看病、巡诊。

中国人通常理想地认为，家里有医生护士，会对家人有很好的帮助，万一老人孩子生病了，或者其他家人遇到了健康问题，会有当医生的家人给予很好的照顾，事实上，对于绝大多数医护人员来说，这也是一个童话。

王宁有些心酸地说，我的母亲在60多岁时猝死了，我非常内疚，因为我作为一个医生，在医院有非常方便的条件，但是甚至在她去世之前，都没有给她做一次心电图检查，忽略了对家人健康的关注。

医生对于伤医事件的愤怒，完全与正常人的愤怒不同。某种意义上来说，医生是人类健康的守夜人，或者是生命的守护神。也正因为是这样，基督教才借助医学的力量来传播教义，让人们通过医生的治疗效果来显现"神迹"。

人们来到医院，就开始了对医院和医生的"委托和信任"的过程，这与中国儒医模式完全相反。儒医通常会去病人的家里，上门看诊，病人的照护，也完全由病人的家人来完成。

医院则通过医疗空间的政治化，把病人家属隔绝在医院的诊治体系之外。因此，病人必须意识到，一旦进入医院，委托和信任的程序就已经自动开启了。这时候，需要病人及其家属主动地把自己纳入医院的医疗空间之内，接受医院政治的"权力规训"。

在福柯看来，委托化西医医院诊疗方式的确立，经历了一个陌生人之间达成社会信任的过程。

但在中国，人们对空间政治的挑战一直存在，或者简单地说，人们对于陌生人之间达成信任的过程，一直缺乏主动的参与，甚至有意破坏这种信任的建立。

在王宁的故事中，令他在从医生涯记忆深刻的，就是一次无辜被打事件。

王宁说，有个病人不是我直接治疗的病人，而是另有医生治疗。如果从专业角度，到现在都可以让专业人士来评判，治疗是完全符合现代医疗规范的，而且给予了更多的私人关照。但是家属对治疗结果非常不满意，既有对医生的谩骂，也有对医生的殴打，甚至跟我发生了冲突。尽管我是很无辜的，但也挨了打，伤得挺重，住了好几天院，最后公安机关没有做任何的处理。

虽然无辜被打，但王宁没有由此产生怨恨，而是对就医者的情绪给予了同情和理解，"大多数患者来医院不是来找事的，他是来解决病痛的，只是因为各种因素他不能理解，这是他个人的一些问题。但是我觉得这个社会存在一个问题——医院不是院长的，也不是医生和护士的，医院是这个社会的，所有的医院是为社会服务的，如果有人在这里又打又杀，他破坏的是什么？是一个社会秩序，是干扰了别的普通公众的利益。"

习近平总书记在谈到如何做人的时候说，"君子检身，常若有过。"王宁们也正是以君子的原则来要求自己，更多地是对自己行为的反省。

王宁说，我自己在门诊、在病房，包括对我的下级医生只有一个要求——你以专业的精神认真对待病人，认真对待疾病，把人为的错误降到最低，你就是一个好医生了。如果你再能关心病人家属的心理，包括他的朋友——因为很多人病了以后，他的朋友同事是非常着急的——你要关注他们的健康，那么你就是更高级的医生。

"我工作三十多年了，在十几、二十年前，那个时候收入很少，但我确实觉得医生们得到了病人和社会的尊重。所以在那个时候，面对改革时期的诱惑——经商、下海，我都没想过要去转行，因为我觉得我是个敬业的医生。现在，面对这种环境，我恰恰觉得需要我在这里坚守，坚守什么呢？用我一个职业医生的技术来坚守这个阵地。我觉得医患矛盾一方面有患者的问题，另一方面还有医疗机构水平参差不齐的问题。"

王宁说，医疗机构、医生之间的水平差异是很巨大的，这也造成了病人的不信任。病人可能今天拿着片子在我这儿看了，然后转身就又挂一个号到李医生那再看一下，甚至下午他又挂了一个号到别的医院去看。他为什么这样不信任呢？一方面是他对医学不理解，另一方面他对医疗机构的信任程度确实不高。

福柯说，医学作为一种不确定的认识，是一个古老的主题。

而在中国，医学的不确定性，是只有医生才懂的"谜题"，并没有成为公众常识，因此，整个社会缺乏对医生这个行业的认可度，最后，连医生群体自己也开始否定这个群体——最直接的否定，是不愿意或者不支持、不鼓励自己的孩子继续从事这个职业。

王宁说，"我觉得不要让孩子再从事医疗行业。但是我也告诉他，如果你十分热爱医学，而且你有这样一种信念，我也支持你。因为孩子看到了父辈的工作，所以他很犹豫，他知道我的生活。我们家庭就有巨大的不平衡——我爱人不是学医的，她在医院做行政管理工作，她受的教育没有我高，她的职称也没有我高，但是她的薪酬比我多一倍，还没有夜班。"

王宁对自我和对行业的否定，让人意外，却也在情理之中。他说，"如果让我再次选择的话，我不会选择做医生。"

王宁有些悲凉地说，"如果可以有再一次的选择，我可能会选择一个工科专业。因为我内心是充满活力的，希望有创造的，希望每一次工作都有成果的。当然我现在的成果是治好病人，而且我也做到了，但是在这个社会的氛围之中，我没有这么大的愉悦，我的价值没有得到体现。"

"这种价值体现在两个方面，一个是把人治好，得到病人的尊重和家属、社会的认可，但现在社会的认可不够；第二个，我去修车的时候，换一个配件，工人的工时费是八十块钱一小时，我每周出门诊，给十个病人做出诊断和治疗几乎要用一个下午的时间，但是我的挂号费一个九块钱。"

王宁对医生职业的否定，是国家、社会、医院、病人和医生自己都不愿意听到的声音，但在医生群体，这却几乎成为一种群体性的声音，"医生应该是什么样的薪酬？不在于钱的多少，而要和整个社会的经济发展水平相适应。我有 30 年的工作经历，我硕士、博士、博士后十几年的医学教育经历，但收入上，存在着巨大的反差。让我再次选择的话，我不会选择做医生。"

医疗不能市场化，医疗生产领域的劳动者价格就不能市场化，因此，定价系统必然出现问题，即价格与价值的严重不符。

在这种情况之下，医疗生产力也不能发展，更不能成为国家经济建设的助推力之一，反而成为其负担。

罗伊·波特（Roy Portey）在《剑桥医学史》中说，当病人对新药感激不尽的时候，对开这些药的医生也越来越不满意。

人们越来越以为是药物救了他们，因为医生的作用，似乎越来越小，因为医生的知识体系，已经不能独立存在，而必须依赖于检查器械。

之所以有这样的认识误区存在，是因为媒体和普通患者对现代医疗体系普遍存在误解。

用福柯的知识权力理论来解读现代医疗体系，则只有通过检查，才能留下详细的档案，医生通过获得"书写权力"，从而有机会全面地了解病人的身体。

检查机制从建立之日起，就起到了辨认病人、驱逐装病者、跟踪疾病的变化、研究治疗效果、确定类似的病例和流行病的起源等效用，通过这些数据的积累，让疾病可以通过"计算"而得以确认。

从这个角度来看，无论多么先进的医疗器械，都只是帮助医生"计算"

疾病的工具罢了。

通过检查和"计算"，每个人都成为一个可描述、可分析的对象，"为了在一种稳定的知识体系的监视下，强调人的个人特征、个人发育、个人能力；其次是建构一个比较体系，从而能够度量总体现象，描述各种群体，确定累积情况的特点，计算个人之间的差异"。

在福柯看来，检查是同时从仪式上和"科学"上对个人差异的确定，是用每个人的特点来确定这个人（与典礼不同，典礼是用具有各种标志的场面展示地位、门第、特权和职务），检查就清晰地标示了一种新的权力运行方式的出现。在这种方式中，每个人都获得自己的个性并以此作为自己的身份标志。

用王宁的话说，从本科、硕士、博士到博士后，漫长的教育生涯，就是为了掌握这些知识。但在普通病人眼里，这些知识都不如闪光的医疗器械和吃上去就马上起效的药片有用——这是对医学知识的不敬和冒犯：医生的作用，就是告诉病人，哪一种人适宜吃什么药，而这个药物配给的过程，需要无数的医学知识才能拥有。

对于 ICU 医生来说，每一种药物使用的细小变化，在每一个病人个体身上的不同反应，都需要 ICU 的医护人员分分秒秒地把时间花在病人身上进行监护，才能获得相应的知识。

英国莱斯特大学社会学家尤森（N.D.Jewson）提出一种观点：医学的发展和扩张反而为医患关系制造了悖论。一方面，人们越是对医学提出更高的期望就越是难以满足。临床医学的效果很好，但又远远不够好。

但哈贝马斯认为，"自由这个由一个词构成的观念可被随意变通、危险放大，以至最终自由权似乎失去所有意义。由一个词的权利不能解决各种棘手问题。这种表述容易引发争议。它使我与他们对立，鼓励与他人相对的我的权利意识，这种意识只是事与愿违时我的怨愤情绪。"

也就是说，由于医患双方的其中一方过于强调对自己有利的一面，而忽略了医患是一个整体，是与疾病进行战斗的一支队伍。因而，过分强调了患者利益，必然会伤害医生的利益。

在社会不能对共同价值达成一致认识的时候，如何在确认自我利益的时候，确认他人利益，在对他人利益的理解和承认的基础上来调整自己的利益，从而让人们指向"大我"。

四川大学华西医院院长助理程永忠说，"医生是整个医院业务发展的龙头，如何通过绩效制度鼓励医生愿意多做、做好，是医疗质量安全以及医院发展、学科发展的关键所在。"

目前看来，我们在提高医生待遇、解决医生（护士）才是医学发展的先进生产力这一关键认识方面，还缺乏足够的认知。

# 之二

出场人物：陈文劲

业内身份：北京宣武医院神经介入外科 ICU（重症监护室）副主任

从业经历：北京宣武医院神经外科

医学成就：心脏重症抢救、心血管重症抢救、脑血管重症抢救。

对于普通人而言，ICU 是一个经常出现在影视剧上的场景。只要是戏剧冲突到了高峰，就会有主人公被推进 ICU。展现在公众面前的形象永远是这样的：封闭的病房，繁杂的仪器设备，忙碌的医护人员，象征手术室的无影灯，病房外家属焦急而沉重的面容！

陈文劲说，ICU 的治疗理念是"滴进式"的。简单地比喻，"滴进式"就像我们调酸碱平衡一样，一点点调到 PH 是 7 的状态。在 ICU 里，所有的治疗都是滴进式的，给药要一点点调，呼吸机也要不断调，其他的生命支持都要根据病人的情况不断调整。

如果非得要用一个比喻的话，那么，ICU 的医护人员就像手拿绣花针的绣娘，每一针、每一线，都需要小心谨慎，稍不小心，整幅绣品就会毁于一旦。

ICU 是生命的最后保护屏障，如果一个病人进了 ICU 而不能出来，那就意味着或许将要与生命告别。而如果能够顺利地告别 ICU，就或许意味着生命有了再次生长的迹象。

因此，ICU 是医生与疾病搏斗的最后战场，"我们力挽狂澜，希望看到病人有一些稳定的征兆，给医生与病人家属一些自信心，给下一步治疗铺垫一个好基础"。

陈文劲说，因此也可以认为 ICU 不是治病，而是用各种办法获取各个身体器官的支持，如果呼吸也没事，肺也没有事，哪儿都没有事，病人就不会死！

在 ICU 里，各种监护装置、输液装置都可以把数据采集下来，转输到中控系统，中控系统再去控制每个病人的输液速度，分析监测的数据，这些过程全都是计算机系统自动控制的，所以 ICU 现在也是一个非常庞大的电子和 IT 空间。现在国外流行 IPAD，护士用 IPAD 处理输液指令，医生回家都可以用 IPAD 调动组织现场工作。这些都是数字化 ICU 的体现。

这就不得不重新回到福柯关于知识权力的论述。当临床医学发展到生化科学阶段，"临床目视"已经变得不那么重要，即医生与病人的身体接触与病情询问，已经居于次要地位，或者可有可无，但病人及其家属却仍然停留在"临床目视"阶段，需要医生面对病人，用眼睛"目视"病人的身体，询问病人的各种身体反应。

用福柯的话来说"临床医学通过把语法结构与或然性结构引进病理领域而成为哲学上'可见的'场域。这种结构具有历史的起源，因为它们与孔狄亚克①及其后继者们同时存在。它们使医学感知摆脱了本质与症状之间的游戏，摆脱了疾病物种与个人之间同样暧昧的游戏：这种游戏是按照病人既掩盖又揭示自身疾病的特异性这一原理来转换可见性和不可见性——这样一种图像就此消失了。一个明显可见的视域向目视敞开了"。

在临床医学的初始阶段，"目视"即权力。病人必须交出自己的身体，才能获得医学上的检查和治疗。福柯认为，在"目视"过程中，病人不得不忍受医生"沉默的暴力"。

在生化科学阶段，所有的病理指标，都会通过生化数据予以呈现，而医生的知识权力，则从"目视"上转移，变成解释和看懂这些生化数据，并根据相关数据，对病情做出准确的诊断，同时，知道什么样的病，应该用什么样的药治疗。换言之，医生的角色，有些像医疗顾问。

在生化医学面前，检查、数据收集、数据分析，根据数据得出正确的结

---

① 孔狄亚克，全名埃蒂耶那·博诺·德·孔狄亚克（公元 1714 年—1780 年），法国人 18 世纪著名法语作家、哲学家。主要哲学著作有《论人类知识的起源》《论缺点和优点毕露的诸体系》《感觉论》等。

果，并找到正确的治疗方法，是医生的真正使命。

但媒体和公众对医学的进步显然了解不多，他们要求西医仍然像中医那样望、闻、问、切，希望西医拉着病人的手，询问病人的身体哪里不舒服。

而对于医生来说，这些细节早已不重要——病人的叙述，有时是非常不准确的，比如，有时病人叙述胃疼，其实可能是心脏发生了问题。有时病人叙述肝部有症状，但事实上可能是胆部出现了炎症。

病人对自己的身体患病是确切知道的，但具体哪个部位疼痛，意味着什么，他们并不了解。需要医生根据生化指标作出准确的诊断。

这也是很多病人对医生有怨言的地方——二话不说，就开检查单。离开了检查单，医生就不会看病。

这样的抱怨毫无道理！

就像我们已经使用液化气做饭，但炊妇还一味抱怨没有足够的柴草一样。

时代变了，但媒体和公众却没有跟上。就像在 4G 时代，他们仍然使用 2G 手机，还总是抱怨网速不快一样。

在生化时代，有问题的不是医生，而是媒体和公众。但没有人告诉媒体，更没有人告诉公众，因此，医生不得不一直成为抱怨的对象。

在我国，目前更常用的还是通过病理生理学监测，从人体上搜集到各种有效的信息，从获取的诸多数据中，理出一些关键有效信息，进行逻辑推理，从而确定是什么样的疾病在病人身体上作祟。

有一个说法是 ICU 念 I see "U"，就是我看着你，因为需要更多的数据，所以，ICU 需要大量生产数据。

这些数据的获得，不再通过"目视"，而是通过诸多仪器。在 ICU，医生护士寸步不离病人床边，手术大夫做完了手术就走的情况很少，ICU 永远有人，至少永远有护士，大夫也会经常在病房穿梭。这样做的目的，就是收集尽可能多的数据，做出更正确的诊断。

在生化时代，医生不再通过诊断获得知识权力，而是通过对数据的分析。

准确地说，生化时代的医生，是一部超强的数据处理器，要根据各种生化指标和电子数据，来准确地判断疾病的状况，再给出正确的诊疗方法。

陈文劲说，ICU 是重症病人的集中地，这是事实。在 ICU 平台上，ICU 是一个完整的系统，它相当于发令者，它能看到全局，看到各个器官的变化，看到哪里需要先支持哪里需要后补进，它可以调动整个治疗体系协作作战。

"比如一个骨科伤员，今天这个手术怎么做，或者今天手术能不能做，骨科大夫得听 ICU 医生的，因为 ICU 医生在关注病人各器官的变化。如果他出血了，是截肢还是做栓塞，我们会根据病人血流动力学的情况，根据病人各脏器的情况，来帮助骨科大夫选择一个合适又安全的术式。"

陈文劲认为，有些病人多发伤，有腹部、有骨骼、有躯体等等，涉及多个学科的病变，单靠一个 ICU 科室不能解决原发损伤，我们就需要跟很多很多其他专业科室打交道，需要手术治疗或其他治疗的，就要请专科医生来帮忙。其实在平时的治疗中也是一样，应该先整合资源，需要整合的专科医生都集中至病人床旁，听完各专科医生建议后，再由 ICU 医生来决定哪个优先要做，哪个稍缓处理。

有人认为，ICU 医生有一点像军队的特种部队，需要较强的综合素质。

ICU 医生不是"万能医生"，ICU 的责任是生命支持、器官功能支持，为原发病得到缓解赢得时间。另外，ICU 在临床上是一个协调者，国外称为 coordinator，它能把各个专科大夫协调在一起对病人实施最有效和最有序的治疗。

ICU 是把各个专科医生吸引到床旁，由 ICU 综合各方意见做出协调和统一部署。不仅是临床各科医生，还会把营养师、康复师、临床药师都集中在一起，由 ICU 来协调整个医师团队合作救治重症病人。

ICU 的出现，是现代医学变化的一个重要指征——医学，已经摒弃了"扣诊""目视"这些传统方法，变成了数据医学和电子医学，通过"人体大数据"，医生把身体和疾病当成一个系统来进行综合分析，从而把身体进行电子档案化和电子数据化。

医生不再单纯拥有"书写性权力"，而是拥有了"数据权力"——书写已经成为旧时代。

在医生的"书写"时代，知识分子病人可能通过共同的书写系统对医生的"书写"进行指责或者认同，也就是说，医生虽然具有"书写"权力，但并不肯有"书写"的唯一解释权，因此，知识分子群体可以对医生的诊疗进行干预，指出其错误，或者褒扬其成就。

但在"数据权力"时代，知识分子、媒体都被排挤出了医生的权力系统之外，医生们建立了一套基于生化指标和电子数据之上的权力话语，这加重了知识分子和媒体的焦虑。

被排除、被边缘化、被剥夺了在医学方面的知识权力，让知识分子和媒体怒火中烧，他们急于维护颜面，因此急于批评医生，急于在新一轮的知识权力争夺中获得胜利，但他们错了，数据时代和生化时代，医学权力注定只属于医生。

也就是说，在电子数据时代和生化时代，只有医生群体独享医学权力，知识分子和媒体被打入普通人的队伍之中，让这些一向习惯拥有知识权力的群体，不得不沦为平庸，因此，他们对现代医学的攻击不会停止，但也不会得逞。

哈贝马斯认为，现代化是一个包含了各个相关发展阶段的过程，有些过程我们早已经历。知识从 17 世纪起经历了巨量的增长。有技术价值的知识的巨量增长导致了三个区别明显的价值领域的分化，现代性带来了专门知识在数量和深度上的巨大，因此，存在于人类的知识和生存之间的裂痕扩大了。

哈贝马斯说，在某种程度上，现代性标明了一个在时间上有起始点的时间或者是同某个时间段有密切关联的一套观念。至于这个阶段是否已经成为过去，或者还在展开；假如阶段已经过去，我们是否应该额手相庆，欢送它的离去——

然而，现代性不仅是一个时期，它还标明了同社会、政治、文化、制度、心理学有关并产生于特定进程的情境。

哈贝马斯认为，交往行为建立在对有效性声称相互承认的基础之上。在生活世界中，言语的行为协调机制迫使人们重视其他说话人、听话人、行为人以及他们的理由。

商谈存在于规则之中，这些规则保证了平等地尊重所有行为人，保证人们之间的普遍团结。平等、普遍性、包容这些理想已经铭刻在生活世界的交往实践上，行为人仅依靠交往就能遵从这些理想的要求。所以，生活世界的社会化就是一种道德化，即习惯于按照这些理想的要求行事的过程。

在本书中，我一再强调医患之间需要建立"商谈机制"，根据哈贝马斯的理论，"商谈"可以更好地实现其社会实践功能，因为"商谈是一个对话的过程，一个将人们召集起来纳入有意义的辩论的过程"。

但因为知识分子和媒体在医学领域完全失去了知识权力，因此，他们无法介入医生与病人的"商谈"。也就是说，他们连"商谈"的资格都失去了，沦为像普通人一样的旁观者。

本书在前面的章节，曾经呼吁媒体介入"商谈"，其实是力求让媒体通过自己的诚意，夺回部分知识权力——只有成为"商谈者"，部分地具有"商谈"能力，媒体才能在医学知识领域重新获得部分话语权，而不是成为旁观者。

要实现这个目标，媒体要做的同样很多：

首先，要专业。正如本人提议的那样，让医学专业的学生进入媒体，让医疗新闻成为专业类新闻而不再归入社会新闻。

其次，要客观。医学新闻要能够准确报道医疗过程，从专业的角度进行分析，而不是从结果——如果单单从结果上看，许多医学治疗都是无意义的。现代医学不承认自己是神学，作为科学的一种，现代医学收集数据、对病人的健康状况做出科学评估，医生根据评估结果提出治疗方案，得到病人的允许，决定治疗或者不治疗，以及如何治疗。

在这里，我不得不插入一个新的名词——医疗顾问。

普通知识分子和媒体已经被排除在医学知识权力之外，意味着在医学方面，他们不再具有给出参考答案的能力和权力。

相较于知识分子和媒体，普通病人同样不具有医学方面的知识权力，同样被排除在权力系统之外，那么，医生制定了治疗方案，再向病人和其家属垂询意见，不但毫无必要，甚至是一种权力的欺凌：既然他们不懂，征询就显得虚伪。而如果不征询，则生命权和健康权就不再掌握在病人自己手里，而完全转移到了医生手里。

医生如何与病人沟通？病人的选择权如何实现？

我们只能借助于"医疗顾问"。

"医疗顾问"受雇于病人，代表病人与医生交谈，共同制定治疗方案，并把方案的医学理由告诉病人。

如果出现"医疗意外","医疗顾问"和律师、保险公司的保险代表一起与医生代表进行"商谈"。

现代医学是一门把病人排除在外的科学，中医的参与感在现代医学世界不再存在。

"医疗顾问"是一种新型的"医疗民主"，即病人及其家属必须参与治疗，并促使医生参考病人及其家属的意见。

"医疗民主"是现代权力结构下的一种新型民主，其主旨是在就医时，让失去话语权的病人重新获取决定权。


但医疗政治的特殊性，决定了普通病人及其家属难以对专业的医疗问题发表意见，就像普通民众难以对国防问题发表意见一样。公众对现代政治架构的知识有限，对处理国际问题尤其是国防问题的知识和能力更有限，因此，现代西方国家，民众把这部分权力通过代议制，交给政治家来解决。

"医疗民主"类似于西方的代议制民主，病人及其家属自主选择能够代表自己利益的"医疗顾问"，"医疗顾问"受托于病人及其家属，并为其认真负责。这样，"医疗政治"，就成了专业人员之间的政治，成了专业人员间的权力游戏。

"医疗民主"不同于经济民主，后者是普通民众都有能力从事的一项政治活动，"医疗民主"更类似于金融民主，民众在此领域的政治参与，更多地委托基金公司和理财公司，与我在本书中提出的"医疗顾问"是一个道理。

有了"医疗顾问"，"医疗意外"就变得容易理解，争端解决起来，也容易沟通。

如果实行了"三方医疗意外险"，则"医疗意外"出现后，病人及其家属也仍然不需要介入，有专门的"商谈者"来通过与医生及其代表进行"商谈"予以解决，医患争端就不会酿成纠纷。

这里要提到媒体的第三个品质，中介化。如果要介入一些领域成为"商谈者"，媒体必须实现中介化，引入专业人才，具有"商谈"能力，否则，将会在某些领域彻底失去话语权。

总之，医疗专业化，迫使民众不得不让自己从这一领域撤离，不再用普通的生活道理来理解医学专业，不再用肉眼可以操作的"目视"，来判断连显微镜都难以清晰展现的身体世界。

陈文劲说，医疗是模糊的，几乎每一步都是权衡，都是在"赌"。所以，我们的文化和制度要鼓励医生们拥有更多的知识权力，可以在与疾病进行战斗的时候，更勇敢一些。

"每一个决策都充满不确定性。"他说。

事实上，他的话佐证了我的推论：当医学从"目视"进入微观操作，我们不了解的东西变得比原来更多。因此，医学变成一种强大的政治体系——一切由医生主导。

但医学民主的悖论是，如果没有更多的授权，医生们难以有所作为。在与疾病的战斗中，只能裹足不前。

对于陈文劲来说，其交流范围是非常狭窄的，从事重症监护的医生非常之少，彼此的口碑也只在这很小的圈子里互相传递。因此，他想得很简单，就是做一个好医生。

"这是我的信仰，但还到不了'圣'的境界，所有配得上医生称号的人，都希望把事情做好。"

陈文劲说自己是一个没有大理想的人，"我给自己定一个目标，治好一百个病人就退休，但治坏一个病人，就把目标往后退一步。医疗是个很痛苦的事儿，多数时候会犯错，尤其是重症监护领域。所以，到了一定年龄，就没有了喜悦感，而当小大夫的时候，喜悦感就会很强。"

在重症监护室的时间越久，陈文劲越明白"保守"的价值，"真正的大师都懂得适可而止。"

让他非常难忘的是，有一个国外的大师，在国外一天能做 8 台手术，但被请来中国做手术，一天只能做 4 台。"做不动了，他就马上停下，不坚持，不挑战自己。"

现代医学不像传统医学一样，基本可以实现流程化，患者的不同、疾病的不同、器官的不同、细胞的不同、病理生理过程和阶段的不同、检查检验监测参数的不同、监测治疗手段方法的不同和效果的不同，都使每一个病人更具个性化，这就意味着，手术方案不可能雷同，必须同样个性化。

这就要求医生学习各种各样的知识、经验和技巧；借鉴各种各样的方法、手段、策略，全方位考量疾病与机体间各种各样的关系和影响，权衡各种各样的组织、器官、系统间的相互作用和匹配，斟酌在各种各样的检查、治疗手段间进退取舍的手段与方法。

医疗政治越来越精密，也越来越机械化和电子化，医疗从"人的政治"正蜕变成"数据的政治"。

但无论如何，"我们要对得起医生这个称号。"陈文劲说。

# 第八章　有心灵温度的医生

自古以来，病人对医生就有一种天生的崇拜。古代巫、医一家的时候，出于对神和天的惧怕，民众对医也有一种天生的敬畏。

巫、医分途之后，因为医代表了儒家文化对身体的文字化认知和对生命的理性诠释，病人对医生同样心存景仰，因此，古代的医患关系从来没有平等过。

儒医产生之后，他们更是以拯救天下苍生为己任，把自己放置在"君子"的位置上，站在尘世的下风口，用自己的完美德行来体现"仁"的高贵。在他们的世界里，"仁"体现了善和美好，体现了"君子"与"小人"的区别。

在马克斯·韦伯看来，由于儒家认为现世世界是一个最完美的世界，因此，医患之间的矛盾也不可能发生。因为，儒医们虽然同样掌握知识权力，但由于他们认为人性的本质是善的，世界上所有的人和物在原则上都是平等的，只不过在程度上存在一定的差异。

因此，儒家乐观地认为，儒家道德的准则，世上所有人都能遵守，都可以做到完美的程度。只要对各色人等礼教之，那么，每个人都会努力改造自己，自我完善，成为一个全方位保持平衡和谐的人。

# 之一

出场人物：焦立群

执业经历：主任医师，副教授，宣武医院介入中心副主任，神经外科缺血性脑血管病区主任，血管病专业。

执业专长：擅长脑梗塞所有的手术和支架治疗，包括颈动脉狭窄、脑血管狭窄、烟雾病等，做颈动脉内膜剥脱手术和搭桥手术 300 余例，每年手术的并发症发生率仅 1% 左右，疗效居国际领先地位。作为国家卫计委颈动脉狭窄治疗的培训中心，帮助全国百余家医院培养了大量的人才，并制订国家级的手术指导规范。

焦立群的导师凌锋教授说，"始终相信医患之间可以重新建立起一种信任，因为大多数人都是好的。医生之所以选择这个职业，是因为他们的内心有善念，愿意帮助别人。"

善念，是焦立群心中一盏不灭的长明灯，照耀着自己，也照耀着患者。

有一位颈内动脉严重狭窄的病人，在地方医院做了手术后，复查时却发现恢复情况并不太好，家人都很担心。于是来到北京宣武医院神经外科，找到了焦立群。

焦立群让这位病人住院，作进一步的检查、治疗。"从入院开始医护人员了解病情、检查、化验、安排手术都非常精心周密地安排，使病人和家属放心、省心。术前准备仅用了一天半真是高效、严谨。第三天手术，中午焦主任和他的团队成员都没顾得上吃饭休息，连续手术，父亲出来时都下午三点了。"病人的儿子说。

让病人家属非常感动的是，从手术室出来，焦立群只是微笑地对他说："没有太大问题，没必要放支架。"

这位病人家属说，"感觉焦主任为人直率，光明磊落，不仅医术精湛，更重要的是职业素养高，在这经济社会，这样的好医生不多见。"

对于焦立群来说，这样的事情实是情理之中。"没来宣武医院神经外科工作之前，总是有一种玩世不恭的态度，但到了这里，发现这个团队做事非常认真，对病人高度负责。"

正是这样一种氛围，改变了焦立群，"在这个团队，你如果做事不认真，就会被排斥出去。"

让焦立群认可的，还有团队文化，"这个团队能读书，不断跟上科学的发展，每个人都有自我更新的能力，大家一直沿着这个方向往前走。"

善的选择，一直是这个团队的文化之一。

团队的精神领袖凌锋教授说，"医患关系，实际上就是人和人之间的关系，但在疾病的背景下，这种关系变得更深、更多情。从这个角度上说，医患关系是和谐社会关系特别好的切入点。医学本身的本真，就是为病人解除痛苦、尊重生命。作为一个医生，你真心对病人，病人也会真心对你。尤其是在医患关系上，医生要主动地去体谅病人，关怀病人，服务病人。"

焦立群对病人的关怀，更多地体现在行动上。

一位 59 岁的病人，在当地县医院检查出右侧颈内动脉狭窄，在北京做了强化 CT 检查之后，结果显示右侧颈内动脉严重狭窄，左侧锁骨下动脉严重狭窄，左侧椎动脉严重狭窄。

医生建议需要神经外科手术治疗，否则随着变化，生命的长度和质量受到影响。

那天的诊疗过程，病人和家属终生难忘，"2014年2月26日，上午10点，来到焦大夫的门诊，请加了一个号，每个病人的看病时间大约15分钟，我们这样的'加号'大约15个，焦大夫没有吃饭一直看到下午三点才看完，让大家觉得都很心疼，很钦佩，他很有耐心，和病人的沟通让人觉得很舒服，坦诚地告诉我们手术的必要，留下了申请住院的单子；2014年4月13日，接到住院的通知，来到宣武医院神经外科四病区接受治疗，在这一个星期里，检查和治疗安排得很紧凑，周二做了造影和左侧锁骨下动脉支架手术，手术时间约3个小时左右，右腿经过穿刺，所以需要24小时卧床右腿不能动，我爸术后感觉视觉上转好一些，脑子比以前清醒一些，周四做了右侧颈内动脉剥脱手术，术后需要卧床禁食6小时，头最好不能动。"

而另一个对自己的病情十分担心的病人，对焦立群的敬佩，则来自于他对病人的负责，"看片子，即很肯定病情，焦主任一句中肯的建议，服点药，定期检查，不用手术，就使一头雾水、胆战心惊的心平静了下来，心态对于患者来说，太重要了。"

病人在给焦立群的感谢信中说，"我的体会是：高超的医术不是听患者介绍病情，而是不听，只看提供的原始材料和真实的数据，就能判断是什么病，怎么治疗。"

这位病人的感受，支持了在上一章节我所做的关于电子数据时代医学权力问题的论述：病人的介绍和口述，有时并不准确。尤其涉及神经外科，有时连医生在显微镜下都无法看清全部问题，普通病人的主观感受，更有可能会误导医生。

也就是说，在显微镜医学和电子医学时代，普通人被排除在医学权力之外，医生拥有了全部的知识权力。

知识权力与行政权力一样，都可以成为一种霸权，一种权力拥有者主导的力量，为权力的拥有者谋取利益。

但知识权力在焦立群们手里，并没有转化成医生群体的牟利工具，而是转化成了一种服务的力量，服务于患者，为他们解除病痛。同时转化为一种战胜疾病的力量，通过战胜疾病，和病人共同掌握健康权和生命权。

知识权力在焦立群们手里，转化成了善的力量，通过帮助病人，感染病人，让医患结成共同体，共同面对疾病，共同营造良好的社会风气。

在焦立群们眼里，病人的利益高于一切。有位病人因为颈动脉狭窄打算做支架，进了手术室后，医生发现病情严重，不能做支架，建议做颈动脉剥离手术，但在病人快出院时，医生又根据检查结果，说剥离手术也做不了了，只能保持原来的状态了。

病人家属不甘心，挂了焦立群的号。焦立群仔细看了片子，又调出了病人的病例仔细查看，说可以做剥离手术，并马上帮病人约了住院。手术后，病人的身体状况非常好，对焦立群说，"我们为能遇上您这样的大夫而感到庆幸。"

善有不同的面向，遇到不同的人，会有不同的表现方式。

一位颈动脉狭窄90%以上的病人，手和胳膊经常麻木，血压有时最高达到180，焦立群看了片子之后，准备让病人春节后第二批住院做手术，当病人的女儿跟他解释说，她的弟弟在广西上班，爱人又患有乳腺癌，家里经济负担较重，如果她父亲第二批住院，那她弟弟就要请很长时间的假。焦立群听到这个情况后，"二话没说就给我们安排到第一批住院"。

　　病人的家属感激地说，"这次看病使我们看到您不仅医术高明，而且医德高尚，平易近人，一心为患者及家人所想，不愧是人民的好医生！"

　　何时安排手术，也是医生的权力之一，但焦立群们会把这种权力，尽可能地服务于病人，"以对方为重"，去考虑对方的利益。这使医患关系，重新回到了传统伦理秩序之内，医患之间，成了类似于朋友间的半熟人关系。

　　凌锋要求她的学生们，要"做有思想的医生"，其中包括"技术好，安全；不滥用，省钱；条件好，舒适；态度好，用心。"

　　用心，病人就感觉得到，也会用自己的心去回应医生。

　　一位 57 岁的患者，中风过 2 次，在东北一家医院做过治疗之后，又一次突然摔倒，造成脑出血，两个月后出血点已吸收，但引起脑梗后遗症，造影后发现，右侧闭塞，左侧颈动脉血管重度狭窄；当时在南方一家医院就诊，医生建议做支架手术，但手术难度很大，保险起见，医生建议病人家属带上病人直接到北京宣武医院，找焦立群医生来做，"说他是这方面的权威"。

　　因为病人手术的危险性又比较高，其家人一直比较担心，从网上给焦立群寄了资料后，"奇迹出现了，凌晨一点，当时半睡半醒中，听到有消息提醒，就迷迷糊糊拿起手机扫了一眼，看到是焦立群医生的回复立马精神了。"

　　焦立群在网上耐心地解答了病人的病情并建议做左侧颈动脉颅内支架手术，避免再次出现脑梗的可能。并很快帮忙安排了住院，病人到医院的当天就开始做手术前的各项检查，第三天就安排手术。病人有糖尿病，前不久肺感染还没完全好，卧床住院近 5 个月，颈动脉右侧闭塞，左侧重度狭窄；手术后，病人的血管已经全部都通了。

　　三个月后，病人在家乡医院做头部 CTA 复查，发现右侧颈动脉由全闭塞转为重度狭窄，左侧颈动脉由重度狭窄转为基本正常。

晋人杨泉在《物理论》中说，"夫医者，非仁爱之士，不可托也；非聪明达理，不可任也；非廉洁善良，不可信也。"

焦立群们就是这样，用自己的行动，书写着仁爱的真正含义，让中华文化的价值，在现代医疗体系面前，仍然闪耀着光辉。

凌锋教授说，"医生的医德和操守就是这样自然发生的，因为我们每天都可以从病人身上感受到很多，是他们带给我们感动和激励。病人给我们的启发，并不仅仅是他们对你的感谢，更重要的是，你能从他们身上看到家庭的温暖、夫妻的恩爱、对生活的热爱、对事业的追求、对科学的探求，你甚至能从中领会到一些哲理。"

一位外地病人，近 3 个月宣武医院的 CT 都没有约上，挂了焦立群的号，得知他们的 CT 已经排到 4 个月之后，又是外地专程来京看病的，就让病人找宣武医院的合作医院去做检查，叮嘱病人在拿到检查结果之后的第二天或者第三天去找他。

检查结果出来后，焦立群耐心地给病人讲解检查结果，分析病情，怕病人听不懂，就换成很通俗的大白话来说，还画图来给病人做解释，很快，病人就听明白了问题所在。

然后，焦立群建议病人做进一步检查，最好住院检查。在焦立群的协调之下，两天后，病人就住了院。

做了各项检查，尤其是血管造影之后，医生们经过会诊，建议先药物治疗，不要冒险手术。病人听了建议，打消了心中的顾虑。

这位病人说，"不去医院不知道，一去医院吓一跳，病人多得像是赶集。因此去看病之前最好做好准备工作，把症状说清楚，问题罗列一下。医生的时间才是最宝贵的。"

在医院，病人也感慨，"有的病人躺在病床上被推着到处乱撞，看着都心寒。也就是没家属在身旁，否则绝对受不了自己的亲人被那样推来推去。"

尽管焦立群非常负责，尽管宣武医院的医生们没有草率行事，在会诊之后不建议病人立即手术，而是观察治疗，但病人的反应，代表了中国病人的普遍认知，即医院病人太多，家属照顾才是最好的照顾。

凌锋教授说，"一个人找你看病，把所有的隐私都告诉你，把衣服脱光了让你检查，把所有的痛苦告诉你，把生命都交给你。这种人是仅次于上帝的人。医生应该有神圣感。"

这种神圣感，是支撑焦立群们为病人负责、把病人放在第一位的直接动力，他们让自己的利益退居其次，以病人的利益为重，但病人对此，却并不能完全理解。

如福柯所说，就医，就是一个病人把自己委托给陌生人照顾的过程，但中国的病人至今仍然不习惯，或者对这一理念缺乏基本认知。

而焦立群用大白话加画图为病人解说病情的过程，事实上远远超出了医生的职责：医生负责检查、书写、治疗，但解释的工作，需要专职的医疗顾问去完成。

医患之间，需要有一个中介机构，成为医患之间知识的连接点、情感的冷却点、冲突的缓冲点、商谈的对话点。

由医生面对无数病人，去解释复杂的医学术语，并把专业的医学数据，变成日常生活语言，是一项耐心而工作量巨大的工作，焦立群们不得不如此，以赢得病人及其家属的尊重和谅解，但医生本人的身体和心灵健康却受到摧残，焦立群们不得不放弃吃午饭，不得不加班至深夜，不得不放弃家庭生活，不得不让自己变成一个远离社会的"医院人"。

凌锋说，"在我们抱怨社会如何对我们不公和苛刻时，我们首先要想到自己的责任，病人对我们性命相托，我们应责重如山。我们不求对病人恩同再造，但求对自己问心无愧。"

焦立群们也正是按照凌锋教授所教诲的，用情怀来照亮自己的职业之路，用心中的大爱，来化解医患之间那驱之不去的阴霾。

一位感激万分的病人家属，讲了一个漫长的故事，来表达自己内心深处的那份情感。

一天早上大约6—8点，病人身体感到不适，两小时内连续两次豆大的汗珠从他脸上流下来，病人自述，症状如同数年前做心脏搭桥手术前的状况，病人家属赶紧将病人送到离家最近的医院，先做了个心电图，办好住院手续，第二天检查发现，病人的脑梗加重了。

病人年纪较大，此前发生过脑梗，颈动脉狭窄75%，做了心脏搭桥手术，这次颈动脉狭窄居然达99%。

病人的儿子马上到宣武医院挂号，预约检查，到了约定时间，带病人赴宣武医院进行检查，检查结果显示，需要尽快做支架或其他治疗。

一个星期后，院方通知可以住院，病人的家属也从其他渠道获知已经确定了治疗方案——剥脱术，但病人很害怕，总觉得自己身体较弱，怕承受不了全麻的剥脱术。

当晚，病人的女儿坐火车赶赴北京，并用手机短信询问主刀医生焦立群手术相关情况，让病人家属没想到的是，第二天凌晨，发现手机短信提示，焦大夫已经于凌晨1点回复了家属们与手术有关的问题。

与此同时，焦立群亲自去病房看望病人，并告诉病人，已经看过他的片子了，耐心地解说做剥脱术没什么问题，让病人不用紧张。病人听焦立群的解释，压力减少了很多。

经过近 4 个小时的手术，一个医生从手术室出来，手中托着一个托盘，上面是一段像血管一样的东西，然后医生告诉病人家属，这是从你父亲的血管里清理出来的。

病人家属这才知道，这就是名气非常大的焦立群大夫。

"到了中午吃午饭的时候了，我们发现手术室的医护人员，陆陆续续地都出来买方便面……这些医护人员每天做手术那么累，却是泡方便面充饥……13 点多，又一个做剥脱术的病人被推进了手术室。14 点半，我父亲从手术室转入了重症监护室。16 点半，接到重症监护室电话，让我们去接父亲，将父亲从重症监护室转至普通病房。回到普通病房，发现父亲的一个病友还在排队，等候去做剥脱术，一直到了 18 点，他才被推去手术……也就是说，大概 23 点，他的手术才能结束，焦立群大夫从早上 8 点一直到晚上 23 点左右才能结束这一天的四个手术……真的好辛苦啊！手术期间，他们大多都是吃泡面。"

让病人家属深感意外的是，病人手术后的次日凌晨 1 点多，焦立群还到病房查看了病人的情况。早上 8 点左右，病人家属发现焦立群带着很多医生再次来查房。

"想想他真的好辛苦，这两天几乎没怎么休息。3 月 8 日凌晨 1 点在网上回复了我的问题，8 点准备给病人手术，23 点做完四个病人的手术，3 月 9 日凌晨 1 点，病房查看病人手术后情况，8 点，带着其他医生查房！"

凌锋教授说，"生命是多么美好的事情，我们每每为此付出的，相对于生命而言，是多么地微不足道！"

对此，焦立群有着自己的看法。"病人的病总要有人治，总有人要担当，要给病人希望。"

焦立群是个不甘平庸的人，让团队成为国际一流的团队，是他的理想。"在脑缺血这一块儿，我们已经是国际一流水平了，我们一年能做1000台手术，积累了丰富的经验，在国际讲坛上，老外听了我们的报告，都觉得很神奇。"

焦立群做的血管剥脱手术，可以用艺术美来评价。

凌锋教授说，焦立群做的颈动脉内膜剥脱手术，特别注意切口的设计，沿颈部皮纹，手术后几乎看不出来。而有的医院是直接纵形切口，术后形成一个长疤。

焦立群自己也讲了一个故事，说明他们如何精益求精，把手术从医学层次上升至艺术层次。

"一位病人家属告诉我，70多岁的父亲和40岁的媳妇同时做了颈动脉剥脱手术，由于是两个手术医生来分别主刀，70多岁的父亲出院后创口特别平，也不流水。反倒是年轻30多岁的媳妇，出院3个多月了，手术创口还高低不平。"

焦立群说，"正因为有这样的反差，所以我们把手术要求上升到艺术的高度，也根据病人的身体状况来考虑手术方案。比如，对年纪大的女同志，就沿着皱纹的走向来设计切口，尽量不在皮肤表面留下痕迹。有个老太太，手术三个月后皮肤表面几乎看不出切口，有一次她去另外一家医院做检查，心直口快的她看着病人的手术切口说，'你看你们，伤口歪七扭八，里面能好得了吗？'"

让手术效果达到最好，让病人"看得见"，是焦立群们的追求。

"看得见"，是医学知识权力接受民众监督的可靠手段，犹如社会正义和国家正义，也需要民众"看得见"——虽然内部演化和运作，都在隐秘地细节之中，民众无法窥知，但呈现于外表的"结果"，是民众"看得见"的。

医生在手术过程中，经历了多少凶险；在手术台上，面对复杂的病患处，与疾病进行了怎样的对抗；面对各种不确定性，医生如何处变不惊，这些都是病人及其家属看不见的，但医生要尽量让他们通过"看得见"的东西，来对手术全过程表示出信心，对医生表示出信任。

小小手术台，其实也隐含着复杂的医疗政治和医疗民主。

医护人员对待病人要"全力以赴，尽善尽美"。全力以赴，不但是战胜疾病时的态度，也包括了全力去善待病人、理解病人、关心病人。而尽善，表明了要有善的愿心和善的过程，同时，有善的结果——解除病人的疾病痛苦，通过治疗，帮助病人获得健康。善的结果呈现，还有普遍善和共同善的道理蕴含其中，即在诊疗过程中，医护人员与病人及其家属彼此理解、互相谅解，共建良好的诊疗氛围，共同凝聚良好的医患关系，释放最大的善意，达成最大的善境。

"尽美"的要求，不只是与"尽善"一起，合成一个成语，而是内涵更丰富的价值追求，让手术从医学层面上升到美学层面，让手术结果和可见状态，为病人及其家属尽可能带来美的愉悦。

美国医生埃里克·托普（Eric Topol）在他的新书《未来医疗》里，对医学知识权力进行了解构。

在埃里克·托普看来，数字化时代的医疗将发生革命性的变化，多维度信息展现平台包括时间、空间和人，并将改变就医方式。医学正在演变为一门数据科学，大数据、无人监督的算法、预测分析、机器学习、现实增强、神经形态计算等正在快速崛起，疾病变得更加可预测。

埃里克·托普认为，解放医生的做法就是卸下收集患者数据与信息的重担，放心地授权给患者，学会"放手"，而互联网、物联网、手机等"连接"工具将成为数据流通的渠道，而数据本身也将脱离医疗机构，医院的墙将会被推倒，无论你在何时何地都可以实时收集医疗级别的数据。

事实上，埃里克·托普预言的数据医疗时代，将让民众更加远离医疗民主，即在医疗行为中，病人及其家属的意见，将在治疗方案中更加边缘化。

中国人的医学素养普遍较低，即便数字化时代成就了开放平台、开放获取与开放科学，医学慕课（MOOC）也能够帮助人们实现医疗数据共享，但对于普通人来说，这些数据究竟意味着什么，也完全是个谜团。

所以，就中国的情况来看，医疗民主的实现，也还是要借助于类似"代议制"的形式，即患者及其家属委托"医疗顾问"，来与医生进行协商洽谈。

开放的医疗数据，由"医疗顾问"去与医生共享，因为与医生拥有共同的病人基础数据，才有可能对病情做可靠的判断，也才可以把病人的病情状况告知病人，并与之共同商谈治疗方案，然后与医生协商执行，并监督治疗效果，以及为可能产生的纠纷提供相应数据和解决方法。

当然，普通的疾病，一般不需要"医疗顾问"的介入，当病人需要做手术，或者面临重大疾病，无法做出正确选择的时候，"医疗顾问"的作用就会非常重要。

福柯说，科学产生使我服从的真理，而这种服从就是"权力"。

在福柯看来，知识是权力的眼睛，凡是知识所及的地方也是权力所及的地方，知识总是以真理的形式为权力作辩护，知识为权力划定范围，权力为知识确定形式，两者相互支撑。知识是无处不在的，权力也是无处不在的。

埃里克·托普认为开放的数据可以解构医学知识权力，这只能说明他不了解知识即权力这个论断，不了解知识权力的运作形式及渗透方式。

在福柯的知识权力体系里，权力与知识结盟，二者正好是互相蕴含的。科学话语是完全通过排斥和命令来建构自身的。知识的生产和证明，是必须要依靠作为社会权力网络的知识团体来实现的。

对于医学体系的知识权力来说，其知识团体包括医学院校的老师、医疗机构从业的医护人员，还应当包括"医疗顾问"，而普通民众，显然不在这个知识团体之内。因此，会被这个权力网络所排斥。

因此，福柯说，权力的运作要靠知识来维系。"没有知识的参与，有些权力就无法运作。"

当"医疗顾问"在中国还不能成为一个职业的前提下，焦立群们就主动让自己兼任了"医疗顾问"这个角色，当病人及其家属面对亲人的疾病，不能做出有价值的决定而征询医生意见时，焦立群们总是站在病人及其家属的立场上，给出负责任的建议，帮助病人家属做出正确的决定。

一位黑龙江脑梗塞患者的家属说："非常非常感谢焦大夫利用自己休息时间上网义务给患者看片子和病例，提出诊疗建议，并对我们听信小医院小广告的行为进行严肃批评和及时纠正。"

这位病人家属在陈述事件过程时，这样表达着感激：

患者因患有脑梗塞并引发癫痫，半边身体行动不便。因家不在北京，却希望能得到北京权威医院医生的诊疗，尽快康复，所以想到了上网上传病例及相关资料咨询北京的医生。当天晚上8—9点将所有片子、病例和其他资料上传到了一家医疗网站，没想到当晚11—12点，焦大夫就给了回复。后来我又咨询了焦大夫关于几个小医院"神奇"治疗方案的意见，被他严肃批评，告诫我千万不要相信小医院和小广告，花钱不少，病不一定能看好，同时建议我带患者去家乡当地最大的医院找大夫再给系统地看一看。现在，我们已通过医疗网站找到当地最大医院的大夫看过了片子并开了药。目前患者正在服药，病情稳定。

"多亏及时请教焦大夫给出合理诊疗建议，不然，可能我们现在还深陷'错误'治疗的泥潭不能自拔。"

另一位患者的父亲发生了脑卒中，直到三个月后复查时才发现有严重的颈动脉狭窄，必须干预。这位患者的父亲是个非常惧怕手术的人，但是为了更好地预防卒中的发生，家人必须尽快做出选择：保守药物治疗还是安装支架或者手术。

"在这个重要的关头，我们很幸运地通过一家医疗网站找到了焦立群主任。焦主任是一个性格非常爽快的人，一开始直接问为什么我们做家属的不自己先多做做功课。我就直说了我们的问题：网上信息芜杂，没有医学知识背景的人很容易受到误导，希望听取焦主任的专业意见。我并没有预期焦主任会多说，因为我知道主任很忙，我作为一个病人的家属，提出这样的请教要求可能有点非分。"

让这位患者的儿子没有想到的是，焦立群主任在凌晨一点回复了他的问题。

"他打了非常多的字，细说今年内宣武医院的支架和手术病例数，并告诉我为什么在中国和日本等亚洲地区，放支架更受欢迎的文化原因。我当时非常震惊和感动。我看到焦立群主任不仅是一位优秀的专业领域的医生，还是一位真正富有社会责任感和正义精神的工作者。"

培根说，科学就是将自然拉到实验台上强迫其说出自己的秘密。因此，凌锋教授感慨说，"科学使生命'祛魅'，生命成为'机械的人体模型'。人在拷问自然的同时，也在把自己送上了实验台接受拷问。"

在医患关系方面，焦立群们尽量让自己做得更多，以医疗信息极其不匹配的前提下，尽可能把相关信息告诉患者及其家人。

一位 69 岁的吴姓病人来自四川德阳，由于患有高血压、糖尿病，2004 年在北京某知名医院做了冠状动脉搭桥手术，一共搭了四支桥。

颈动脉再次狭窄后，病人选择到北京宣武医院做颈动脉剥脱手术，当然，手术难度和风险是可想而知的。

手术前，焦立群和他带领的团队，以对病人高度负责的态度，请来心脏科的医生对病人的病情进行会诊，对手术中可能出现的问题和风险作了充分的估计，并针对这些问题和风险制定了翔实的手术方案，和病人及家属进行了沟通。

"一般病人的手术只需四个小时就能做完，而我这台手术则用了七个多小时才做完。作为一个病人，一个外行，对手术的难度和复杂程度都不得而知，也不甚了解，在此也不能详细描述。总之是焦立群主任和他带领的团队以精湛的医术、高尚的医德、仁慈的爱心，挽救了我的生命。"

我并不是要罗列更多的病例，只是想说明，焦立群所做的许多工作，已经远远超出了一个医生的职责范围。

还有一位患者的父亲，2000 年第一次脑梗住院，因为对这病不了解造成没有及时救治，虽然恢复得不错出院了，但是留下了一些后遗症；2007 年第二次复发住院；然后，又有了第三次复发。

正如我在前文一直强调的，医学知识是专业性非常强的知识，因为其高壁垒，所以，权力牢牢地掌握在医生手里，形成知识权力。

而知识权力的形成，并不是医生们有意为之，而是医学科学的知识壁垒越来越高，普通人根本无法得其门而入。

父亲得病，这位病人的儿子同样束手无策，在认识的医生建议下，想着通过什么途径把片子让北京大医院的大夫帮忙看看，咨询他们有没有什么好的建议。

通过一家医疗网站，这位病人的儿子联系上了焦立群。"通过一番波折，我父亲7月31日住进了神外四病区，并确定8月1日手术。8月1日上午8：30父亲进了手术室，本来根据我们这儿做的CTA是一个相对简单的基底动脉支架手术，但是等到12：30还没见父亲出来，我已经慌神了。这时候焦立群主任出来告诉我造影显示血管情况有变化，手术方案需要更改，如果彻底治疗需要椎动脉再通术，并且告知了这个手术的风险很大。我当时都懵了。在选择做还是不做的时候我大脑一片空白，毕竟我的一句'做'还是'不做'将决定我父亲的命运。"

在这里，焦立群与病人家属间的医患关系，倏然转化成了朋友关系，本着对焦立群的信任，家属问焦立群，"您给我一个建议。"

焦立群也本着朋友的立场，而不是医生的角度，毫不犹豫地给他来了一句："如果是我父亲，我就会做。"

焦立群的话不重，却掷地有声。

"这句话让我下定决心陪着父亲冒这个风险。"病人的儿子说。

"接下来是我一生中最漫长的等待。下午三点半，疲惫的焦主任从手术室出来，告诉我手术很成功，我当时跪下的心都有了。接下来焦立群主任告诉我本来预计放两个支架，但是看到其中一段血管情况挺好，就放了一个，说一个支架3万多，能省就省点。我眼泪都出来了。"

用我在本书中一直倡导的儒家伦理关系来看，焦立群及时地把医患关系纳入了朋友间这样一种重要的"五伦体系"之中，从而让自己以病人朋友的身份，帮助病人做出抉择。同时，又本着"朋友伦，取于信"的原则，一切从对方的立场出发，为对方的家庭考虑，并获得朋友的信赖。

医生在手术和治疗过程中，虽然深获病人及其家属信任，但因为现在的医疗体制问题，有时候医生并不能完全站在病人及其家属的立场上为其考虑问题。但如果像焦立群一样，把医患关系导入"五伦"体系，像朋友一样，认真地为朋友负责，替朋友选择，并取信于朋友，则医患之间的信任，会更接近熟人间的信任。

凌锋教授说："医患关系，是在人体调节系统之外再增加一个由医生主导的内稳态耦合的自相关系统。"

"医生主导"是一个关键的方向，只有医生仁心在胸，大德无碍，才会勇于把病人的担子挑在肩上，并最终通过诊疗、互动、手术、康复，与病人一起共同战胜疾病。

大医，君子也。其理不言自明。

# 之二

出场人物：菅凤增

执业经历：博士生导师

1995 年获医学硕士学位，1997—2004 年师从世界神经外科联合会副主席，意大利罗马大学"La Sapienza"神经外科 Cantore 教授从事脊柱及颅底外科的临床及科研工作，参与完成的"颅内外高流量搭桥治疗动脉瘤、颅底肿瘤及缺血性脑血管疾病"这一大型课题，手术数量及随访效果居欧洲第一位，全球第三。2003 年 11 月，毕业论文以"优秀"（Ottimo）并嘉奖（Lode）的成绩获得了评委的一致通过，获神经外科专家文凭（临床医学博士），为欧洲第一位获得该文凭的大陆学者。

执业专长：创立了我国第一个脊柱神经外科专业。开拓性地发明了一种治疗寰枢椎脱位的新技术——单纯后路撑开复位技术。

菅凤增说，影响自己人生的有 3 位老师，是他们引导着自己在医学科学的路上，不断前进。

"第一位是北京医院的刘树山主任，我跟着他，打下了很好的学术基础，主要是非常严谨的治学态度和非常好的外科基础"。

提起往事，菅凤增的脸上绽放着欣喜的笑容："我跟着树山主任从消毒开始学习，虽然开始时都是一些小的细节，但对我却影响至深。比如，镊子在消毒中怎样固定住、手术台如何摆放东西、手术器械如何归类、手术台上怎样做到干净利落。我的基本手术风格，是受刘树山主任影响的，我的手术台干净有序，什么器械放在哪里最方便、最合手，都有刘树山主任的影子。"

在意大利的学习经历，奠定了菅凤增的学术成就，也影响着他的行医风格。"我的第二位老师，是意大利 Cantore 教授。"

Cantore 教授让菅凤增敬佩的，同样是他的胸襟气度。"无论是对同事，对下边的医生，还是对在他那里学习的来自全世界的医生，他都非常负责任，每一个学生，只要找到他，都会安排得非常到位，也正是在那里，自己找到了做学问的方法。"

这样的新理念和新思维源于菅凤增 7 年的海外求学生涯。"在国外等拆了线再走是不可能的，都是手术完就出院了。"菅凤增说，"我们现在也是这样操作的。"

1997 年，在国内已经是主治医师的菅凤增远赴意大利罗马大学攻读神经外科专家文凭（相当于中国的临床医学博士学位）。

由于语言和文化的差异，临床医学做起来并不容易。回顾在罗马的日子，菅凤增笑言："我是从缝皮起家的。"所谓"缝皮"，就是在医生做完手术后，为病人把皮肤缝好。

初到罗马，菅凤增先从住院医师做起，负责病人的日常生活。病人们一开始并不认可这位外国医生，一开口就是"中国人"，连"医生"都不称呼。

菅凤增毫不气馁，他技术精湛，耐心细致，设身处地为病人着想。经过他缝合伤口的病人会对要做手术的病友说："那个中国人缝得太好了，一点都看不出来。我的（颈椎伤口）就是他缝的，第二天就能下床，你手术时也让他缝吧。"

很快，菅凤增在病人中就小有名气，病人对他的称呼也从"中国人"变成了"中国医生"。医生和导师也开始注意这个踏实认真的中国小伙子。

晚上，值夜班的菅凤增就向一同值班的男护士请教，请他们检查他写的病案。

菅凤增笑言："那帮护士老哥们儿很仗义，他们会指出我病案中的各种错误，告诉我别的医生是怎么写的。"

慢慢地，菅凤增的病案就挑不出错了。"我在罗马第一年和第二年主要跟护士学习，第三年、第四年跟医生学，第五年开始才跟着导师，接受导师的指导。"菅凤增说："当时跟我一起进入住院医生行列的，有越南同学，也有也门同学，最后只有我一个人毕业拿到文凭了。"

在罗马大学，菅凤增接受了欧洲正规的临床医师培训，临床技术和能力大大提高，这对他回国以后的工作帮助颇多。

"海外学习，最主要的是开阔了眼界和思维。学习的是方法，而不是单纯的技术。"菅凤增说，"现在我所做的都是自己慢慢摸索出来的，这都得益于创新思维的形成。"

在几年的手术实践中，菅凤增还设计了 2 个小工具，都申请了专利，其中削骨刀已经由厂家在生产，准备拿到海外去推广。

菅凤增说，因为当时国内做医学检索还不是很方便，在意大利的那一段时间，自己利用一切空余时间去查医学文献，多问、多看，学会自己解决问题。"在意大利，跟着 Cantore 教授，我学会了求知的方法。"

"我的第三位老师，就是凌锋教授，她的胸怀、她的开拓精神，对我影响非常大。"

菅凤增说，凌锋教授比旁人站得更高，看得更远。"如果单纯站在神经外科的角度上，不可能有今天脊柱外科的发展和成就，凌锋教授注重整个学科的规划和发展，在重点学科上，力争突破，快速占领学术高地，因此，几个学科的发展都非常快。"

随着影响不断扩大，他们召开了脊柱神经外科大会，在国内学术界，拥有了自己的地位。

像凌锋教授一样，菅凤增也特别注重带团队，团队骨干吴浩和陈赞都在德国学习过，理念新，技术也过硬，菅凤增把一般的手术都交给他们去做。

菅凤增说："只要是我会的，我都会想办法让他们完全掌握。传统手工业的那句'教会徒弟，饿死师傅'的话，在医学界并不成立。我们不是以个人谋生为人生的第一要务，而是为了大众的健康，为了更多人的福祉。另外，医学是个不断进步的行业，徒弟有成就高，也才能推动师傅不断进步。"

心系苍生，而不是计较个人的蝇头小利，这样的大情怀，是菅凤增们的共同价值观。

菅凤增说："脊柱神经外科专业发展的最终目的，就是为了解除病人的痛苦。一项好的医疗技术推广开来，会的人多了，才会有整体的创新和提高，才能更好地为病人服务。"

看过美国医务剧《尼克病院》的读者，都会赞同菅凤增的这句话。医学的进步，确实是一代又一代医生通过不懈的努力换来的。

就外科的发展来说，经过了漫长而痛苦的过程。

最早的手术室，是一种剧场式的建筑，手术室这个英语单词最初是"amphitheater"，也指剧场。

曾经观摩过这种手术场景的美国人克鲁斯（Croose）在回忆录中写道："场面雄伟，但并不实惠。"这样的手术室建筑一度非常流行，医生的护士做手术，旁观者像观看戏剧一样，听着医生的解释。

用福柯的理论来解释，医生们的知识权力，是用无数代医生的探索和无数病人的生命换来的。每一个小的进步，都付出了生命的代价。

现代医学兴起之初，医生们的知识权力，比普通人也多不了多少。所以，敞视的手术室，代表着医学只是与祈祷略有不同的一种生命愿景罢了。

在敞开的手术室，人们甚至不知道细菌是怎么回事，不知道开放手术室的后果会造成手术病人的术后感染。

许多中国读者甚至不知道，最早的西医手术，竟然不懂得洗手，而这一个小的疏漏，就不知道让多少妇女付出了宝贵的生命。

1846 年，28 岁的塞麦尔维斯成为维也纳总医院第一产科门诊的主任助理。这里是当时世界上最大的产科门诊，但产妇的死亡率却高达 13%～30%，有一个数字会让今天的人们感到无比恐惧：有一年，这家医院全年就没有一个产妇活着出院。

我们可以这样认为，当时，进医院产科活着出来的可能性，在有些年份几乎为零。最好的年份是 10 个进去，有 13% ~ 30% 不能活着回来。

产妇们的死因很简单：产褥热。

但致病原因是什么？人们并不清楚。

医生们对这样的死亡已司空见惯，产妇们如果不是因为难产，宁可死在家里也不会去医院，哪怕是进了医院，也得全家人一起祈祷不要噩运临头。

年轻的产科医生塞麦尔维斯却受不了绝望产妇们的哀嚎，他决心要找到产褥热的真正病因。

福柯在他的《临床医学的诞生》一书中提到，统计学对医学的进步帮助很大。塞麦尔维斯正是利用统计学知识，找到了致病原因。

他在调查中发现，他所在的维也纳总医院的第二产科，门诊的死亡率非常低，只有 2% 左右。查找原因，竟然非常简单，第二产科要求医生们做完尸体解剖后，必须洗手。

原来，那时的医学院教授和医生们都不知道，细菌的存在是致命的。他们经常在解剖课上触摸完尸体的脓疮后，就直接去检查孕妇的产道，来自尸体的致病物质就通过医生的手进入了产妇体内。

那时的医学办，都不懂得什么是微生物，更不知道产褥热的"致病物质"究竟是什么，但塞麦尔维斯凭直觉设计了彻底的洗手步骤并进行了试验：要求医生必须用肥皂、清水和指甲刷清洁双手，之后再用氯水浸泡，直到双手变得再也闻不到尸体的味道，医生在接触每一个病人之前都要按这个过程清洗一遍。

塞麦尔维斯所在的医院用这个方法之后，第一病区产妇的死亡率，在一个月内就明显降低到了 1%。

医生们的良知，深深让他们陷入自责，陷入良心的折磨。这同样是公众所不知的。我们总把他们当成神一样的存在，认为他们有钢铁一般的身躯和意志，其实他们的内心，或许比普通人更加脆弱。

正如凌锋教授所说，只要有 1% 的希望，医生都希望尽全力去把手术做下去，挽救病人的生命，因为医生知道，如果不冒着风险去尝试，这个患者的生命将失去救治机会。

看过《尼克病院》的读者也许会对第一集朱尔斯医生自杀的一幕印象深刻：尼克医院的主治医生朱尔斯因为一个胎盘前置手术失败，产妇因之死亡，而陷入了深深的自责。

他的助手萨克雷医生劝解他说："朱尔斯，手术失败了，而你并没有失败。"

可能正因为有这样的心态，才有了医生们生存下去的动力和不断与疾病斗争的勇气。

然而，朱尔斯还是无法面对自己的失败，选择了自杀。

事实上，医学的每一个进步，都是建立在无数的病人牺牲生命的基础之上的，当然也包括医生的生命。

这是一个可怕到无法面对的事实，但也是人类必须承受之重。

因此，全人类都要对医生们给予必要的宽容和理解。

有人问朱尔斯医生的助手萨克雷医生，他是靠什么活了下来？而不是像朱尔斯医生一样，选择自杀。他说，我有自己的解决之道。

可人们并不知道，萨克雷医生的解决之道竟然是借助于毒品。

中共中央办公厅和国务院办公厅联合印发了《保护司法人员依法履行法定职责的规定》，确定了错案责任的追究标准，并对各环节中法官、检察官应当担责的情形进行界定，防止不当担责，并首次确立了非经法官、检察官惩戒委员会审议不受错案责任追究。

对于医疗意外，也应该仿照这个规定，出台具有约束意义的文件，来保障医生的行医权力。如果不是出于故意，或者有重大过错，不应该由医生来承担相应责任。

按照我在本书的制度设计建议，设立第三方医疗意外保险，对于普通的医疗意外，全部由保险公司负责赔偿，而不再让医生增加额外的困扰。

医学的进步，是人类的进步，不能只由医生来承担其进步所应承担的责任，社会和民众都要承担。

比如说，在洗手可防止产褥热这个医学发现面前，医学界自我接受起来都非常困难。

塞麦尔维斯也是一位有良知的医生，他曾在给一位同事的信中写道："只有上帝才知道我究竟杀死了多少年轻的女性，因为我所做的尸检数量远远超过其他产科医生。"

为了抢救更多产妇的生命，他四处推广自己的洗手理论，希望减少产妇的无辜死亡。他给当时一些重要的医生们写信，但很多医生拒绝相信他的理论，甚至群起围攻。

直到塞麦尔维斯死去，他的理论也没有被医疗界广泛接受。

由此可知，医生知识权力的获得，确实并非易事。阻碍真理的作用力，来自社会、普通人和医生群体本身。

直到今天，我们也很难说这样的事情不会再次发生，甚至反复发生。因此，我们必须有足够的警惕——如果历史是螺旋式上升的，那么，医学的进步史，可能会同样。

有鉴于此，菅凤增说，"为病人解除痛苦是一名医生最基本的道义和责任"。尽管有不解，尽管有阻力，他同样会虽九死而不悔。

自我解构权力，把由他和同伴们开创的新领域推广到全国，让更多的医生进入，并掌握相关知识，是菅凤增一直致力于此的事情。

菅凤增举例说，比如寰椎脱位手术，需要做这类手术的病人很多，但在国内，能做这类手术的医生却很少，能做得好的就更少。"刚刚开始的时候，我们也可以做，但风险的控制方面，以及如何减少病人的痛苦方面，都有待改善。另外，手术费用也非常高，有着很大的改进空间。"

正是在这样的困境面前，菅凤增开始了学术攻关。"我参考国际上的文献报告，改变了手术理念，手术切口从后方进入，把手术简单化，同时手术风险下降，变得相对安全，病人的痛苦也减轻许多，手术费用大幅下降。"

让菅凤增感到兴奋的是，手术变得很容易做。"以前的方法，大家都知道怎么做，但风险高，难度大，几乎没有人敢做。用了这个新方法，很多医生都可以按照这个流程操作。"

"现在人们看病，都流行找各种排名，比如，某种病北京做得好，某种病上海做得好，这种情况恰恰显示了我国现阶段医疗资源配置的不平衡。"

菅凤增直言，"如果哪一天，人们在说起脊柱神经外科专业的时候，不再说北京宣武医院做得好，而是说某某外地医院做得好，那我会非常高兴，因为这说明我们真正把知识传播了，而不是自我垄断。"

不但这样说，菅凤增也正是这样做的。他说："我们现在开办全国医生参加的学习班，周末经常到外地去会诊、指导当地医院开展手术，都是出于这样的考虑，希望脊柱神经外科手术新技术，能在全国各地生根发芽，不再由我们垄断为小群体的权力。"

菅凤增认为，这样的结果是完全可能出现的。"二十世纪九十年代北京和地方医院在硬件方面差别很大，现在这种差距已经缩小了许多，目前的差距主要在软件方面，但通过人才的培养和技术的培训，这方面的差距会日渐缩小。"

菅凤增还在国际医学界首先报告了由他首创的新技术以及成功的病例，"没有几年，就会在国内和国际上推广开来，成为由中国医生发明的国际首创的理念和技术"。

凌锋教授说，人类在陶醉于微观发现的同时，医学人文也在发生着不经意的变化，人类可能没有意识到自己正在承受着自我招致的痛苦，人性正在从个体中分离，在科学面前，人与自然物没有区别。

凌锋教授的话和福柯的观点基本一致，清楚地表明，在科学面前，人会被知识权力驯服，同时人被物化。

但对于有心灵温度的医生来说，如果每一个人都自尊，而且都对这个职业做出奉献，才可以受到社会的尊重。

因此，凌锋教授更多地强调医生的责任。

权力越大，力量越大，责任越大。

面对社会对医学的巨大需求，面对病人对好医生的渴盼，凌锋教授认为医生群体要有更多的担当。"我们要首先想到自己的责任，患者性命相托，我们应感到责任重如山。我们不求对患者恩如再造，但求自己问心无愧。不求高尚，但绝不无耻！如何做到问心无愧，还是那句话：你的命有多重，患者的命就有多重！"

也正是在"责任重如山"的人格压力之下，菅凤增们自觉地进行着学术创新。

"从国内医学界的现状来看，国内的骨科基本不用显微镜做手术，所以我们成立了脊椎脊柱会诊联盟，把国外的一些先进技术在国内推广。比如高速磨钻的使用，国内一些骨科大夫，感觉非常新鲜。同时，我们推进用显微外科来治疗脊椎和脊柱疾病，在业界产生了本质性的改变。"

菅凤增说，新技术的引进，对业界的影响几乎是革命性的。"常规做一个颈椎钳入手术，要把脊椎盘或者骨刺拿掉，是个非常大的手术，风险也高，病人术后的生活也会受影响，但用显微镜和新的手术工艺来做，可以直接拿掉病变的椎间盘，别的骨头根本不用动，手术后从身体外观上几乎看不出来。"

创伤小了，对病人的身体影响小了，手术也更精准了。

凌锋教授说："人不仅是物质与精神同在的整体，而且是精神在其中发生作用的系统。医生对病人的感同身受不只是一种道德规劝，而且是系统医学的最高境界。"

菅凤增们所追求的技术进步，首先把病人的感受放在第一位，即把被科学物化了的"人"，重新赋予医学意义上的至高位置，成为医疗过程的中心。

对于菅凤增来说，技术的进步，首先让病人的生命权利和健康权利得到保障，让病人在治疗过程中不再冒巨大风险，同时降低他们的痛苦，减轻他们的治疗费用，更主要的是，让他们的身体在手术之后，不会有明显的变化——人的异化，包括了身体的改变，使病人对自己产生怀疑，对疾病后的自己难以认同，从而产生心理病变。

凌锋教授所说的系统医学，是把人看成一个整体的医学，是整合了中西医对疾病的看法并优化中西医治疗方法，并将之化为一炉，从而有效且有益地作用于病人的医学，也是不但考虑治疗身体的疾病，同时考虑心灵感受的医学，是让医生的心灵变得有温度的医学。

在这样的理念指导下，菅凤增们始终把病人的感受放在医学进步的首位。

"窗子的把手坏了，传统的做法是把窗子拆下来修，但新的方法，是直接修把手，窗子不动。当然，这就得借助于新技术。"

菅凤增说："比如腰椎手术，传统的方法是要拿掉一大片腰椎，这样手术后，病人的身体外形将发生重大变化，而用新方法，只需要在腰椎上打个小眼儿，就把问题解决了。"

一位年近90岁的老院士，人在外地，本来要做常规的腰椎手术，在网上查到菅凤增可以用新方法来做微创手术时，抱着半信半疑的态度来咨询，一旦相信了之后，他马上去宣武医院找菅凤增做了手术。"结果手术第二天就能下地活动了，如果用传统方法，像这样的高龄患者，至少需要卧床两周。"

让菅凤增感到开心的是，"国内同行普遍相信我们的做法，我们最多一年为4个骨科同行做了微创手术，说明他们对我们非常有信心"。

菅凤增告诉我，有一位20多岁的小伙子，是个胸椎病人，从西北来北京看病。"来时基本全部瘫痪了，检查过后，我们决定马上给他做手术，因为根据我们的判断，术后病人会有很好的恢复。"

术后三个月，病人再来复查，已经接近完全恢复了，病人父亲的脸上，露出了轻松的笑容。

菅凤增说，医患关系说复杂也复杂，说简单也简单。我们要做的，是尽量让病人成为医疗过程最主要的关注点，只要病人有需求，我们就尽量满足。来脊椎脊柱外科做治疗的病人，只要我们有条件，就尽量收治，然后第一时间安排手术。

山东单县的一位病人，查出了颈椎髓内肿瘤，而且是从颈一到颈六，可想而知，病人全家得知消息后都完全不知所措。病人在家人的陪同下，来到北京，首先去了另一家知名的大医院，院方的专家看了片子后说，"手术太复杂，无完全成功的把握，如果失败，后果不堪设想，要么瘫痪要么靠呼吸机生活"。病人听了后，脑子一片空白。

病人又跑了几家医院，回答基本相似：手术难度太大，成功的把握不高。

幸好，有位专家推荐了菅凤增大夫，让病人去试试。菅凤增仔细地看了病人的片子说："确实不太好做。"但经过仔细思考后，又自信地说："住院吧！"

一句话，给了病人无穷的希望！

很难说菅凤增在面对如此复杂的疾病状况时，对自己完全有信心，但他相信，为了病人，医生的选择并不多，只能像凌锋教授所说，"全力以赴，尽善尽美"。

入院后的第四天，菅凤增亲自给病人做手术，手术从下午4点，一直做到晚上11点多，长达7个小时，第二天早晨病人醒来时，菅凤增大夫正坐在病人的病床前，微笑地看着病人说：放心吧，手术很成功，肿瘤全切除！

病人激动得连一句感谢的话都没有说出来。术后第4天，病人在家人的搀扶下就可以下地了，一切恢复正常，第14天出院回了家。

康复后的病人写信给菅凤增大夫说，"你们的团队是世界上最棒的！！！"

凌锋教授说："在生命这个至尊至上的大事面前，医生们必定担当起责无旁贷的重任！"

而被病人表扬的"世界最棒的团队"，也一直是凌锋教授所倾力建设的。在她看来，团队的核心就是凝聚力，是身心力：包括一种相同的核心价值观；一种对历史和他人的责任；一种公正宽容的氛围；一个相亲相爱的集体；一群身怀绝技而又和谐地工作在一起的专家；一个能给每个人提供发展空间的平台。

也正是因为有着明确的团队建设理念，菅凤增才不会因为个人的技术而被病人铭记，而是因为卓越的团队！

一位 62 岁的退休干部，患有颈椎病多年。后经核磁共振检查，确诊为：C4 硬膜下肿瘤。为了治好自己的病，减少痛苦，提高生活质量，病人下决心一定要找到一位最好的大夫。

经过反复筛选，他选定自己心目中的"好大夫"就是菅凤增。

这位病人自己总结出来的理由如下：

一、他医学理论功底深厚。医科大学毕业，并师从世界神经外科联合会副主席意大利罗马大学"La Sapienza"神经外科 Cantore 教授，获神经外科专家文凭（临床医学博士）为欧洲第一位获得该文凭的大陆学者。

二、他具有丰富的临床实践经验。是他率先在国内开展了神经外科手术中电生理监测的临床研究及应用，在国外从事脊柱及颅底外科的临床及科研工作，参与完成"颅内外高流量搭桥治疗动脉瘤颅底肿瘤及缺血性脑血管疾病"这一大型课题，手术数量及随访效果居欧洲第一位，全球第三。

三、为人谦和，平易近人。

四、年富力强，精力充沛。

五、医术精湛，诊断准确。

在问诊过程中，菅凤增与患者的对话简短明确，很快打消了病人的顾虑。病人问："这个手术大吗？"菅凤增回答说："这是一个常规手术。"病人又问，"手术时间长吗？"菅凤增说："2 个多小时。"病人不放心地又问，"术后有什么后遗症吗？"菅凤增明白地告诉病人说："不会的。"几句话，就让病人彻底相信了他。

六、医德高尚。给患者安全，让患者信任。

当菅凤增大夫得知我的公费医疗单位在北京某医院时，他马上为我推荐了那所医院的一位著名大夫。真诚地说："你们去找他吧，他的水平也是非常高的。"

但正因为菅凤增的无私和高尚，病人最后还是选择了他。"菅凤增大夫就是我要找的最好的医生，我非常的信任他！"

手术成功地摘除了病人的椎管内硬膜下神经鞘瘤。术后病人的双腿及身体右侧麻木消退，腿力得到恢复，其他身体功能恢复正常。

凌锋教授说："我们内心有向善的愿望和价值。当病人有困难时，我们能够恰当地帮助到他，这是我们的愿望。同样也感谢我们的病人，他们用生命和信任让我们体会到做医生的快乐、荣誉和责任。"

心灵有温度的医生，会让病人感觉像亲人、像朋友，会更加愿意性命相托。

这样的图景，才是最和谐的医患关系，才是人类最美妙的和谐景象。

凌锋教授在一篇文章里写道："有一种比海洋更大的景象，这就是天空。有一种比天空更大的景象，这便是人的内心活动。"

而医生们的内心，充满热望，充满关怀，充满了对病人的同情，充满了与疾病搏斗必胜的勇气！他们以身犯险，不断拓展医学的边界；他们每天都经历生死离别的考验，依然凭借道德本能推动现代医学艰难发展；他们面对伤医事件，心情激奋，但在面对病人的时候，仍然理智地把每一个病人当成自己的亲人；他们时时面临失败的煎熬，却始终坚信人类的进步无法阻挡；他们自己的人生渺小，但灵魂高贵，始终维护医生的尊严。

病人的健康和笑脸，将是医生们照亮自己灵魂的镜子，是医生们幸福的源泉和同疾病斗争的永久动力！

# 第九章　医生的烦郁和省思

英国学者芬利森在《哈贝马斯》一书中说，道德动机的基础不是关于某种话语的程序性规则，而是我们能够做出回应的情感。正如孔子很早以前就看到的，仁或对人性的关照是所有这一切的必要根基。幸运的是，我们掌握了无数细微而确凿的事实："快乐胜于痛苦，尊严胜过屈辱。有人遭受痛苦是不幸，一种社会文化对此视而不见则是更大的不幸。活着就比死亡好，努力寻求共同观点比严重蔑视它要好。"

"仁"，以及"推己及人"，都是哈贝马斯在提及关于正义、道德或者规则时，喜欢用的源于中国儒家的词汇。

我们承认，医生具有知识权力，而且随着知识越来越多，越来越细化，连医生群体本身，有时也被排斥在某一体系之外，像普通民众一样，成为被知识权力支配的对象。

正如福柯所说，"受权力支配的人只能留在阴影之中。他们只能从被让与的部分权力或者从他的暂时拥有的部分权力的折光中获得光亮。"

医学越来越发达，我们对于疾病的认识越来越接近真相，然而，医患矛盾并没有缓解，反而有渐趋紧张之势。

# 之一

医生是上帝吗？

显然不是。但医生却与上帝非常相似。比如，早在现代医学兴起之时，保守的教会人士就极力反对医生救治病人，因为那违背上帝的意旨——在他们看来，疾病是上帝的惩罚。

在保守的宗教人士看来，医生把病人从濒死状态中抢救回来，是一种"扰乱自然本性"的行为。

在中国古代，虽然人们支持医生抢救病人，但也认为疾病是祖宗或者神灵的惩罚，因此，不但要辅以药石，主要的还是要依赖于"巫者"，让他们与神灵和祖宗沟通，祈求原谅，从而消解疾病。

因此，从这个意义上来说，医生确实在"扮演上帝"或者"扮演神灵"。

但我们不得不强调，医生只是普通人，现代医学也只是一项科学性与技术性兼具的工作，与神灵和上帝均无关。

在尼采宣布"上帝死了"之后，连"上帝"也不存在了。那么，"扮演上帝"或者"扮演神灵"的医生们，在走下手术台之后，回顾自己经历的"不完美手术"，又是什么样的心路历程呢？

在北京宣武医院神经外科，全国政协委员、中国国际神经科学研究所所长凌锋教授，召集外科的所有医生们，让医生们自己做着这样的追问：

我们是上帝或者神灵吗？如果不是，那我们会经常失误吗？不完美的我们，如何面对这种失误？

如果所谓的"学习曲线"是不允许存在的，那么，我们如何保证每一个医生都不会用病人的生命和健康去修正自己的职业前进路径？

而如果确实没有这样的过程，是否医生又被错误地赋予了一种神性？

# 之二

马克斯·韦伯说：在儒家的理论中，"知"是非常重要的一个概念。它指的是有关传统和经典规范的知识。而且，这种知识必须通过对典籍的学习才能获得。因此，我们必须意识到，在世界观体系方面，儒教有别于中国其他教派，而区别的关键就是"知"这个概念。

北京宣武医院神经外科主任张鸿祺，就从"知"的角度，讲了医学如何改变着他的内心。

张鸿祺说，"在我心目中的医学确实是一门科学，它是内心的一种修炼。很多事情在心里翻来翻去的，修炼着我，我不愿意把这些事情抛掉。"

张鸿祺再三强调，很多失败的经历，至少是一个医生成长的过程。"所以很多事情是翻来覆去的一直在心里转悠，这些翻来覆去的大部分是致残或者致死的病例。有的是自己尽了力，但是有的是没有想到的。最后留下的一些印迹大部分是一些悲伤的事情。"

凌锋教授说，"我们冒着风险，吃着苦，受着累给病人治病，是因为我们内心有向善的愿望和价值。当病人有困难时，我们能够恰当地帮助到他，这是我们的愿望。"

这种医生群体普通存在的"内心的善"，也正是困扰张鸿祺的原因。

正因为存在着"内心的善"，所以，医生们更不愿意面对失败，那不但让他们无法面对自己，更重要的，他们无法面对病人及其家属，也无法让病人及其家属面对失败的任何后果。

医生不是上帝，但比上帝还重要。

生命来到这个世界上，有些是不完美的，但是医生通过自己的爱和医学手段，让这些人变得"完美"了。

然后，那些生下来完美的人，也因为疾病、意外伤害而变得"不完美"，让他们重新变得"完美"的人，就是医生。因此，某种意义上，医生超越了上帝或者神灵。

这也可能是现代医学兴起之时，保守的教会人士阻碍医生治病救人的原因。他们或许早已预见到，总有一天，医生的力量会超越上帝。


张鸿祺坦率地说，"我也想过，这样的话，人生会不会变得太灰色了。能不能把忧伤的事情抛掉，只留下些高兴的事情。但是这些忧伤的事情是有用的，留在脑海里可以重新体味人生。这些事情对我来说主要是一个心灵的成长。有时候确实在内心，很难跟别人分享。很多事情，往往有后悔的地方，也有很多地方可能不太完善。这样的事情有很多，在这都说就说不完了。"

作为中国神经外科顶尖的医生，认识到自己的不完美，认识到自己所掌握知识和技术的局限，是一件非常不容易的事情。而在回忆这些经历时，能够对自己的失误怀有深深的自责，并在内心时时抱憾，就是一种"君子"行为。

张鸿祺说："有一个脊髓血管畸形的病人，曾经脑出血，然后造成了瘫痪。我们在北京医院的时候就已经给她做过一次手术了，手术做完了她也基本恢复正常。"

　　但此类病人的病情，时有反复。"后来她上大学的时候又加重了，要扶着墙才能走路。她的父母年龄也比较大了，来宣武医院神经外科以后，我们给她做了脊髓血管造影，发现了两个比较大的脊髓血管畸形。"

　　面对这个检查结果，张鸿祺也深感棘手。

　　"脊髓血管畸形的治疗，通常来说，可以治疗其中的一个部分，然后观察疗效，再做进一步的治疗。可是，她的父亲找我的时候态度非常坚决，要求我一定要非常彻底地治疗，一步到位。因为她家的经济情况不是太好，支撑不了她第二次做手术。"

　　面对弱者，内心的善如何表达？面对病人的经济窘况，医生如何远离情感、理性而审慎地做出正确的治疗选择？事实上，这才是对医生真正的挑战。

　　梁漱溟先生把这种"善"，称之为"格物致知"的根本，即是故通彼之谓"格物"，极感之谓"致知"。通彼者通彼之情，极感者尽吾之意。即感即通，即通即极；情同意洽，若无间然，是谓之格物以致其知矣。

　　很显然，张鸿祺在"尽吾之意"的时候，为物所格，为求完美的"善"，在"致知"的过程中，而做出了不理性的判断。

　　"在评估的时候心里就有点犹豫了。到底要做到什么程度，她父亲的态度非常的坚决。我们做手术那天，这台手术确实做得时间非常长。从快中午的时候一直做到了晚上12点。手术我们做得非常的细，电生理监测也给我们很强的信心。手术过程中，病人的体感神经和运动神经尤其是运动神经一直很好。做到一两点下来的时候，我们都觉得完成了一件非常大的工作。两个血管畸形，由于上面那个位置非常高，所以也没有做。她刚从手术台上下来的时候，腿脚都还能动。

　　第二天早上我7点钟去查房的时候，这个小女孩就哭了，她的下肢不能动了，感觉神经和运动神经都没有了！"

这样的结果，是张鸿祺医疗团队没有料到的。

"手术以后又做了康复用了很多药但是都没好。在宣武医院住了很长时间的院。她的母亲是唐山脊髓病医院的护士，她就回唐山继续治疗。我过了半年去唐山的时候，特意去看看她。在病房里，她一直躺着，处于软瘫状态。她说张叔叔我给你看个东西，等她拿出来我一看，那是两个残疾证，一个是她哥哥的，从小就智障，另一个是她的。"

说到这里，张鸿祺哽咽失声，无法自抑。

当医疗事故发生的时候，病人及其家属可能并不知道，有良知的医生像他们一样痛苦。"推恩者恕，尽己者忠"，在此类事件发生时，尽管医生以"忠道"全力维护了病人，尽到了"忠"的责任，但病人及其家属通常不愿意以"恕道"来宽谅医生，"忠恕之道"始终不能并辔而行。

梁漱溟先生说："平常人终其一生于仁为远，于不仁为近者，为其失不自知其失，复不自知其复也。如何得免于此？是必在能以自识其本心。自识其本心，而兢兢业业如执玉，如奉盈，唯恐失之；如或失之，必自知焉。"

为什么平常人"于仁为远"？"于不仁为近"？恐怕还是无法宽行"恕道"。

但像张鸿祺这样，回忆起失去健康的病人，竟然失声痛哭，除了有强烈的自省精神之外，还如梁漱溟先生所说，能够"自识其本心"。很显然，张鸿祺的"本心"，应该就是极力维护病人的生命权和健康权。


儒家期于"成己"，亦曰"成己、成物"，亦即后世俗语所云"做人"。"做人只求有以卓然超于俱生我执，而不必破除俱生我执。此即儒家根本不同于佛家之所在。"

作为一名高年资医生，张鸿祺此时不是作为一名医生，而是作为一个"人"，去同情和关怀另一个"人"，是一种对同类的怜悯。

"我为什么举这个例子呢？她醒了以后，应该是一种坠入深渊的感觉——下肢不能动了。她母亲是一个截瘫病院的护士。当时唐山地震，所有截瘫的病人都在那儿。所以她的母亲是一辈子都与截瘫患者打交道。她哥是一个智障，本身就是家里的负担，现在她自己也瘫了，照顾不了自己，谁来照顾哥哥呢？"

医生的使命就是与身体打交道，但身体有时也会呈现出完全不同的政治姿态。比如，当无法避免的噩运与不幸的家庭命运搅在一起的时候，就连理性的医生，也会深深地陷入其中，为病人的命运而悲怆。

"她父亲是一个下岗工人，哥哥智障，她自己又截瘫，这的确是一个非常悲惨的家庭遇上了非常悲惨的事儿。她的母亲也从截瘫病医院退休了。她在截瘫病医院住了半年。在截瘫病医院里相当于混着，每回院长见着她母亲都催她出院。"

西蒙·布莱克本说："亚里士多德的理论要求人们正确处理与世界的关系，即要求人们理性处事、与人互动，尤其要求具有真情和友谊。"他认为这是因为我们有 telos，即"目的"。过一种社会交往生活是人类的意图，因而是一种"善"，其中最根本的可以从与健康的比较中，生物机体的目的是过一种对其种属来说堪称健康的生活。

张鸿祺说："回来以后我就在想怎么能帮她。如果说每天给多少钱或者每个月给多少钱或者把医疗给包了，这个也不是说做不到。但如果这样的话可能这个人就会很依赖你。我想，可以给她买个轮椅，买个防护床的坐垫让她出去活动，所以就买了给她寄过去。但从心里，我觉得她肯定不会恢复了，因为她是整个静脉的血栓。尽管如此，我还是一直激励她，鼓励她完成学业。我的想法是，最起码大学毕业后一个大学毕业证加一个残疾证还可以维持生计。然后，我通过各种关系找她的校长，把所有的费用免了，考试的时候老师去她家里上门为她考试。"

梁漱溟有一段话，说儒家学说的精髓是"践形尽性"。他说："儒家之为学也，要在亲切体认人类生命此极高可能性而精思力践之，无负天（自然）之所予我者。"

张鸿祺对自己的病人，也是一种"践形尽性"——也就是说，他的善，不只表现在思考中，更体现在行动里。通过行动，来实现内心的善。

在这个事件中，张鸿祺根本没有考虑自己的"处境"，即是否对他的声誉有负面影响，病人是否会索赔，是否会"医闹"，而是把关注点放到病人及其家属的感受上。

比如，他考虑病人毕业了必须要有一份工作，但病人及其家人社会交往能力有限，所以，这份本不该他操的心，他也承担起来。

病人的父亲也因为病人的残疾，心理蒙上了阴影。在家里，经常处于失魂落魄状态。有一次，也问张鸿祺，如果采取一些措施，能否得到一些补偿。

"我说这个完全可以走司法程序，可是你拿到这个补偿以后对你的帮助可能不如这样的大。"

张鸿祺的这番话，代表了中国人解决问题的一个基本态度，即尽可能摒弃法的框架，而在礼的框架下来"商谈"。

法的框架，同西医一样，是个外来事物。在此框架之下，双方必欲战胜对手，才能取得自己的胜利。无论是引入律师，还是双方赤膊上阵，都会尽最大力量，来让对方屈服，从而使自己在各方面占据上风。

但在"礼"的框架下来商讨，就会尽量保持基本的和谐，按照儒家的精神原则，克己忍让，"互以对方为重"。通过给予对方更多关照和让步，让自己可以获取更多的道德资本，让自己拥有更多的道义资源，而让对方获得更多实际的好处。

"我这正好有个朋友是个老板，就给她找了个工作。"

张鸿祺说，他可以完全不管这个病人，甚至鼓励她的家人去打官司，通过诉讼来解决赔偿等相关问题，"这样我可能会很舒服。"他的意思是，这样的话，他就不必为此背负任何道德压力。

但张鸿祺不愿意采取这种简单的方式，"作为内心的成长来说，应该保留下来。我觉得有这么一个事情放在心里是一个不断敲响的警钟。"

西蒙·布莱克本[1]（Simon Blackburn）说，"真正的幸福需要我们与客观现实保持一致，而不是靠激起内心的感受获得。同样，由化学成分刺激而产生的内啡肽无限分泌造成的持久幸福也不是亚里士多德定义的幸福，它既不是我们赞美和羡慕的幸福，也不是我们会祝愿自己在乎的人们拥有的幸福。"

具体到张鸿祺对这一事件的自省来看，他的幸福感，并不在于因社会地位和医学成就而获取的自我欣喜，而是让精湛医术与病人的健康紧密相关。

面对他的自省、自责，凌锋教授说："做脊髓手术经常会有这样的事情，残疾率非常高。如果病人的脑子还非常清楚，那肢体不能动就变得非常的痛苦，病人又能很清楚地表达出来他的痛苦，所以出现这样病人对医生的影响也是非常大的。"

福柯说："当个性形成的历史—仪式机制转变为科学—规训机制、规范取

---

[1]　西蒙·布莱克本（1944—　），英国哲学家、学者、评论家。曾在牛津大学、剑桥大学、兆卡罗来纳大学等校任职。被誉为"英语世界最杰出的哲学家之一"。

代了血统、度量取代了身份、从而用可计量的人的个性取代了值得纪念的人的个性时，也正是一种新的权力技巧和一种新的肉体政治解剖学被应用的时候。"

用福柯的理论来解释凌锋教授的话，则意味着这些手握知识权力的医生们，主动放弃了权力技巧，放弃了权力规训，而是把自己当成一个普通人，"推己及人"地去设想病人的处境，去感受病人的痛苦，从而能够更好地为病人着想，让他们走出困境。

至少，"推己及人"地来感知病人的心理状态，从而能够让自己具有更多的悲悯情怀。

凌锋教授是一个具有国际声誉的"大医"，对医生这个职业，有着独特的认识。"在我们这样一个临床中心，实际上是在做很多别人解决不了的问题。但你又不是神，别人那么多做不了的，你也不一定都做得下来。"

但"大医"们往往更加注重"致良知"，也就是王阳明所说的，"随物而格"。针对每一个生命中出现的小波折，都会出于"仁爱"的"本心"，分辨善恶、感知外物，就事物之间的关系进行判断、推理——其目的，就是让自己的人格臻于完善。

凌锋教授说："我原来有一个三叉神经痛的病人，是我做的手术，三叉神经痛手术不是一个很难的事情。但恰恰就是这个病人让我印象深刻。因为我把一个很小的静脉给烧掉了，而这个静脉不是一根主要的静脉。但恰恰就是这个静脉烧掉了以后引起小脑广泛的水肿，这个病人最后死了。"

不管承认与否，这样的时候，医生又俨然在"扮演上帝"或者"扮演神灵"，他们稍一不慎，就可能代表"上帝"或者"神灵"对一个生命的存在形态做了彻底的改变。

当医生具有了"某种神性"，他们更要像神一样，对手中的权力进行深刻省思。而用人的肉身进行"神性"的思考，并对人类的某种技术和不确定性进行责问的真诚态度，对心灵拷问的严厉程度，是普通病人无法感知的。

同样，这种自我"责问"的心灵深度，更不为普通病人所理解，有时，医生们甚至无法让心灵安宁，需要借助宗教来解脱。

凌锋教授说："小脑的这个静脉是不能轻易断的。所以我们在以后手术的时候，能不动的就不动。我们原来都知道岩上窦是不能动的，但是这根静脉又不是岩上窦，是三叉神经旁边的一个小静脉。恰恰就是这根不起眼的小静脉，让这个病人最后死了。"

梁漱溟说，"然而人自识其本心——亦即识仁——却甚非易易"，这或许就是"大医"与普通医者的区别。

他们即使在遭遇了心灵危机的时候，仍然在"求仁"，"识仁"，自识其本心，以让自己不会偏离德行，与儒家医者的操守相始终。

"病人家里对治疗结果非常非常的不满意，当然我也非常不满意。那时候的医疗环境不像现在这么糟，他只是写信骂了我。我从来没有被病人骂过。我很内疚，我非常内疚。我曾经怀疑自己是不是做不了一个好的医生。从那以后一直到现在我都再没碰过三叉神经减压。"

福柯认为，生命权力的意义，不同于至高权力（sovereign power），生命权力并不旨在"使你死"（死亡威胁），而是通过干预个体之生活形式来致力于如何"使你活"（扶植生命）。

但正是在扶植生命的过程中，医生们会对这种"生命的再生产能力"产生质疑。医生们被赋予了"让人活"的权力，但是否等于他们自动拥有了"让人活"的能力？如果没有，那么，医生们自然会对手中的权力产生质疑。

正是这种质疑，折磨着凌锋教授。"后来我去找证严法师。法师说：你呢，是一个医生，你只要尽了你的能力就行，你尽了你的力，又不是害他，好不好就是天定了。后来我想了想，我确实不是害他，我确实是尽了我的能力。"

福柯提出，知识分子要否定当下，否定世界的内部。"真正的解放是反对自己，反对被塑造的、对压迫习以为常的自己。"

因此，无论凌锋还是张鸿祺，对病人健康权和生命权的珍视，对病人身体状态的关注，都是一种"反对自己"的行为，是对"扮演上帝"或"扮演神灵"行为的一种反叛，其目的是通过"反对自己"，进而"找回自己"。

鲍玉海教授也曾经像凌锋教授那样，面对自己的失误，无法原谅自己。不辞而别，去了佛教庙宇，在那里盘桓不出，与大和尚一起，探讨生命的意义，以及如何消解对自己的质疑——那不但是对医学的质疑，对医生所处社会角色的质疑，也是对用医疗器械与生命对话方式的质疑。

事实上，医生迷失自己是容易的，完全"找回自己"是困难的，既然人类允许医生"扮演上帝"或者"扮演神灵"，其实就已经赋予了医生操纵生命的权力。

但医生没有生命的"豁免权"，更没有随便剥夺生命的权力，更为悖谬的是，医生没有"神力"，可以让枯萎的生命重新焕发生机，即让死去的病人重新获取生命。因此，医生更容易走向哲学追问：如果医生一定要拥有这个权力，那么，医生拥有这个权力的限度吗？如果有，限度是什么？在哪里？如果没有，那么，医生又在做什么？


# 之三


吴浩的故事则告诉了我们，面对这种权力，医生所拥有的限度。

吴浩说："让我印象深刻的病例往往是这些不好的病例。有一个病例在大兴做的，病人差点儿死了。哎呀我心里那种纠结呀！当时也没想可能要承担什么事故责任，只是想着别人那么信任我，来找我，我却没有做好，辜负了病人的信任，没有做好。"

这种心态，不唯中国医生独有，但却渗透着中国文化和思想的沉淀。如梁漱溟先生所说，"是故求仁之学即在自识其本心，而兢兢业业葆任勿失，以应物理事"。

"兢兢业业葆任勿失"，也是儒医的一种自律行为。"勿失"，是一个基本底限。所以，一旦"有失"，则会进入道德和人格价值的双重追问，让自己的内心承受巨大的压力。

吴浩医生是北京宣武医院的神经外科的门诊主任，他的另一个故事，让我们知道了医生在"扮演上帝"或者"扮演神灵"过程中的艰难。

"这个病人在 18 岁的时候做过一次手术，当时的病因，是脊髓里有个长得很长的脂肪瘤。在秦皇岛做的手术，手术医生把椎板咬了，硬膜敞开，最后做完手术硬膜也没缝上直接就缝了肌肉。"

应该说，这是一个不成功的手术，所以，病人虽然表面上看去已经痊愈了，但没过几年，就病情复发。

"再来宣武医院的时候是推着轮椅来的，上胸段的椎体也畸形了，所以头也抬不起来了，肌力四级左右。这个病人很年轻，一开始还在家里工作，后来病情越来越重，就不能工作了。"叙述这些的时候，吴浩显得很平静。

"手术的前一天晚上，我就跟她讲，这个手术，第一，脂肪瘤不好切；第二，上胸段上钉子也非常难。矫形总体上来讲特别困难，但是我们想把头矫正得能抬起来。另一个呢是这个脂肪瘤我们得把它切掉。"

让吴浩感到欣慰的是，病人知道自身的病情，也希望尽快通过手术摆脱困境，因此，极力鼓励吴浩，反复地说："我相信你"。

吴浩 2009 年开始做脊柱手术，到 2011 年的时候，积累了很多手术经验，"上胸椎的钉子我已经开始打了。这个钉子对于一个脊柱外科医生来说是非常难打的。美国大概有 40% 的失误率。"

正是在职业上升期，或者在医生"扮演上帝"或者"扮演神灵"扮得最像、最上瘾的时候，真实的自我与扮演的对象之间，产生了错位。

"我这个时候很膨胀，我对自己很有信心。脊柱外科能做矫形已经非常厉害了，我当时就觉得自己非常厉害了，已经能做矫形了。"

宣武医院神经外科有个著名的术前会议，即手术预案研判会，根据当天手术主刀医生提供的病人病情资料，以及主刀医生提出的手术方案，由科里的专家根据主刀医生的治疗经验进行评估，并给出指导性的意见。

凌锋教授根据资料和吴浩的实际手术水平，对吴浩说，"这个手术，肿瘤不能切，你去给她矫个形就好。"

但"扮演上帝"或者"扮演神灵"的过程，非常容易自我迷失，一不留神，就会误认为自己就是"上帝"或者"神灵"，因此，会忽视或者故意视而不见自己人性的弱点。

"当时我想，这个病人如果不切肿瘤的话，她以后就没机会切了。接受了任务后，我心里就想那就先做矫形，剩下的随机应变。"

这时，我们该如何看待"扮演上帝"的医生呢？此时的吴浩，非常敬业，对病人充满了同情和关切，正因为这样，才想如何通过自己的手术，让病人解除病痛。

从普通人的角度看，此时的吴浩，做出任何决定，出发点都是好的，都是有利于病人的，都是想通过自己手中的知识权力，拯救病人，给病人一种她想要的生活。通过这种身体的政治，来解放一个病人，让她从一种特殊的生活状态，回归正常，行使身体的正常权力。

正是这种激情，让吴浩忘记了自己的限度。而当知识权力开始泛滥，伤害也就不可避免。

"打开她的病灶以后，我才知道她的肌肉和脂肪瘤直接就黏在一起。矫完形以后，我早就忘记了凌锋教授的嘱咐，眼里看见的，只有黏结在一起的肿瘤和肌肉，想帮病人把这个肿瘤干净彻底地切掉。"

在医学知识和手术规范的掌握上，当时的吴浩已经完全没有任何问题，在他看来，如果成功切除掉肿瘤，自己的业务能力，也会由此上一个台阶。

用福柯生命政治的话语来解读，他内心深处的声音，其实也是一种权力的渴望：拥有更多的知识权力，就拥有了更多的支配生命的权力，同时拥有了更多通过病人的身体实现知识权力的欲望。

"当时电生理监测和CUSA（一种把瘤子打碎吸走的超声头）我全都用了。脂肪瘤切完以后，我就看见脂肪瘤里面有个白色的东西。做脊髓手术的医生都知道，看见这个白色的东西就糟糕了。"

吴浩知道，在这个权力游戏中，自己失败了。

这个权力游戏的本质，不是病人和医生之间争夺财产话语权，不是争夺身体资源，或者争夺道德资本，而是医生的能力与欲望之间的争夺。

"后来病理结果报了，切下来的脂肪肿瘤里有脊髓组织，肯定是有点儿切过了。"

太过为病人负责，或者太想扮演一个"好上帝"或者"好神灵"，有时就会出问题，这不是医生的主观愿望有什么错，或者是他们不负责任，有时，恰恰是他们太想负责任，太想把手术做好，才出现了差错。

拿吴浩这个病人情况来说，由于病人的家庭状况不是太好，所以，在如何处理与病人的关系上，吴浩仍然愿意引入"礼"的框架，在这一框架之下，商谈、更多的帮助，包括赔偿，都会尽可能地偏向于病人，但病人及其家属并不愿意在这一框架之下来解决问题：他们认为，在法的框架之下，或许会更有利于他们。

一年以后，病人的手术后遗症显现，肌力不行了，大小便也不行了。

面对这样的结果，吴浩歉疚地对病人说：手术结果就只能这样了。

病人做好了准备，来找吴浩面谈，说自己看病已经花了很多钱了，准备起诉吴浩，并录了音。

吴浩问病人下一步打算怎么办，她说，"我现在需要些钱。"

吴浩觉得这个要求并不过分，"我也挺在意的，觉得挺对不住她，也想着要给她赔点钱，在我心目中大概 5 万到 10 万。"

但病人给出的数字让他大吃一惊：是他心理底线的几十倍。

吴浩就对病人说，"我们彼此的心理数字相差太大了，那你们就告我吧，我们走司法程序。"

吴浩与这个病人一直保持着友好的关系，并不因为引入法的框架，而感觉别扭。法的框架，还是礼的框架，只是不同的解决问题的方式，只要病人选择了，医生就要尊重，并且据此来共同在同一框架下建立解决机制。

"这个病人我印象特别深刻，从那以后每到我生日或者过年的时候，她都会发短信，跟我说：吴大夫，祝你生日快乐，手术次次成功。后来有几次关于她的医疗鉴定会，我都去了。她总跟我说：吴大夫你看你给我造成了这么严重的损伤。"

在这个过程中，吴浩始终没有顾及自己的"面子"，即戈夫曼所说"神圣自我的像"。虽然对于吴浩和其他医生来说，面子都是一件"神圣事物"。但在与病人的这场权力游戏中，吴浩故意让自己输掉：因为只有自己输了，病人及其家属才会积累更多的道德资本，才可以在某种意义上战胜吴浩，为他们赢得更多的实际利益。

与病人本人的温和态度不一样。"她的父母见着我都把我当成他们的敌人一样，恨不得拿刀砍了我。"吴浩说。

用青年哲学家吴飞的相关理论来分析，病人父母的态度，正是"以气成人"的一个外在表现。病人的父母通过向吴浩"生气"，来实现其人格价值，"所强调的就是权力游戏的胜负，认为自己只有在赢得了一系列权力游戏、充分获得了别人的尊重之后，才获得了人格的尊严"，"生气"是他们反抗"委屈"的一种方式，借以成就自己的人格价值，同时，占有道德上的某种优势。

但这种"恨不得拿刀砍了我"的过分生气，已经扭曲了医生与病人之间"朋友伦理"的本质，让双方从疾病的共同敌人，变成了互为敌人。两者之间的冲突，从"类亲人"的伦理政治，变成了你死我活的斗争政治。

为何吴浩愿意把问题的解决纳入礼的框架，正是在这一框架之下，对方可以确定合理的商谈机制，并有双方互信的"商谈人"从中协调，双方通过摆事实讲道理，在"商谈"的过程中，以谁有理来决定采纳哪种意见。

但不理智的"生气"，或者以毁灭对方相威胁，就无法以理服人，如果一方屈服，那自己的无理要求就占了上风。

这样的模式，是医患纠纷解决的一种非理性模式：病人一方"生气"、"失去理性"，同样是以一种激烈的方式，表现出自己的家人"受到了屈服"，而自己一方又是那么的无助和弱小，因此，即便有什么过分的举动，外人也能够原谅，可以对他们的行为表示接受，对他们的处境表示同情。

病人父母"恨不得拿刀砍了我"，还是一种示威行为，表明自己"并不像看起来那么弱小和好欺负，而是有更强的人格和更大的脾气。"

面对这样的病人，无论是医院的其他医生，还是医生自己的亲人，都会要求医生表示退让，因为对方"可能拼死挣得利益"。

人们会告诫医生，"可别惹那种蛮横不讲理的人。你永远也说不过他们。他们要是说不过你了，撒起泼来，一头撞死，你能怎么办呢？"

用吴飞的理论框架来分析，这同样是以任性的方式表示心中有气。如吴飞所说，这里的"气"，既是愤怒、生气的意思，又是对人格的肯定，而这两层意思本来就连在一起。生气，就是否定性地表达人格价值，即对委屈和羞辱的拒绝。以任性的方式表达这种人格价值，就是一心只考虑当下的尊严得失，而忘记了更长远的利弊。

这种过激的态度，在肯定了人格的同时；"以任性的方式非理性地表达人格价值"。当然，赌气的人真正的目的不是死亡，而是维护人格。"

另外，更重要的是，承认其人格价值，只是病人家属采取过激方式的一个方面。更主要的，还是希望在利益争夺游戏中，获得胜利，从而得到更大的好处。

吴浩反省自己说，再碰到脂肪瘤我会非常的小心，会把层次处理得非常干净，绝不多切，人不能过度自信。"从那以后做手术就开始逐渐胆小了。"

吴浩认为："对于这个病例，其实我的初衷是想把她瘫痪时间向后延长5到10年，我是想帮她，我的出发点是好的，但是结果是坏的。我想，如果我是仅仅给她做个矫形，那也许她现在还能走路。这个病例，医疗中心最后鉴定说医院有50%的责任。"

发生在吴浩身上的另一个事件，同样让他铭记终生。

"那是因为下髓核钳的时候，有时候深浅是不知道的。那个病人手术当中出血，血压掉下去了，后来平稳了，我接着做。做完，我往回走的时候，医院那边打电话告诉我说病人不行了。当时这个病人抢救的时候血压掉到 60/30mmH$_2$O，一摁（电视当中的胸外按压）动脉血压就上去，不摁就下来……我觉得这个病人肯定要不行了。我爱人是律师，我跟我爱人说这个病人可能不行了。她的第一反应是你离家属远一点，要赔钱我们可以赔钱。"

吴浩爱人的话，无意中透露了这样一个观念：在法的框架之下，双方离得越远越好。通过法律途径解决，似乎就寓意着冲突在所难免。因为在这样的权力游戏中，不可能有双赢模式。而病人一方为了突显自己的弱势地位，通常会采取更加激烈的方式。

"后来人救过来了，可瞳孔是大的。我想，不会是脑缺血脑死亡吧！回到家，我翻来覆去睡不着，就在客厅里坐着抽烟，一直抽到凌晨五点，正在绝望的时候，突然，那边的大夫给我打过电话来了，说病人一点钟就已经醒了，我还怪他为什么不早点给我打电话告诉我。"

无论此类事件中，医生的责任有多大，把解决机制纳入礼的框架，或者主动纳入法的框架之下来解决，都是值得赞许的。但病人一方，通常会认为自己受到了伤害，因此，更有理由运用非理性行为，来处理遇到的生活事件。

由此，"医闹"行为产生。

"医闹者"并非具有人格障碍，或者人格价值不完整。但从某种意义上来说，他们不具有理性沟通的能力，不懂得通过正常的方式，来谋求解决问题。宁可伤害自己的名誉，扭曲生活轨迹，而不愿意加入谈判！

某种意义上来说，这体现了他们对社会体系和价值的不信任，通过闹，获得关注，本质上是反社会行为，是一种病态应激反应。说医闹们都是社会边缘人，缺乏具有学术价值的调查。但他们是心理边缘人，应该确定无疑！

凌锋教授也指出："医学就是这样，把肿瘤切干净，手术做不了，但只切一点，又毫无作用。医学具有局限性，不是包治百病。"

鲍遇海教授也说："脂肪瘤是一种错构，瘤子里就有神经组织，这就解释了脑子里的脂肪瘤我们为什么不去动它。只有纯瘤子才能从肿瘤内剥离。因此，做手术信息不够是不行的。"


# 之四


叶明的故事与吴浩的故事相比，少了些许纠结，但同样看得出一个医生在手术台上的困难选择。

叶明 2000 年到的北京医院，到现在已经在临床工作了十五六年了，应该说是一位经验丰富的高年资医生。但对于知识权力的操控，有时谁也难以说具有十足的把握。

"那是我第一次做 AVM（脑动静脉畸形）的病人，女性，32 岁，在外院做过 γ 刀手术。做完 γ 刀以后，我们知道 AVM 会变成很大的脊髓动静脉的瘘，另外一种可能就是让 AVM 变得毛毛糙糙。"

这位女病人的状况恰好是第一种，"AVM 就变成了直接的动静脉瘘，第二天就出血了，在病房里，所有的人不在，救命要紧，我就赶鸭子上架。那么大的血管畸形，经验比我更丰富的医生也不好驾驭。唯一欣慰的是她之前做过 γ 刀，而我对这个还有一定的认识，这是我唯一的掌控因素。在上台之前，病人是一个脑疝边缘的状态，瞳孔忽大忽小。给了甘露醇十来分钟，瞳孔就小了，瞳孔反复地在变化。"

经过叶明的努力，这个病人得救了。虽然一侧肢体偏瘫，但总算把病人从生命线上抢了回来。从这个意义上来说，知识权力给了叶明更大胆地"扮演上帝"或者"扮演神灵"的信心，让他可以更加相信，知识权力有时具有某种"神性"或者"神力"。

"这个病人给了我很高的心气。"叶明说。

没过多久，他就遇上了另外一件事。那是他第一次去外院做动脉瘤手术，病人是在 A2、A3 段额极动脉发出处的动脉瘤，家里经济情况不好，所以选择开刀。病人的身体状态还算不错。纵裂里没有太多血肿，就是一个单纯的蛛网膜下腔出血。

这个病人的手术怎么做，叶明术前在自己心里演化了无数遍，包括骨板的设计，如何暴露动脉瘤。"上台以后一看，这个平行的静脉给了我足够的空间可以进入到纵裂里去。第二步，我可以从纵裂里释放脑脊液，这样能让我有足够的操作空间。最大的风险在于到达动脉瘤之前，我很难先暴露载瘤动脉。我很担心这一点。"

哪担心哪出事儿，动脉瘤瞬间就破了，病人的血压马上下来了。

"我很幸运跟着鲍主任和李主任看了很多出血的病人，让手术协助人员赶快上了第二套吸引器，用吸引器把胼胝体前方的脑子切除，一个阻断夹夹住供血动脉，血就少多了。等十来分钟后，病人血压恢复正常了，又接着做。动脉瘤暴露了，一看瘤颈非常薄，所以最后就带着一点点大脑前动脉的主干，带着一点点额极动脉把动脉瘤给夹上了，最后动脉还通得挺好。"

手术尽管成功了，但叶明很后怕。"我就在想，出血要是出死了怎么办。但是一个架子下去血不出了以后，心理状态会好一些。当时我就在怀疑自己是不是不适合做动脉瘤。"

叶明说，"这两个病例，一个给我信心，一个给我敲警钟。"

叶明的故事，可以视为一个医生"成圣"的过程。尽管怵怵惕惕，如履薄冰，但他们还是不断地挑战自己，让自己在"事功"方面得以精进。

杜维明说，儒家讲人人皆有圣心，于是认为所有人都可以成为圣贤，或者认为每个人都有成为圣贤的潜力。他说，但我并不这样认为。仁，就是"忍"，每个人都有这种情绪，随时都有体现，但要使这种情绪能够成为生命中的重要力量则非常难。

叶明的"仁性"，体现在他尽力挽救病人的生命上，虽然很艰难，但也在奔向目标的路途上始终不渝，把"仁"，即对病人生命健康的重视，当成生命中的重要力量。

按照杜维明的理解，这就是"圣心"，就是奔走在成为圣贤的路上。

# 之五

生命是脆弱的。

在医生们的经验里，"脆弱"还在于我们对生命的了解、对药物的了解，甚至对医生"扮演上帝"或者"扮演神灵"的能力的了解，都是有限的。

胡鹏的故事告诉我们，知识权力并不总是有效的，因为知识是有局限性的，因此，当知识权力失效，病人与医生间的权力游戏，就要改写规则。

胡鹏也是一位有八年工作经验的医生，但一个小手术，仍然让他事后想起来十分后怕。

"我在神经内科穿刺，穿到静脉窦里去了。病人是静脉窦血栓的孕妇，做过双侧的去骨瓣减压，中间有一个骨桥。做手术的时候，一心只想着如果穿到骨头上，整个引流系统会非常稳定。所以穿的比较靠中线，结果一穿，静脉窦就出血。好在静脉性的出血可以压住，压一会儿就不出了。"

还好，病人最终没事。"反思起来，不够重视本身就已经为这个错误埋下了祸根。回想起希波克拉底的名言：至少不是全部，但绝大多数的错误是源于无知。这个错误的话，我至今仍然记得。"胡鹏的反思，代表了绝大部分医生的态度和观念，对于生命他们是尊重的；对于病人，他们是爱护的；对于每一台手术，他们都是重视并愿意成功的。

但在"扮演上帝"或者"扮演神灵"的过程中，医生们要从普通人变得具有"神圣能力"，需要走很远的路，甚至要犯非常多的错误，才有可能成功。

所以，从这个角度来说，疾病是病人和医生共同的敌人，但只有病人及其家属心怀"恕道"，愿意给医生机会，他们才有可能积累更多的临床经验，掌握更多的医学知识，从而"扮演上帝"或者"扮演神灵"的时候，得心应手。

胡鹏的第二个故事，则与每一个病人都息息有关。这涉及我们如何认知现代医学，如何认知药物，以及如何认知治疗方法。

"我当见习主治医生的时候，有个病人，反复3～4次出血，做过4～5次栓塞，病人当时肢体功能认知功能正常，血管畸形位于左侧优势半球，主要位于顶叶中央沟附近。最后来宣武医院做杂交手术，整个手术过程应该来说是非常好的。术后第二天醒了麻醉后，肢体活动，遵嘱都没问题。"

正常情况下，病人开始恢复。手后的第三天上午，患者情况不错，开始把病人转回普通病房，然而，就在这里，出现了意外。

"那天下午四五点钟，患者意识变差，开始出现癫痫。用了很多安定、鲁米那，不但没有效果，而且患者的状态越来越不好。第二天上午患者意识状态就越来越深，呼吸也越来越差。当时科主任就考虑可能是丙戊酸钠片脑病，但化验检查不支持这种判断。"

胡鹏和科主任都很困惑，因为临床过程中，一直给病人泵着丙戊酸钠，所以临床过程和症状是支持这种判断的。这个时候，他和科主任没有坚持自己的观点，而是马上求教于神经内科，去那里做实时脑电监测。一做脑电图，病因很快显现出来，原来是出现了广泛的皮层脑电抑制，抑制到病人临近脑死亡的状态。

胡鹏当机立断，直接把抗痫药停了，改为肌松药，肌松了以后病人就不会再抽搐了。撑了 3 天左右，病人脑电开始逐渐好转，到最后病人意识恢复，停了肌松，用了巴比妥溴化钠来抗痫。后来，经过与病人交流，才知道病人只对这个药物敏感。不久，病人平稳地恢复到正常状态。

"这个病例给我的经验是，发生了癫痫的大发作，不能上来就盲目地用安定，应该有一个逐步的过程。还有遇到不能解释的事情时，应该先把现有的药物停掉。"

医生显然不是无所不能的。

许多医学知识的发现，是极其偶然的，比如青霉素的发现。

因此，医生们也会经常聚在一起，把自己的发现与其他医生分享，让这些看上去并没有"突破性"的知识，可以在抢救病人的过程中得到应用。

凌锋教授指出，有些医学现象，值得我们花时间去关注。比如说血钾，如果高于 5.5 以后再高一点，人就死了，但是类风湿因子就是高几倍也没事儿。"还有化验指标、抗体指标等等。这些指标，我们按各个器官来区分，然后标明哪些指标要命哪些指标不要命。我们想好了归纳的框架，把它归纳出来，就是个非常有意义的事情。"

凌锋教授说，"作为医生，我们必须了解各种正常的指标，进而明白什么是不正常。"

从胡鹏讲述的故事我们可以知道，除了极个别玩忽职守的医生外，绝大部分医生是尽职尽责的。在整个治疗过程中，他们会想方设法地解决突发性的问题，尽最大可能挽回病人的生命。

但有些意外状况，是医生不知情或者掌握不了的，遇到这种情况，一定要首先确认医生的治疗方案及出发点都是毫无问题的，治疗过程中，不存在"不公"的问题，更不存在不"正义"的问题。

医生的所有努力，都是对正义和幸福的追求，想通过自己的努力，改善病人的健康状况，让他们过上有尊严的幸福生活。

也就是说，无论是张鸿祺、叶明、吴浩，还是胡鹏，乃至凌锋、鲍遇海，都具有一种道德心灵。

吴飞先生则认为，"道德目标的实现，有一个个人意念、感情从现实的世俗观念、世俗处境中超拔的精神净化过程，当人对儒家的伦理道德规范有深切体验的时候，这种净化过程就会产生巨大的精神力量，去冲破世俗观念的束缚，体现出道德的纯洁与崇高。"

# 之六

陈革讲的故事，是一个沉重的故事。

一个患垂体瘤的病人，在检查时，医生发现垂体卒中可疑。病人到医院的时候，病情很轻。

手术由陈革主刀。"那时候我刚开始做内镜垂体瘤，内镜、显微镜、C形壁我都备上了，怕内镜做不下去。病人是个老年人，已经 73 岁。如果放到现在的话，我就不一定做了。因为它是一个胃腺瘤，双侧颈内动脉比较近。那天上了一个新磨钻，我就想多磨一下。结果就坏了，血一下就从鼻孔里喷出来了。"

凌锋教授在宣武神外的走廊和办公室里，悬挂着诸如"用心""正觉必成""精其技更诚其心，怀大义以医天下"之类的勉语，要求医生们必须节制利益的需求，崇尚道德理性，并让道德理性牢固地在每个个体的心中扎根。

所以，"精其技"和"怀大义"一直是宣武神外医生们基本的道德追求。其出发点，是要在医患之间，建立起圆融和谐的氛围，彻底消解医患之间的对立与对抗。

在这样的"德性"环境之下，医生们的目标，是成为有良知、有理性、有社会责任感的知识分子，走知行合一的道路，将知往国际领先的深层次拓展，将行落实到每天行医救人的日常生活之中。

因此，从他们的成功可知他们的努力。即便看他们的失误，亦可知他们的"本心"。

吴飞先生引用一名对联，来描述家庭生活中的关系，

"万恶淫为首，论事不论心，论心天下少完人；百行孝为先，论心不论事，论事寒门无孝子。"

这句对联，讲的是"恕道"。谁来恕？当然是病人及其家属，也包括全社会。

"我从来没想过垂体瘤会做成这样。磨钻把颈内动脉磨出血了。我当时就用带线棉条把它塞住了，然后就向科负责领导汇报，并且立即做造影。造影中见到这个夹层动脉瘤。"

　　手术室里当时有带膜支架，要使用的时候，发现血管比较硬，导丝上不去。后来就上了个球囊，陈革到了手术室，把球囊打起来，想把棉片拿掉，换成可吸收的，准备收场。

　　"就在手术室取砂条的过程中，刚取完，球囊又破了，再次出现严重出血。当时出血很厉害，只好又把棉片塞进去了。回来又做了个造影，压颈的过程中，隐隐约约看到前交通（沟通左右循环的动脉）开放（隐隐约约几个字说明开放得不好，恐怕难以代偿），没办法，术中就把这一侧的颈内动脉闭住了。"

　　跟陈革的预测差不多，虽然抢救得还算顺利，但病人在术后果然代偿的不太好，在 ICU 里，血压只要低于 120 就发生偏瘫。

　　"我在 ICU 看了两周，最后代偿过来了，转出了监护室，而且恢复得挺好。"

　　看到这一切，陈革和病人家属都很高兴，家属也积极地为病人准备出院。

　　"就在出院的头一天，病人突发胸闷气短，心电图提示心梗，就转到心内科去了。在心内科皮下打了一针活血的药，结果发生蛛网膜下腔出血，病人就走了。"

　　专家认为，有可能是代偿血管过度扩张导致破裂出血。而且，在最好的医生手里，动脉瘤手术 65 岁以上出现并发症的概率是 65 岁以下的 4 倍。这个病人 73 岁了，不管怎么说都应该慎重。

　　陈革说，这是我最刻骨铭心的病例之一。因为我挺尽心的，最后我和他的家人也成为了朋友。

　　很显然，"恕道"在这位病人的家属那里，成了宽谅医生的法宝。

　　杜维明说，儒家的最高价值，是让自己的精神在日常生活中体现，如果在日常生活中不能体现就不是最高的价值。日常生活也不是讲究凡俗，也有神圣的一面，他说人人皆为圣人的意思，就是每个人，每一件事情它都有神圣的意义。

在陈革的故事中，医生尽了"忠道"，尽心竭力完成自己的职责，而病人的家属尽了"恕道"，各自完成了自己神圣的一面，同时，把人的道德价值神圣化，"人人皆为圣人，意思就是每个人，每一件事情它都有神圣的意义"。

# 之七

梁建涛的故事，相对曲折和复杂，但也更能全面地展现医生在面对"医疗意外"时的心路历程。

我之所以更愿意使用"医疗意外"这个词汇，是因为我深知，许多医疗纠纷，其实都是"医疗意外"，但媒体通常愿意称之为"医疗事故"。词汇不同，所表达的政治内涵也不同。"意外"，表明医生在"扮演上帝"或者"扮演神灵"的过程中，远远不能"信神如神在"，尽管表面上演得"十分逼真"，但事实上，他们仍然是凡人。因此，意外在所难免。

另一个层面，同样的药物对不同的人可能会有不同的反应，虽然有大量的临床药理实验，但不能保证每一个病人都会适用，因此，才有药物禁忌。但医生对病人的药物禁忌，并不完全知道。甚至如上面提到的故事，有些病人的药物禁忌，只有在发生了不良药物反应的时候，医生才清楚，需要马上加以抢救，并更换药物，但有时，这一切都已经晚了，生命可能因为这些不可把握的因素而流逝了。

还有一层意思，现代医学并不能对每一个病人个体有充分的治疗把握，病人的个体千差万别，尤其是神经外科，大脑里的血管、神经，也并不是每个人都一样。那些差异化的个体，出现"意外"的概率，也相对要大。所以，"意外"，总在情理之中。

不承认"意外"的合理存在，就是不承认医学是科学而不是神学。

科学的进步，也不总是直线前进，甚至会呈现纷乱的不规律。比如，有些先进的治疗方法或者药物，可能会因为人们的认识偏差而放弃，一些落后的治疗方法或药物，也可能在某个时段，成为主导。

而到底什么样的治疗方法和药物，更适合某些病症，需要时间来检验，需要人类付出沉重的代价——这不但是人类掌握健康权所必须的，也是人类与死神在争夺生命的过程中，所无法避免的。

梁建涛故事中的另一个主角，叫老于。

老于是黑龙江人，2014 年 12 月 24 日成为梁建涛的病人。"他才 53 岁，是个乡镇干部，是一个很实诚的人。"

提起老于，梁建涛的感情非常复杂，"他孙子都 3 岁了，三世同堂，有个幸福的家庭。发病的时候，看东西重影，眼皮老往下搭拉。通过做核磁，发现海绵窦长肿瘤了，压迫视神经。"

宣武医院神经外科有个非常好的"晨会"习惯，即主刀大夫们把自己当天要做的手术，做成详细的手术方案，科里的权威们都过一遍"审"，提出专业上的建议，并由科主任拍板手术方案。

"术前根据核磁检查资料，考虑是个单质瘤，相对而言，手术难度不大。"

这样的手术，对梁建涛这样经验丰富的医生来说，完成起来没有任何问题。

但上了手术台，打开颅骨，发现问题要比预案复杂得多。"打开后，发现不是典型的单质瘤，他的肿瘤硬，血供丰富，这使手术难度加大。"

在切除肿瘤时，一个主血管破裂，造成大出血。科主任亲自指挥抢救，重病监护室、技术中心，都派了主力医生参加抢救，抢救很成功，但因为几秒钟的脑出血，就对大脑造成无法挽回的伤害，病人出现后遗症，陷入昏迷状态，病人家属的情绪一下子波动起来。

梁建涛也陷入了复杂的情感迷思中。

这个意外，是个小概率事件，某种角度来看，医生的责任并不大，甚至可以说并没有什么责任。但"病人站着进来，躺着出去，作为医生，我产生了严重挫败感，甚至陷入深深的自责"。

梁建涛不愿意推卸责任，"从内心来说，我对老于及其家人有种歉疚感，尽可能地想办法去帮助他们。"

他说，"医生没有主动或者主观的意愿，对病人造成伤害，但结果是这个样子，因此，必须面对，要永远把生命摆在第一位。"

梁建涛说，病人与医生是朋友，更是战友，在同仇敌忾面对疾病的战斗中，我们共同失败了，不应该为此反目成仇。"伤害有两种，一种可能在病人的身体上，另一种在医生的心里。"

我十分赞同梁建涛的观点，病人和医生共同去战斗，失败的时候，疾病对病人和医生造成了显性和隐性伤害，我们通常只看见了显性的伤害，并为此责备医生。其实，医生在这个过程中，同样受到了疾病深深的伤害，那种伤害，是被疾病深深地羞辱、重重地打击之后的伤害，有时，依靠自己的力量，根本无法恢复，需要借助宗教等外在力量，才能让自己有勇气面对现实。

但对于公众来说，尤其是对于病人及其家属来说，医生的这种隐形伤害，他们从来都认为不存在，或者面对医生的痛苦视若无睹。

一场失败的战斗，导致共同的战友成了敌人。医生们所能做的，也只有心灵自救。

然后，又需要与新的病人一起，结伴战斗，去面对新的疾病，并力图战胜之。

对于病人来说，终其一生，他们面对重大疾病的机会，也不会很多，有的人只有一次，有的人可能会遭遇数次，但没有一个人会像医生一样，一直在与疾病战斗！

而遇到什么样的队友，能跟医生共同面对疾病这个敌人，不是医生能选择的——人道主义，以及法律、道德规范，都让医生们没有可能拒绝任何一个病人成为他们的队友。

无论这个队友的品质如何、道德水准如何、协作能力如何，甚至对队友的信任度如何，医生们都不得不与之结盟：面对疾病，医生和病人都是如此。

胜了，皆大欢喜。败了，幸运时，会有病人及其家属，陪伴医生一起面对残酷的敌人。有时，队友——即病人及其家属，则转身把医生当成了新的敌人：毕竟，疾病没有肉身，没有名誉，没有资产。

战胜了疾病，病人获得了健康，而一旦战败了，那病人及其家属，就极有可能让医生成为疾病的替罪羊——发泄他们心中的不满，喷射被疾病折磨时的幽怨，补偿遭受医疗伤害之后的损失。

从这个意义上来说，医生是孤独的。尤其是在与疾病的战斗失败时，孤独的医生，就是一个双重失败者，从而成为世界的弃儿。

这个事件，对梁建涛打击很大，他也不得不暂时离开医院，去做为期一年的援边医生。临走时，他委托病房的护士和其他同事，一定要尽可能地照顾老于和他的家人。到了援助地，他经常给老于打电话，还买了当地的特产，寄给老于。老于出院时，他也打电话叮嘱老于，回家后要注意哪些，嘘寒问暖，老于那时已经不像他的病人，更像他的兄弟。

2015 年 12 月份，距老于的手术失败恰好一年，他又打电话给老于的爱人，了解老于的情况，询问全家的生活，并再次向老于的爱人说："对不起！"

老于的家人很感动，对梁建涛说，"梁大夫，咱不说这个了，这一页咱翻过去了，你也不想这样，咱以后就是朋友嘛！"

"朋友"一词从病人家属口中说出，验证了我把医生和病人纳入兄弟之伦来考察的框架之中，是有道理的。通过交往和了解的加深，他们超越了陌生关系，更像朋友一样，可以坐下来面对问题"商谈"，并互以对方的利益为重，把纠纷纳入礼的框架之下，在中国的人情体系中，予以商讨解决。

梁建涛说，医生在手术失败后的自责，不是出于过程的自责，手术过程是没有问题的，而是结果的自责。作为医生，我们力求尽善尽美，一旦出现不可接受的后果，压力和挫败感会产生双重叠加效应，如果病人家属再有不理智行为，对医生的摧毁作用是难以估量的。

在那些痛苦的日子，梁建涛常给他的导师凌锋教授发短信，他说："因受您的医学人文精神的影响，我也比较重视医德和对病人的人文关怀，并打算终生身体力行之。'将心比心，换位思考，坚持做一个有良心的医生'是我在好大夫在线的个性签名，也是约束、规范我在现实条件下内心焦躁不安时的人生格言。"

在援助地一年，他和当地医院神经外科的 9 位医生、19 位护士一起，共收治住院病人 1211 人，手术 332 例，完成了当地第一例脑室内肿瘤切除术、第一例丘脑肿瘤切除术、第一例嗅沟脑膜瘤手术、第一例听神经瘤切除术，完成了 4 台近 6 年未曾开展的颅内动脉瘤夹闭术，首次开展俯卧位手术，首次开展了后纵裂入路、扩大额眶入路、Telovelar 等手术入路。

援边回来后，梁建涛又被派往郑州。

让他感动的是，"黑龙江、海南、山西、陕西等省的患者也随我来到郑州，让我体会到了患者性命相托的信任和前所未有的职业成就感，更加坚定了我'做一位有良心的医生'的信心和决心。"

而他同样没想到的是，独挡一面的经历，也让他迅速成长。

"临去郑州时之所以忐忑不安就是因为我技术尚幼稚，心理不强大。在宣武医院出多大的乱子，上面有各级主任罩着，顶多挨两句骂而已，心理很轻松，这就叫没有责任就没有压力。在郑州倒是没人骂了，但是那种感觉就像孤身一人被扔到孤岛上，周围就是茫茫大海；也像一个平时家里溺爱的孩子突然被强行离开父母独立生活。术前的治疗决策、术中突发情况的处理无人帮你，无人指点你，横竖都是你了。比如曾有一例舌咽神经痛患者术中突然出现术区远隔部位的静脉出血，先是在手术野的各个方向、各个角度探查，未能找到出血点；然后扩大骨窗，扩大硬脑膜切口，但仍然找不到。听着监护仪的频频报警，看着患者血压逐渐下降，还得强迫自己镇定，不能心浮气躁，告诫自己千万不能动作粗暴，要是导致新的出血那就雪上加霜了，本来2 个小时的手术变成了 5 个小时，最后终于止血且没有影响患者预后。"

这样的心理经历，对于梁建涛而言，无疑是非常有益的。但是，"整个过程中的精神紧张、心理绝望是在宣武医院未曾感受过的，当时就想如果谁能来救救我，哪怕要我出多少钱都行。这种极端情况挑战医生的不仅是技术，更是心理素质，这种磨炼是一个外科医生职业生涯中必然会遇到的，只是迟早问题。"

也正是经历了这样的考验，梁建涛自己也化茧成蝶。

他说，"技术是神经外科生命攸关的核心，但医生的技术到底来自哪里？教科书可以告诉医生每一个手术步骤，但要真正掌握技术是离不开一例一例具体的活生生的患者，而真正获得患者信任的从根本上说应该是医德，不是技术或首先不是技术，没有患者医生毫无价值可言；医德不是简简单单的拒收病人的钱物，医德其实说到底应该是一种医生发自内心的、病人能够切实感受得到的对他/她的人文关怀，包括医生的眼神、表情、动作、说话的语气，医生是否愿意倾听患者的痛苦倾诉，医生是否愿意停下来脚步、看着对方的眼睛回答患者或家属的问题等。这种关怀既包括疾病本身，也包括疾病以外的方面。总之，医德决定口碑，口碑决定技术，因为口碑好的医生患者多，实践机会多，技术提升应该是必然的。"

# 之八

君子慎独。

如此说来，医生就是君子中的君子。因为在手术台上，如何处理病人身体，如何面对自己的良知，如处暗室，只凭天听。

就像梁建涛所说，病人永远不知道的那5%，全凭医生的良心去应对。

也如吴浩，在手术台这个"暗室"里，能够面对自己的良知，尽职尽责地去做好手术，虽然结果并不尽如人意，但同样问心无愧。

从另一个层面来看，无论是吴浩、张鸿祺，还是梁建涛、陈革，他们在讲出自己的"失败故事"的时候，都已经损失了自己的"面子"。

在吴飞的社会政治分析框架中，"面子不只是人格的象征，而是人格的组成部分。人格虽然可以理解为一个心理概念，但往往在人际交往中，才能证成和实现它的价值。由于人格本身就是富有社会性和政治性的概念，在人际交往中挣到面子，或者说挣到道德资本，就成为做人非常本质的内容。可以说，只要人处在与别人的交往之中，就存在面子的问题；而面子也只有在与别人交往的时候才有。"

一个医生，尤其是功成名就的医生，为什么愿意主动损毁自己的"面子"，敢于承认自己存在失误，或者至少有"不完美"之处，这是出于一种什么样的心态？在有损"面子"的讲述中，他们又是如何来承受人格价值的部分丧失？

承认自己的失误，就"失去了道德资本或使道德资本贬值，即在权力游戏中失去了道德资本，也就是失去了人格的外在标志。"

但很显然，张鸿祺们并没有顾虑这一点。

解释他们的心理动机，或许用得上杜维明关于知识分子儒家化的四个途径：

其一，立志。梁建涛的心理历程可为佐证。杜维明说，立志很简单，就是做第一的人，做一个能够体现人格价值的人。

其二，勤学。几位医生在实践中的学习经历，都是可见的；学习的过程，就是在练习与疾病做斗争时，如何取胜的过程。所以，杜维明说，学习应该是一种"觉悟"。

其三，改过。同样，在几位讲述者的内心深处，都有这样的惊雷在响起。杜维明说，在求学过程中，讲究战战兢兢、如履薄冰，吾日三省吾身，王阳明在任何时候都能够发展自己，这是所谓"士不可不弘毅"的观念。

这样的状态，也一直是宣武神外的精神领袖凌锋教授所要求的，求仁，成圣，成为君子式的医生。

其四，择善。杜维明说，我们不是孤立的个体，需要在群体中互相努力，不要搞斗争哲学，不要只想着自己的利益去，现代社会人与人之间关系紧张，互相之间怀疑，大家都没有安全感，没有自信也没有方向，更没有什么人生意义可言，"因此择善在当下十分重要"。

我们完全有理由相信，张鸿祺们损毁自己的部分人格价值，牺牲自己的"面子"，勇于承认自己职业生涯中，存在着不完美，实际是在追求一种更大的善——一种普遍的善和公共的善。

梁漱溟先生认为，中国所出现的问题，在于社会秩序的混乱。要改变这种状况，就要通过建立新的礼俗来改变社会结构。

张鸿祺们所做的，正是力图新的社会秩序的建立。

从宗教的角度来说，他们是"我不下地狱，谁下地狱"的救世心态。

从社会的角度来说，他们是牺牲自我，有益公众的心态。

从医患关系的角度来说，他们是"以对方为重"的心态。因此，不惜损毁自己的声誉，不惧损害自己的人格，只求病人及其家属能够感受到他们良心的努力和不安，倾听到他们内心的痛苦呐喊，认清他们与病人，永远是一个战壕的战友。

张鸿祺们孤独，恐惧，无助，他们希望病人及其家属，知道他们此生的使命，就是不得不与疾病进行殊死战斗。

他们要赢，他们想赢，他们必须赢。

因为这不只涉及他们的人格价值，涉及他们的尊严，更涉及病人的健康和生命，涉及千千万万个家庭的幸福。

因此，他们不惧损毁自己，正如梁漱溟先生所说，"于仁为近，于不仁为远矣。慎独功夫便是求仁之学"。

医患伦理是由医患双方构成的道德关系，医生这个群体无法自尽义务。只有医患之间，才构成伦理关系，也就是说，彼此要互尽义务，权利由对方去主张。医生的伦理义务包括良好的态度、高超的医术、对病人负责的精神；而病人的伦理义务，则应包括提供基本的就诊资料，配合医生治疗，尊敬医生的智慧和劳动，一旦发生医疗纠纷，不打骂医生而诉诸法律，得到救治后，要交纳医疗费用，并以非物质的方式对医生表示感谢。

过去，我们只单方面地强调和提倡医生的伦理义务，而放弃对病人伦理义务的提倡和监督，这也是礼之不存的原因。

医生们行事以礼，对病人及其家属施之以礼，并以礼要求之，建立起"礼"的框架之下的医患关系，是我们的理想。

# 第十章 从"我"到"我们"

医患关系，说到底还是"五伦"中的一种，是亲人间的关系。

我在本书中，曾经用朋友关系，来类比医患关系，因为朋友之间的互信和诚恳，是医患和谐的基础。

但马克斯·韦伯关于夫妻关系的研究，启发我用一种新的伦理关系来约束医患双方——夫妻关系。

马克斯·韦伯说，在婚姻关系中，如果夫妻双方总是相互提防，防止自己的权利受到侵害，我们对这种关系便无法保持乐观。当婚前协议规定：双方必须共同负责清洁、分担家务，共同照顾子女，一周最多四次、最少三次性生活，那么我们对接踵而来的婚姻也不应乐观。我们不能完全否定这些约定——它们可能有积极意义，但是当事人将其作为权利提出就意味着我们还没有取代我。

哈贝马斯认为，夫妻关系的最佳状态，不在于爱和理解，甚至不在于容忍和宽谅，而在于把"我"变成了"我们"。

他说，对于不平琐事的敏感不是建立美满家庭的正道。只有当"我们"

取代了"我"，组建和睦家庭的条件才会实现。

也许哈贝马斯预言了当下医患矛盾的解决方法，那就是努力促成医患双方，把"我"变成"我们"，正如全国政协委员凌锋所说，医患双方是一对利益共同体。

当"我"成了"我们"，则医患之间的所有恩怨，都会化成"我们"共同对抗疾病过程中的插曲。

尽管我们知道医患双方最终要同舟共济，共同面对疾病，才能最终战胜疾病。医患两者组成亲密的联合体，才是人类对付疾病的最有利武器。

在医生的主导之下，医患关系纳入儒家"五伦"所倡导的伦理关系之中，让双方尽早走到一起，结成亲情联合体，像凌锋教授所说的那样，"成为一个战壕的战友"。

# 之一

住院医生陆夏，是北京协和医科大学的博士，初来宣武神外，让他感觉这里"很自在"。

他说，"科里威望最高的几个大夫，都是胸怀宽广、医术精湛，所以，作为资历较浅的医生，在这里内心比较舒服，没有压力。"

而宣武神外最让他受益的是，"得益于凌锋教授的强大'光环'，我有幸能接触到了许多大师，甚至能和其中的某些直接讨论问题。这里说的大师，绝对不是秀优越感或拍马屁，这些老师真是名副其实的大家。比如，Rabischong 教授。"

陆夏说，能够参与翻译 Rabischong 教授的一本书，让他能够与这位"大师"直接交流。

Rabischong 教授来自法国——理性主义大师笛卡尔的祖国。理性主义思维被这位"大师"用到了解剖学上，使得他的思考方式明显不同于上大学时教陆夏的解剖老师们。不同的思考方式自然能让人有不同的发现。

Rabischong 教授已经 80 岁了，依然在给本科生上课，到世界各地演讲。为了更好地翻译他的书，Rabischong 教授就给翻译团队把他的书从头讲到尾，从早上 9 点讲到下午将近 7 点，也就中午休息了会儿。"下午 5 点，我们几个年轻小伙都累了，提议先吃饭，第二天接着讲，可 Rabischong 教授不干，非要讲完再吃饭。"

Rabischong 教授的书在欧洲卖 100+ 欧元 / 本（超过 1000 人民币 / 本），"他自己都不高兴，主动提出希望在中国出版时价格能够尽可能低，他希望更多的人，尤其是学生，能读他的书。他不指望靠卖书补贴家用。"

在宣武医院神经外科，凌锋教授组织了哲学小组。而这样的熏陶，真的让他对哲学产生了兴趣。

陆夏说，哲学家需要怀疑一切，不断地怀疑、思考、肯定，再怀疑、再思考、再肯定。这个过程很痛苦，但思想上真真正正的独立和自信必须经历这样的过程才能真正树立起来。"我自己经历过，在痛苦中沉迷，到从那迷茫中走出来并拥有更坚实的自信后，我为自己在思想上的无畏而自豪。而哲学家一生都在和这种痛苦斗争。"

在陆夏看来，神经外科医生，就像游走在钢丝上的平衡者。"治病救人的时候，我们当然会用百分之百的责任心去投入，但手术的过程有时像一个雕塑家，眼看着马上就要完成了，但在最后时刻，却突然完全碎裂，那种空虚感和绝望感，只有在哲学世界里，才能得到解脱。"

因此，陆夏坚信哲学的价值，认为神经外科医生也需要哲学的滋养。他感慨地说："我很幸运地从学校毕业后还能得到哲学上的教导和启发，希望将来有一天我成了老师，也有能力、有时间这样经常和学生一起谈论哲学，不是为了让他们更优秀，而是为了让他们拥有更完整的人格。"

也正因为有了哲学思考，陆夏才更能够发现病人身上的人性之光。"一个五十几岁的大姐，刚刚退休，要开始享福了，家人发现她不对劲，记忆力开始减退，连做简单的计算都反应迟钝。家人让她到医院看病，她非常不乐意，最后还是为了家人的面子同意配合了。"

在询问病史的过程中，陆夏感受到了患者身上强烈的抵抗情绪，但患者强挤笑容配合着。"问完病史回办公室写病历，刚坐下来就想起有些文书要签字，很快又返回病房，发现大姐哭了。我猜，让她流泪的，除了患病本身，更多是屈辱。"

陆夏说，这位大姐退休前是做财务工作的，擅长数字和计算，如今却连计算"100-7"这样的小学一年级算术都感觉费劲。"对于健康人，这种屈辱只能想象，难以体会——明明是很简单的事情，被别人一脸严肃地来考自己，本来就很屈辱，偏偏自己还答不上来。"

这位病人的故事，让陆夏发现，医生要能够更多地关心病人，要有更多的人文情怀。

凌锋教授说，医生职业的高尚是群体的贡献，获得社会的尊重和宽容需要医生自身的自尊自律。希望医生能够心同此心、情同此理，长怀悲天悯人之心，启动自己内心最柔软的部分，自觉与患者互换角色，以人文精神、科学精神和技精业勤的能力成就有思想的医生。

正是这样的训诲，让陆夏对富有人文情怀的医生崇拜不已。所以，他立志自己要做像 William Osler 那样的医生。

William Osler 是最先描述血小板的人之一，某些疾病以他名字命名，在约翰·霍普金斯大学的医学崛起过程中，他居功至伟。当时一名医生只要进入英语国家，就会发现 Osler 的精神遍布自己所在的国度。在美国，几乎从大西洋沿岸到太平洋沿岸的每位医生家里的墙上，都挂着一幅 Osler 的画像。到处都有 Osler 的逸闻趣事。

陆夏认为，"Osler 的名望来自于他作为医生、老师和人的人格魅力。他是一名人文主义者，他拥有着超凡的人格魅力。"

陆夏说："如果将来医生教研能够兼顾最好，如果做不到，我至少要做一个好医生、好老师，哪怕时代的风头都让那些科学家抢走，我也愿意在一个不起眼的角落默默耕耘。"

在工作中，陆夏尽可能地认真对待每一件事，并把自己认为正确的事情坚持下来。

比如，他尝试着把自己手机号码留给病人，以便他们有需要咨询的事情时，可以第一时间找到自己。

"上学期间我就知道，医生的手机号不能轻易给病人，否则生活工作会经常遭到不合时宜的打搅。但在宣武医院，我想到一个问题：临床研究过程中需要给病人或家属打电话进行随访，要获得他们良好的配合。那么，双方必须建立互信的关系，所以，医生也应该把手机号留给病人家属，以便能增进双方信任。"

另外的考虑，就是患者经常需要去外院做检查，在北京人生地不熟，进了医院这个特殊的"医疗空间"更是哪哪都摸不着门儿，遇到麻烦时不知如何解决，病人家属有了自己的手机号码，在检查中有不明白的流程和注意事项，都可以打电话找他问询。

让陆夏感到欣喜的是，"试验的结果让人很满意。如非必须或紧急情况，他们不会轻易打搅医生。"

在宣武神外，"大医精诚"的精神对陆夏影响特别深，"病人快出院的时候，家属几乎都会问我们，怎么来表示感谢，几乎所有的医护人员都众口一词：救助其实就是一种帮助。"

陆夏说，这是我们的一种共识。我们总是告诉病人和家属，如果你们的感激之情无法表达，就请你们把我们给予的帮助，也给予其他人，让更多的人能够感受快乐。

在科里，凌锋教授经常组织大家回顾自己最"刻骨铭心"的失败病例，有一个年轻大夫，在台上讲着讲着自己痛哭失声。"术前判断是一种病，上了手术台，发现手术难度一下提高了，由于没有足够的思想准备，手术过程中，划破了病人的颈动脉。"

在面对疾病的时候，医生们对自己苛刻得像"处女座"一样，对每一个瑕疵都不能容忍和接受，对每一个失误都会进行自我拷问和自我折磨。

陆夏说："只有把病人当亲人，才会自己揭自己的伤疤，为的是不会再次出现类似的情况。另外，我们也希望病人和他们的家属能够知道，每一次失误，医生们都会自我检讨、痛彻心扉。"

# 之二

住院医生齐猛说，人文关怀的领域非常广，有时，可以从各种渠道来获取养分。

在读史铁生的《我与地坛》的时候，齐猛看到了作家患病后对生命意义的思考、作家自己的心理活动描述以及与医生沟通时的感悟。

史铁生在书中写道："危卧病榻，难有无神论者。如今来想，有神无神并不值得争论，但在命运的混沌之点，人自然会忽略着科学，向虚暝之中寄托一份虔敬的祈盼。正如迄今人类最美好的向往也都没有实际的验证，但那向往并不因此消灭。"

齐猛说，细想起来，确实如此，对于疾病，即使我们的医生，我们的专家能够探究其原因、发病机制，给予诊断和治疗，能够完全治愈的疾病细数起来也是寥寥，但我们仍然在这条路上不断地探索，开展各项研究，企图对疾病的本质窥其一二，企图用我们现有的知识解除患者的病痛，这是医者的向往，这种向往并没有因为没有验证而消灭，而是在美好地进行着。但对于患者，自然会除了科学之外的方法，有所祈盼，这种祈盼是对医学的失望吗？"我想并不完全是，还有对生命意义的思考，对未来可能出现的治疗方法的盼望。"

失去下肢感觉的史铁生，在《我与地坛》中这样写道："回忆脚踩在软软的草地上是什么感觉？想走到哪儿就走到哪儿是什么感觉？踢一颗路边的石子，踢着它走是什么感觉？没这样回忆过的人不会相信，那竟是回忆不出来的。"

齐猛说："看到这一段，有唏嘘，有心痛，我们往往只关注患者的症状、体征，往往是那些冰冷的 CT 核磁片子，手里握着的是带刺的针头和晃眼的手术刀，但是我们更应当体会患者的感觉，设身处地的把自己放在那个位置，那种感觉需要我们用心去体会。"

面对特殊的病人，人文关怀如何展开？怎么样才能不千篇一律？

让齐猛非常感慨的是，史铁生遇到的一位医生对史铁生说："还是看看书吧，你不是爱看书吗？人活一天就不要白活。将来你工作了，忙得一点儿时间都没有，你会后悔这段时光就让它这么白白地过去了。"

也正是这样饱含哲理，同时真正出自内心的关怀，才让史铁生对生命有了新的理解。

齐猛说："不知道这位前辈医生有没有略微的感受到患者的思念，但却让他抱着对生命的热情去做些事的想法继续生活，继续写作，继续创造。这也是我们每个医生应该做到的。面对生命，面对疾病，面对每一个鲜活的生命，除了个体化的具体病情具体分析，除了照本宣科的治疗，还要有同理心，要有关心，要有安慰，要有爱。"

在齐猛接诊的一个病例中，他和同伴们就很好地践行了这样的原则：爱！

一位 52 岁的颈内动脉闭塞患者，住院后医生们结合患者的各项指标，给出的手术建议是行颅内外血管搭桥手术，用以改善患者闭塞侧的脑血供。

但是患者也有自己的考虑和各种担心，经过多方打听，患者自己确定的方案是：仅接受颞浅动脉贴敷手术，也就是间接搭桥，不愿意接受颞浅动脉-大脑中动脉搭桥手术。

可是医生们认为，对于闭塞患者，间接搭桥手术并不推荐。经过与患者多次沟通，患者一直坚持自己的意见。

主治医生在科里的预案手术会议上，汇报了患者的手术意见，全科专家经过讨论后，不建议间接手术用于治疗这位患者。

齐猛向患者和家属通报这一情况，患者最终仍然不同意直接搭桥手术，只好出院。齐猛说："患者医学知识有限，心中有各种犹疑和不信任感，多方打听各种专业和非专业人士，最终会给自己做一个治疗策略的决定，不管医生如何解释，坚持自己的意见不做更改，这也让临床医生非常为难。一方面，我们理解患者的心情，另一方面，又不能违背专业上的原则。"

齐猛所说的全科专家参与讨论的"预案制度"，也是北京宣武医院所独有的手术前专家会诊制度，其目的是为年轻的医生们制定的治疗策略进一步把关，并集思广益，保障手术的正确实施和治疗的安全性及有效性，最终目的，是保障患者的安全。

齐猛说，不排斥患者的意见，不独断专行，尊重患者，把选择权交给患者，也是我们把患者当成亲人的一个表征。

"不管在我们医院治疗或者不治疗，也不管治疗策略如何，所有的一切都是建立在充分沟通的基础上。沟通，就是给患者充分的知情权和选择权。"

让齐猛难忘的一次诊疗经历，使他经常反思，如何与病人进行更好的沟通，如何在诊疗过程中，表现出对病人的尊重，让病人对医生产生信任感，并愿意把自己交付给医生，从而"性命相托"。

那天，齐猛一早赶到门诊，就发现门诊诊室门口已经被就诊患者围得水泄不通，他艰难地挤入诊室，发现一早上挂的号已经到了 30 几号，门诊挂号要到上午十一点半才结束。齐猛当时心里一沉，"看来上午突破 50 大关，已经是保守估计了。平均每个患者 5 分钟，就要 250 分钟，近 4 个小时，复杂病情的患者 10 分钟可能都不够，即使仅仅来开药，开药打印药方，每个患者平均下来 3 分钟也算少的，这门诊肯定要到下午一点了，中间还不能上卫生间，不能喝水，不能间断接诊。"

一上午的情况，果如齐猛所料。才看了 20 几个病人，他已经口干舌燥了，一看时间已经十点多，可后面还排着 30 几位患者，"不着急是不可能的，也不由自主地加快了语速，采取了各种能节省时间的步骤，比如边打印边写病历，边问诊边写病历。"

但每一位患者也同样焦虑，医生的状态如何，有时，也并不在他们的考虑之中。对这样的情况，齐猛也很理解。"已经等待了2个多小时，如果早晨7点就来挂号，那么已经来到医院近4个小时了，想想任谁心情都不会好。"

果然，齐猛担心的情况出现了。

接下来的患者是一位60多岁的老先生，因为头晕，合并既往高血压、糖尿病病史，问诊后考虑需要做脑血管病筛查，需要做颈动脉及脑血管超声，还需要做核磁了解他有无脑缺血灶。

齐猛飞速开完检查单后，告诉这位老先生需要去做哪些检查，然后马上准备迎接下一位患者。这时候，老先生突然很不高兴地说，"我等了三个小时，就给我看三分钟，这是什么医院，什么医生？"

声音不高，但让齐猛一下愣住了，"心里满是委屈，且不说我一直接诊从没停过，水也没喝，卫生间也不能去，如果每个患者都看10分钟，那您还不得等5个小时？"

但是，考虑到患者所说的实情，齐猛觉得，患者的心情也可以理解。于是跟老先生耐心地解释："您的情况我问过了，很清楚，现在需要做进一步检查明确，门诊患者比较多，每位患者的就诊时间确实有限，请您理解，检查完成后，可以帮您预约专家门诊，就诊患者相对较少，可以跟您再具体沟通情况。"


虽然只有短短的几句话，但老先生满意地走了。

"看完门诊，已下午近一点半，早已过了午饭时间，但我却不觉得饥饿，老先生的意见还在脑内盘旋。如何做好门诊患者的分诊，保证患者就诊时间是医院管理需要解决的问题，但是在现有条件下，如何与患者做好沟通，安抚好患者情绪，让患者理解现实的状况，却是需要门诊医生需要面对的问题。"

齐猛说："将心比心，把实际情况解释到位，征得患者理解，构筑和谐的医患关系是每时每刻都要面对的问题。相信病人也会理解医生的难处，做到平心静气地沟通，互相尊重，互相理解。"

我在本书中多次强调福柯的观点，即医生手里的知识权力，构成了强大的知识壁垒，普通患者已经没有能力了解医生对其病情所给出的专业诊断，但他们可能需要来自医生的关心，从而获得心灵慰藉。

有了这样的感悟，在处理类似状况的时候，齐猛就能够得心应手地去应对。

有一天，他刚刚接诊了一位头皮裂伤需要清创缝合的患者，正准备进行清创缝合的时候，120 的救护车送来一例急性蛛网膜下腔出血 3 级的中年男性，相较之下，这是需要更紧急处理的疾病，因为患者病情危重，且随时可能再出血加重病情，而处理这样的病情需要通知急诊造影，做术前准备，前前后后至少要 15 分钟时间，也就意味着头皮裂伤的患者需要多等待 15 分钟。

齐猛一面处理新来的紧急患者，一边与头皮裂伤患者沟通，诚恳地告诉对方，现在来了一名病情急重的患者，需要一些时间来处理，处理完成后才能来为他进行缝合，所以需要他多等待 15 分钟左右，请他理解，并询问他可不可以等。

这位患者亲眼见到了新来的急重患者的状况，非常配合齐猛的安排，耐心地等待齐猛完成处理后再来对他进行治疗。

齐猛说："真是无巧不成书，这时神经内科又有一名脑出血的患者需要我去参加会诊，这就意味着我又要花十几分钟与脑出血患者的家属沟通病情，清创缝合又要推迟一段时间。"

让齐猛非常感慨的是，好在那位头皮外伤的患者非常通情达理，在与他沟通了实际情况后，他也没有考虑去外院缝合，决定再等一等。"我终于处理完了 SAH 和脑出血的患者，连忙赶回治疗室进行清创缝合，再次和患者沟通情况，并感谢他的耐心等待，患者也非常理解。"

齐猛说，跟患者的沟通，要建立在互相理解、互相体谅的基础之上。其实大部分病人都能理解医生在面对这种情况的处境，也都会为危重患者让行。

"人性本身就存在着善念，医院里，更要讲和谐的人际关系。和谐的医患关系建立，需要医生掌握更多的沟通技巧，需要用更多的真诚去感动患者。"

# 之三

作为医生，常常要心怀悲悯之心，因为病人们的遭遇，有时让医生们揪心不已。

内心细腻的刘洋，总是能在从医过程中，细心地感知周围的世界，并常常用一种敬畏的态度，去对待值得尊敬的一切。

一次，在长春参加一个颈动脉内膜剥脱术的解剖学习班。"到了解剖教研室，是几十人的旧教室，摆了 6 个大铁皮柜子。讲课结束后大家换好衣服，带好帽子口罩，搬出解剖用的尸体，大家很自觉地静默了一会，对捐献了遗体的逝者表示尊敬和悼念。"

这样的细节，病人永远不会看到，但对医者们而言，却是一种无言的致敬。

"开始操作演示的时候，老师又很细心地拿出了事先准备好的布盖住了逝者的面部，以免拍照留资料的时候拍到了面部对逝者不敬。种种小小的细节，无不体现了作为一名医者的人文关怀。"

儒学思想家陈来先生说："在伦理问题上，权利话语和权利思维是有局限的，并且是远远不够的，权利中心的思维的泛化甚至是当今众多问题的根源之一。权利话语又往往联系着个人主义。个人主义的权利优先态度，其基本假定是把个人权利放在第一位，认为个人权利必须优先于集体目标和社会共善。在这样的立场上，个人的义务、责任、美德都很难建立起来。"

正是对这一观念的认同，宣武神外的医护人员在对待医患关系上，首先强调对患者的尊重，不首先强调自己的利益，而是把病人利益放在最优先的位置来考虑。

在缺血组工作的时候，收治了一位 60 岁的患者，双侧椎动脉闭塞，1 个月前开始剧烈头晕，逐渐晕到不能起床，每次试图坐起来时就会有癫痫样发作，双眼逐渐失明。这个病人头一年刚刚做过肺癌手术，入院的时候复查肿瘤标记物高，又做了全身的 PET，却依然没法确定是否有转移灶。

刘洋说，病人的情况一天天的恶化，头晕越来越厉害，双侧听力也开始慢慢丧失，最严重的是意识也慢慢的变差了。患者的家属也越来越焦急。"我们本来想进一步查清楚再制定治疗方案，可是眼看着病人症状加重，并且所有涉及脑血管的检查都提示椎动脉供血区严重缺血。所以，最终组里讨论决定实施椎动脉闭塞再通手术。"

刘洋说，这种手术难度极高，椎动脉的内膜剥脱，全世界都没有几个医院能做。而且合并支架植入的闭塞再通，也应该是全世界的首例。"事先没有人知道术后的结果能如何。"

果然，手术比预想的还要困难，出血难止，光是局部的止血就进行了一两个小时。一直到夜里，手术才做完。

"术后病人的情况也是揪着所有人的心。病人到了监护室不久就症状加重，意识不好，平卧在床上也抽搐发作。复查片子后，我们最担心的局部梗塞、出血等问题都没有出现。可是病人就是情况不好。"

所幸，经过几天的对症治疗后，患者终于有了好转的迹象，意识越来越清楚了，对答也渐渐好了起来。"正当我们悬着的心终于觉得可以放下一会的时候。患者又突然意识不清，病情加重。可是这一次，他再也没能醒过来，永远地离去了。"

刘洋说，这个病人已经住了大半个月了，我跟他的女儿已经混得很熟了，发生了这种事，我自然而然地想去安慰她。

"可是发出去的微信没有任何回复。"

刘洋理解逝者家人的这种心理感受，所以一直留心观察她的微信，从她微信的动态能看出来，"她总算是一步一步走出来，恢复到了正常的生活中了"。

刘洋说，这是她生活中的一次救赎，同时也是我的，"我很长时间沉浸在没有用处的痛苦中"。

凌锋教授说，"医生的帮助需要担当"，这看似简单却举重若轻的启示告诉刘洋，一名有思想的医生应该具备大医精诚之心，也应该具备悲悯和同情之心。

生命是脆弱的，但每一个病人的家属，又希望自己亲人的生命具有无比的韧性，最好可以无病无灾，健康一生。

但意外总是不以人的意志为转移，所以，医患之间在这一问题上的冲突在所难免。

让刘洋难忘的是，一个年轻的男性患者，车祸受重伤，急性硬膜下血肿，脑疝，来到医院急诊室的时候就已经十分危重了。把病人送进了重症监护室后，刘洋简单地了解了一下病情，这个病人在和女朋友去泰国玩的时候遇到了车祸，在泰国已经被认定脑死亡了，但他的家人不愿意接受这个残酷的事实，就把人运回国想碰碰运气。

"一个 30 岁上下的青年才俊，年轻有为，突然遭此飞来横祸，换了任何人家里都是难以接受的。患者的女朋友和母亲，都万分焦急，却又满怀期待。"

刘洋说，我很想告诉她们机会很小很小了，可是看着她们的眼神，又确实开不了口。我能做的，只是仔细地跟监护室的大夫交好班，希望有奇迹发生。

一连几天，我都抽空去监护室看看病人病情的变化，如之前估计的，病人没什么好转的迹象。渐渐地，那个装作坚强的母亲崩溃了，逐渐开始表现出了诸多不满的情绪。"有一天，患者家属给监护室负责人发了一条微信，信中表达出她满怀着希望来到了医院，可是这里的大夫又一次判了她儿子的死刑，她现在唯一的指望，是监护室的负责大夫能够帮她，救救她的儿子。"

但监护室的负责大夫没有用欺骗的办法安慰这位绝望的母亲，而是本着尊重事实的原则，回复了一条微信：宣判患者死刑的不是医生，而是疾病本身，医生是永远希望跟病人站在一条战线上，共同面对疾病的。

负责人的这个做法，给刘洋上了一课。"这个患者家属的这种心情，我完全能够理解，那种失去亲人的痛楚和绝望，我也曾体会过。在这种情况下，很多人都不再能理智地面对一切。但是，能理解并不代表能接受，能原谅。

生老病死是自然规律，我们可以帮助，却不能操纵。要去接受这一切必然会经历一个痛苦的过程，犹如蝶之羽化，在拥抱新的生活之前，必然尝尽撕心裂肺之苦。"

凌锋教授的一句话，刘洋一直铭记在脑海里：什么事情我们都应该尽自己的责任，我们应该去做这些事情，它所体现的是一种使命感，对社会的责任就是你的使命。

因此，使命感像血液一样，在刘洋的身体里流淌、澎湃、激荡，让刘洋不敢有丝毫的懈怠。

刘洋接诊了一位22岁的女孩儿，正是花季的年纪，却得上了一种很可怕的疾病——大动脉炎，这种病主要侵及大血管，年纪轻轻的女孩，供应颅内的四根大血管就有三根都不通了。短短的一个月内，女孩就左眼失明，右侧肢体没劲儿，整个人头晕得只能平躺着，甚至都起不来床。由于脑子里多发梗塞，严重的供血不足，女孩的记忆力和计算能力也受到了很大影响。

"我去看病人查体的时候，病得这么严重的一个女孩，却冲着我一直腼腆地微笑。看着她连光感都没有的左眼，我心里一阵酸楚。询问女孩最近症状变化的时候，她只会一个劲地抓着妈妈的手，说好多了，好多了。听得我心里更是难过。"

刘洋说，女孩儿不但要忍受身体上的痛苦，还要忍受那种眼看着自己的思维逐渐混乱、记忆力也开始离自己远去的恐惧，同时要强忍着自己的情绪安慰自己的家人，看到这样的景象，"我那种悲天悯人的感觉就会油然而生，觉得对于这样的病人我们总该做点什么"。

女孩的化验结果显示，她仍然处于大动脉炎活动期，短时间内不适于手术。

刘洋说，不便于直接指出这个残酷的事实，"我只能装成一副铁石心肠的样子，劝孩子一家先出院，找风湿免疫科调整用药，控制炎性指标后再回来"。

可是，女孩儿的父亲，一个来自甘肃的农民，却差一点扑通一声就跪下，带着哭腔儿绝望地说："刘大夫，你一定要救救我家闺女啊，我们跑了这么远，要是你们也不要我们，我家闺女就没救了啊。"

刘洋说，越是这种时候，越要保持冷静和理性。"我只能做点儿我能做的，联系了我们医院的风湿免疫科，连哄带骗地让女孩一家前去调整药物治疗了。她们走了以后，护士告诉我，这个看着坚强的女孩也经常在夜晚没人陪伴的时候悄悄哭泣。"

令刘洋高兴的是，半个月后，女孩复查炎性指标的结果就都正常了。怀揣着沉甸甸的责任，刘洋去查阅了很多文献，对相类似的大动脉炎进行手术干预的经验，全世界都少之又少，最多的报告也只有 10 年间的 21 例，而且各个不同医院治疗的预后血管再狭窄或闭塞率，竟然达到了惊人的 30% ~ 70%。"但是认真评估了患者，症状明显，手术指征明确，眼看着小女孩的情况一天天地变差，医生们讨论觉得实在不能再等下去了，于是在经过了精心的术前准备后，焦立群主任对患者采取了复合手术的办法进行闭塞再通。"

让刘洋和所有人欣慰的是，手术很顺利，患者术后也恢复得很快，"术后第一天，患者就觉得头晕明显好转了，术后第三天，患者已经能开始下地走动了。临出院的时候，小女孩的父亲老泪纵横，牵着我们的手千恩万谢。"

这一战，让刘洋终生难忘。"能治愈这样的一个复杂的病人，是患者的幸运，也是医生的荣耀，尽管现在患者后续还需要一系列的治疗，但是能和家属一同与病魔奋战，在目前这么恶劣的医疗环境下确实是严冬中一丝暖暖的慰藉。"

在宣武医院神经外科，医护人员在做手术和服务病人的时候，不但与病人换位，还与他们"换情"。因为他们知道，一个好医生在治疗病人的时候，一定要"用心"，却远远不只是"用心"，还要用情、用智、用爱，用专业和专注，用不断超越的进取心，用做好每一台手术的完美主义，才能完成自己的使命。

刘洋说，希望看了这些故事，公众和病人会重新审视医患关系，重新塑造自我角色，并改变对医生和医院的刻板态度——很多医生不但具有良知，有的甚至非常脆弱和敏感，对于交付自己手上的生命不但尊重，而且尽力让每一个生命都灿烂开放。对于在自己手里突然枯萎的生命之花，他们承受了许多不能承受之重和不能释怀之压。

# 之四

段婉茹说，在急诊室里，类似"医生，请你救救她……"这样的话听到得太多太多了，但有一位患者却让她记忆犹新。

那是宣武医院神经内科请的一次急会诊。一位三十多岁的女性，突发脑出血，但出血量却并未达到手术指征，起病急，患者处于昏迷状态。穿过嘈杂忙乱的急诊留观室，她躺在最里面一张床上。

旁边是焦虑的两位老人。她的母亲已经头发花白，还没说话先哭出声来："医生，请你救救她。我女儿不容易，一个人又要工作，又要带孩子，她是累病的。请你一定让她醒来。"

低头一看，有个四五岁的小姑娘，也眼含泪花，紧闭着小嘴，手被姥爷牵着，瞪大眼睛盯着她。

"我们一定尽力。"

看着这个与自己年纪相仿的病人，段婉茹也十分焦急，在急诊留观室这样简陋的环境下，病人也许将面临着肺部感染，血肿扩大可能脑疝，甚至面临死亡的风险。

"把她转入我所在的科室，我们就可以为她提供更好的治疗。"

接下来，段婉茹马上为这个素不相识的病人联系床位，送她进监护室，手术为她开刀。

患者术后，病情好转，很快就能够遵嘱活动了。

"我脑子里难以忘记那位母亲悲伤又急切的眼神，那是天下母亲对孩子发自内心的关切，也应该是医者望向患者的目光。所以，只要有一分可能，我们就会尽力帮助患者脱离危境。"

另一个病例，也让她至今难忘。

那天，是医院接受上级检查的日子，大家已经准备了好几天，背诵各种规章制度，检查病历忙得不亦乐乎。

突然，一阵电话响起，是急诊一线："下面有个急诊病人，在路上摔倒被志愿者送到医院的，可能是脑血肿，一侧瞳孔大了，我现在带病人去做CT，你快准备穿刺包……"

段婉茹连忙去监护室，以最快速度拿了穿刺所需的各种东西，一路小跑到了急诊室。

病人的CT结果出来了，这不是常见的脑血肿，竟然是大量的硬膜下血肿，压迫了一侧大脑半球，中线明显移位了，有手术指征。

没有家属，患者昏迷，用药史、既往史不详。等家属？患者脑疝已发生，多等无异于将其生存的希望减得更低。不等家属？如果吃着抗凝抗血小板药怎么办，如果手术中间发生意外怎么办，如果没人付费怎么办。

犹豫，只持续了几秒钟。

"马上做手术！"段婉茹很快做了决定，"如果这是我的亲人，我要选择做手术。"

查血，查心电图，联系行政总值班，联系派出所。急诊大夫早已把这些工作做在前面。

段婉茹紧急联系手术室和麻醉大夫，同时向科主任汇报，要求相关人员备血，把病人紧急推送到手术室。

恰巧，在把病人送到手术室前的几分钟，患者的姐姐赶到了医院，手术并不顺利，术中出血很多，术后患者瞳孔回来了部分。

万幸，手术后病人抢救了过来，段婉茹也终于松了一口气。

段婉茹说，她一直清晰地记得郎景和老师给她和同学们看过这样一幅图画：在一个风雪之夜，一个助产婆（产科大夫的鼻祖）出诊。画面上，产妇家属惊恐万状，焦虑不安，产婆却稳健自信。她右手提着马灯，左臂挎着接生用的器具，手里还攥着一个酒瓶。酒瓶中的酒并不是为了消毒用的（当时还没有消毒的概念），而是为了在必要时让病人清醒一点，使其有力气生孩子。

这幅画，让她感觉到了医学的善良和神圣。

"如果我们是病人或家属，我们希望碰到什么样的医生？绝不想遇到个新手，也不想遇到那看上去拒人千里之外的高冷女神，更不想遇到一个油腔滑调的江湖医生。病人的要求不高——靠谱的，能看好病，关心他，如果能省点钱就更好了。"

段婉茹经常自省，有时候，特别是面对急诊病人，在特别忙乱的情况下，她也会态度生硬、言语简单。"从病人的角度来看，这位大夫这样不耐烦，能把自己的生命交给她吗？"因此，她也时时注意，无论在什么情况下，都要与病人换位思考，从而让自己有着良好的诊疗态度。

"一位缺血组的病人，血管造影中发生栓子脱落，紧急溶栓回监护室后，夜里2点，病人的意识障碍加深，发生脑疝，查 CT 后，发现大量脑出血。"

当时，情况危急，主刀医生在赶来的路上，段婉茹则争取一切时间联系手术室、麻醉、做术前准备，由于事发突然，没有来得及仔细向家属交代病情。

紧急把病人推到手术室的路上，她才有机会和家属交代了手术的危险和必要，并由主刀医生和家属谈话签字。当完成去骨瓣减压术，已是第二天的早晨了。

一夜的奋战，患者的情况好转了，终于转危为安了，当她走出手术室，正要把这个好消息告诉家属时，面对的却是一双愤怒的眼睛。家属双手叉腰说：你来跟我说说这是什么情况。另外，为什么主刀医生不在，为什么只有你出来？

段婉茹说，面对这样的情况，除了安慰自己外，她也反思了整个过程：为什么自以为尽了最大努力，手术结果也不错，可家属对此毫无感激之意，却只有质疑？

段婉茹认为，虽然医者父母心，面对出现紧急情况的病人，想尽一切可能优先抢救，但在流程中，也确实存在着可以商榷的地方。比如：第一，没有向家属介绍自己，家属并不知道自己是谁，是干啥的；第二，从家属的角度来看，被通知病人病情变化匆匆赶到医院后，并没有医生来接待和告诉他们发生了什么事情，只看到一个神情慌张的小大夫过了一阵把病人推上手术室，却没有把前因后果讲清楚，也没有第一时间回答他们的疑问，进了手术室再也没出来；第三，她的态度也确实有急躁和缺乏耐心的一方面。

因此，她并没有怪病人家属，而是自我总结，希望以后不会再发生类似的事情。无论情况多紧急，出发点多么地为病人负责，都一定要对病人家属态度和气，特别是对病情有变化的病人家属，他们都非常紧张和焦虑。"作为医生，应该主动适应这一点，接受患者家属的不良情绪，不因此气馁或愤怒，而应让他们感受到医生真诚的心。"

治病救人，快乐总是多于烦郁。

段婉茹所在的科室收治了一个 4 岁的小宝宝，她有大大的眼睛、长长的睫毛。可惜的是，Chiari 畸形（先天性颅脊区畸形），后组颅神经受到压迫，吞咽有障碍，反复患肺炎。

有一次即将做手术了，因为肺部感染没有痊愈，麻醉科建议延期。但因为原发病导致的误吸导致肺部感染反反复复，孩子终于在情况稍好的时候又来到了医院。

手术很顺利，下手术后宝宝顺利拔除了气管插管，住在监护室看护两天。宝宝睡觉后会打呼噜，睫毛一抖一抖的，可爱极了。

但事情并不像想象中那样顺利。第二天，宝宝白天也开始打呼噜，血氧到不了 100% 了。因为吸痰太难受，孩子也不能配合，所以我们把宝宝转到普通病房，让妈妈陪她，经常把宝宝抱起来拍拍背，咳咳痰。可是孩子的呼吸情况越来越差了。

然后，医护人员不愿意看到的情况出现了……肺部感染、发热、血氧低、呼吸衰竭、意识障碍……不得已，在手术后第 3 天，医护人员又给宝宝插了气管插管。在呼吸机的支持下，宝宝的血氧越来越好，也醒过来了。因为后组颅神经长期受压，对气管插管耐受得很好。宝宝醒过来后，也乖乖地忍受着气管插管和呼吸机，还有半小时一次的吸痰。太难受了宝宝会哭，但她知道这是在治疗，大部分时候都听话得让人心疼。

但是宝宝的肺部情况并不乐观。插管到第 7 天的时候，大家就该不该做气管切开激烈争论起来。按照常规，气道高风险的病人，应该做气管切开，而孩子的肺炎迁延不愈，又刚刚做了颈后部的手术。但是这毕竟是个小小孩，颈部的气管切开对她来说太残忍了。

经过讨论，医生们最后做了决定：给孩子一次机会，拔管试试，如果不行，就做气管切开。

没想到，居然成功了。宝宝带气管插管的时候，医护人员经常让她练习咳嗽。她听话地用力咳痰，再加上妈妈的细心照顾，晚上把宝宝抱在肩上睡觉。宝宝一天比一天好起来，终于出院了。

"好开心。"段婉茹笑容满面地说。

德国图宾根大学教授孔汉思认为，在儒教哲学里，社会正义有赖于人类的道德和精神修养，提倡自律，并鼓励意诚而后心正。这些教诲都有益于公正的社会秩序的建立。

他说，中国和世界需要一种重新发现人的价值、人的自我主张、人的现实感、道德品质和坚韧性的民族精神；需要一种倡导以真正的人道为核心价值的民族精神；需要一种将所有人都视为社会的一分子，而非孤立个人的民族精神；需要一种将人与人的基本社会关系建立在普遍伦理价值之上的民族精神，这些价值观不取决于普遍的自私自利。"目前，中国正在参与塑造人类的未来，在这一进程中，人道感、相互依存感、和谐感等中国伟大人文传统将发挥重要作用。"

# 之五

2016 年 5 月份，住院医生宋刚轮转到宣武医院普四化疗病房，第一天上班就被一个患者家属征服了。这个男人 178cm 的身高，消瘦的身形，黝黑的脸庞，每隔 5 到 10 分钟就会出现在他的眼前，重复着同样的话"您好大夫，她那个头疼很难受啊，能不能给加点止疼药啊？""大夫您好，她那个头疼很厉害啊，是怎么回事啊？能不能想想办法让她不那么痛苦啊？"

彼时彼刻，宋刚理解了《大话西游》里，面对每天絮叨个不停的唐僧时，孙悟空的感受了。

那位问个不停的男性嘴里的"她"，是他太太，34 岁，左侧乳腺三阴性乳腺癌入院化疗。

宋刚说："等我走进病房真正看见这个病人的时候，还是有一点意外，化疗的病人因为药物和放射的原因，基本都是消瘦颓废的，而眼前这个女病人还算丰满，重要的是她依然整洁，精神尚好。可惜的是正当年的时光得了恶性极高的病，现在更因静脉窦血栓而雪上加霜，不但每周来接受化疗，还更有可能要在这里结束人生。而她，在患病之前，还是青岛的一名整形外科医生。"

在医院里，医生们见过各种各样的病人家属，久病床前的子女、父母、夫妻，在生命和疾病面前都接受着考验，病人康复出院了，则全家欢喜。但也有的患者，长期遭受疾病的折磨，其家人也同样在折磨中，表现出人性不同的侧面。

"这一对中年夫妻，正是七年之痒的时候，女的查出癌症，男的放弃工作伴其左右，不离不弃。男的说，太太查出病之前，他们在事业的上升期各自忙碌工作，聚少离多交流渐少，感情日益淡漠，甚至还曾谈及离婚的话题。然而不久妻子就查出癌症了。因为是整形医生的原因，突然面对自己的身体缺陷，女患者在情绪上出现了极大的波动，更因为之前的离婚风波一度想到了轻生。这个时候，身为丈夫的这个男人，毅然辞去了高薪高职，全身心陪伴女患者治疗，他们辗转大半个中国只为找到更好的办法来减轻痛苦，延长生命。她的左肩及左侧胸壁因为放疗刺激皮肤发生溃烂，每次换药她都是疼得把牙咬得咯吱响，而那个堂堂汉子却心疼得躲到病房走廊不敢多看。"

宋刚说，因为爱，让这个高等学府毕业的高智商男人，在这种身心疲劳下变得无知且磨叨，但却始终没有改变对妻子无微不至和殷切的关爱。"也是因为爱，让这个本该颓废的女患者变得坚强和乐观。从他们身上，让我深深感觉到，爱若不能天长地久，那就陪你认真地走完每一段。"

对于宋刚来说，每天的治病，也是修行。从那些患者和其家人身上，他悟到了更多的生活哲理。

然而哲理是多样的，有些时候，患者家属的反应，也让宋刚感觉不可思议。

有一天早上，他刚刚急诊接班，交班同事就对他说，急诊有个蛛网膜下腔出血的病人，瞳孔散大，脑疝快 2 天了，家属目前要放弃治疗，让他找家属签字。

宋刚看了病历，患者入院已 40 多个小时了，抢救过一轮，现仍无法自主呼吸，当时已经气管插管，面部浮肿。找到家属的时候，家属诉说放弃治疗的原因也是希望能够给患者一个体面的离去。

宋刚说，就他个人的角度来看，觉得在生命面前一切都是渺小的，只要有一线的希望，其他的借口都不足以成为放弃生命的冠冕堂皇的理由。

但作为一个医生，他又清楚地知道，即便坚持治疗，或许也是毫无意义的。"我又一次徘徊在了科学和道德的十字路口。"

更加令宋刚感觉匪夷所思的是，家属很积极主动地要签署放弃治疗的协议，而且有种越快越好的解脱感。"那个时候大概是上午 8 点左右，病人才入院 43 个小时。按照家属的要求，医生签字了，放弃了，拔管了，病人死亡了。"我却没有因为少了一个病患有半点轻松。反而，心情从这一刻开始变得沉重。"

两周之后，当初签字的家属找到宋刚，让他帮助开具一个具体死亡时间证明。宋刚说，在医院这么久开过死亡证明、诊断证明等等，还是第一次被要求开具具体的死亡时间证明。这一次的原因是，我国《工伤管理条例》第十五条规定，职工在工作时间和工作岗位，突发疾病死亡或者在 48 小时之内经抢救无效死亡的视同工伤。我国《工伤管理条例》还规定，工伤死亡的职工家属会获得抚恤金和工亡补助金。

真相大白，原来，早早地放弃抢救，是为了获得抚恤金和工亡补助。这两项的获得，都需要病人在 48 小时内死亡。

尽管内心极度不适，但宋刚却又不得不开具了真实的证明。当然，病人家属会根据证明获得应得的抚恤金和补助金。

"扪心自问，我有错吗？我严格恪守一名医生的职责，用及时的方法进行得当的抢救，我遵循家属意愿终止救治，我实事求是地开具死亡证明，整个过程中没有一句谎话。可是，这一刻，我却感觉结果是那样的丑恶。"

　　宋刚说，或许作为一名医生，必须要经受人性的考验和心灵的成长。而反躬自问：放弃一个无法救活的病人，患者家属又有错吗？

　　面对宋刚的困惑，我们不得不再次借用凌锋教授的一段话，来作为结语：对于我们这些行医者来说，如何才能重回我们的道德高地？我们中国人的信念中没有基督教的彼岸和佛教的来世，没有宗教信仰。那什么才是我们所追求的不死精神和终极关怀？我们物质发达了，精神却缺失了。这正是我们当下的"痛"！因为我们在物质的繁华中失去了自己，有了天使的危机感。然而，有这种危机感是好事，说明我们医务工作者为了一个整体是不甘堕落的。所以我们要弘扬大医精神，为我们行医者重建精神家园。有了这种精神才能使我们行医者安身立命，才能使"救死扶伤"成为不朽。我们只有发大善之愿，怀大爱之心才能担得起患者的性命相托，才能重新赢得"天使"的荣誉。

# 之六

　　住院医生尚峰遇到的两个病人后，所发生的故事，比他在学校所学的都要多。

　　那是两个小病号，一个是 4 岁的小帅哥，另一个是 2 岁的胖胖女。两个小朋友有着不同的原发疾病，但都因为呼吸道的问题做了气管插管，上了呼吸机，并都经历了非常严重的情况！

　　小帅哥大眼睛，双眼皮，黑黑的头发，标准体重，因为小脑扁桃体下疝做了后颅窝减压及部分小脑切除术，术后自主呼吸困难，不能咳痰，肺部有炎症，只能进行经鼻气管插管，呼吸机辅助呼吸，并针对肺部炎症积极治疗。

　　胖胖女呢，才 2 岁的小小年龄，体重却近 25 公斤，相当于 7 岁小孩的体重，颈动脉动脉瘤夹闭术后自主呼吸很差，氧饱和很低，肺部炎症和重，腹部胀气较大等等，仍旧是气管插管，呼吸机辅助……

重症监护室平时收治的都是成人，从用药、护理方法、诊治概念以及硬件设施（大到气管插管，呼吸机等，小至用来约束患者四肢的绑带等等）都是给成人准备的，对于小朋友，尤其是这么小的孩子，这些训练有素的重症监护人员，反而显得有些"不专业、不完善和不够心中有数"了！

重症监护室一位资深医生说："收治小孩子对我们监护室的医护人员来说，是一场考试，我们之前都没有专门研究和学习过，我们能及格吗？我们能通过吗？"

面对这样的自我拷问，重症监护室的每个医护人员都变得像个小学生：资深医生反复强调其中的困难，要求年轻医生针对每个细节：呼吸参数、输液种类、用药剂量等进行反复地推敲，不但要进行常规监测，还要去翻阅儿科专著。

"我们这些新兵感到如临大敌！只要是值监护室的班，每个人都把精神绷得紧紧的，值班期间，要反复地看上这两位小宝宝好多次，即使他们处于平稳状态，都要隔上一段时间看一下，然后把各种监测数据发到微信群里，请示上级医生，这样的交流往往要持续到每天的凌晨几点钟……

尚峰说："在此期间，我们的护士也都像对待自己的孩子一般，细心呵护着这两位小宝宝，如果说对其他的病人付出是百分之百的话，那么在小朋友面前，她们的付出就绝对是百分之二百了！"

因为认真负责，但同时缺乏经验，医生和护士多少都会有一些做得不足之处，甚至发生过争辩。"但最终大家的初衷都是一致的，为了两位小宝宝的治疗，医生和护士真的都在无怨无悔地燃烧着自己！"

当有一天，小宝宝们的插管可以拔出时，大家都情不自禁地围到小宝宝的床边，攥着手，咬着牙，不敢大声喘气，都在想替两位宝宝鼓励加油！

管子拔了，小朋友睁开眼睛，能够顺利地自主呼吸了，脸色也变得红润了！那一刻，大家真的是发自内心的高兴，那种喜悦、满足胜过一切，过去的辛苦、煎熬、委屈和懊恼已烟消云散，"此时此刻的情感就是那么的纯洁，如同白白的纸上画上了一道彩虹！面对这最单纯的小病号，一切反倒变得那么简单了，伤心、难过、欣喜和满足就是那么清清楚楚，那么的纯洁！"

住院医生徐立新经手的一位病人，是一位53岁的女性，是一个工厂工人，同绝大多数住院患者类似，他们也是在当地数家医院求诊，因无法确诊才来到宣武医院这个全国神经外科最强的医院。

住院的当天，徐立新就给她做了腰椎穿刺，她提前告诉徐立新自己非常怕疼，但在徐立新的预先讲解和实际操作当中，这位患者发现确实只有局麻针尖刺入皮肤的那一刹那有点刺痛之外，整个过程几乎是无痛的，这时候她才终于真正平静下来，静静地侧卧着等徐立新慢慢地接完20管脑脊液样本（每管1毫升左右）。

随着各项检查结果的逐渐回报，病人的诊断也越来越明确，最终，会诊给出的结论是：肌萎缩侧索硬化综合征，但也怀疑可能肌萎缩侧索硬化，或者炎性脱髓鞘性颈髓病。

事实上，带着她去会诊的徐立新，在聆听专家讨论时已经明白：其实专家们已经基本倾向于肌萎缩侧索硬化，之所以加上炎性脱髓鞘性颈髓病的诊断，除了用来涵盖脑脊液的某些异常外，仅仅是为了让医护人员有理由给予她激素或者免疫抑制剂实验性治疗看看是否有效，以此来给她一个机会而已。

徐立新说："看到这样的结果时，我不禁想起自己读硕士时在临床的所见，某农村小伙子花了大笔钱刚娶进门 2 个月的新媳妇被诊断患上了胶质母细胞瘤，小伙子全家跑去娘家要求"退货"，绝大多数的恶性肿瘤患者家属要求医生不要把这个诊断告知患者本人；获知自己得了不治之症的患者在绝望之下选择自杀等等……"

查房的时候，主治医生将病人的丈夫叫出病房，单独交代了这个诊断，告诉他目前这种疾病无药可治，并告诉他没有必要在患者本人面前提起这个情况。当询问他希望采用相对便宜但是效果相对较差的激素治疗，还是相对贵但是效果相对较好的丙种球蛋白治疗时，他选择了激素，并向医生们解释家中经济条件不好。

徐立新说，我的上级医师遵循了临床工作中大家普遍遵守的原则，我也认同，这是为了防止患者在获知坏消息后情绪崩溃。"所以我在交代病情时也是着重在脱髓鞘病变的实验性治疗方面多说几句，而对运动神经元病一句带过。但是令我惊讶的是，在她出院前两天和我聊天时，她貌似不经意地提到了自己的病无药可治的情况，并显得相对轻松，但眼神中带有少许不甘。"

徐立新说，我当时的第一个印象是：她应该还没有完全意识到自己的病有多严重吧？除了无药可救，还有可能迅速进展，最终死于因呼吸肌麻痹导致的呼吸衰竭……

直到出院，病人和她丈夫一起来感谢医生并告别时，这位刚强的病人始终没有流露出过度悲伤或者歇斯底里的苗头来。而事实上，直到她出院继续口服激素治疗，徐立新也从没能可能的结果说出口，"我真的担心这个结果对于她本人和她整个家庭有可能造成灾难性的影响。不治之症的噩耗，是患者和（或）其家属生命中不能承受之重。"

徐立新为此陷入思索，发现当他再一次地审视自己内心的时候，那个无法接受的结果，也几乎也成了他这个年轻医生心中难以承受之重。

"作为医生，我们有道义上和法律上的责任告知患者和（或）其家属病情的严重性，但在尽到责任的前提下，我们是否还应当为患者考虑得更多？在医院病房与患者家庭之间，在本职工作与鞭长莫及之间，医生对患者关注与关心的界限在哪里？"

一方面，是医学知识的累积，造成了事实上的知识壁垒；而另一方面，医生们出于人道主义的考虑，不愿意把最坏的结果告知病人。

但通过省思，徐立新认为自己的做法是错误的。"告知病人实情，尽管可能造成不良的后果，但患者本人及其家属依然有获知病情严重性的权利。"

而作为一名医生，徐立新所能补救的，就是接下来在激素治疗结束观察一个月后患者复诊时，向她和她的家属详细说明肌萎缩脊髓侧索硬化症的严重性和一般预后估计，给予病人目前可用的治疗方案，让病人和她的家庭能对在不远的将来或者在面对即将到来的严重情况时，能够做好心理准备。

心怀悲悯的徐立新自己也无法知道，那时，病人和她的家庭是否会做出想象中那样的反应呢？作为医生，他只能希望那位女病人的人生能拥有一个安详的结尾，而她的家庭也最终能冷静地接受这个令人心碎的结果。

凌锋教授说，宣武神外监护室的门口有八个大字：健康所系，生命相托。"这是我请书法家题写的。医生护士每天进来出去，都可以看到这八个字，时刻想到这是责任，这是病人对我们的性命相托，不能懈怠。"

凌锋教授说，病人家属在外面，看到这八个字心里也会有几分踏实，知道医生护士心里有这份责任，把病人托付给他们是有安全感的。而做好这一切，还必须使自己有所克制，确实要有安神定志的定力。

面对这个目标，徐立新们显然还在努力中。

医生每天所面对的，不过是生存与死亡之间的残酷斗争。但死亡常常是无法避免的。

一个病人的故事，让徐立新对生命的思考，又加深了许多。一天，他正在安排一个三级蛛血的患者住院，急诊分诊护士催促他："神内有位患者脑出血会诊，昏迷，带气管插管。"让他马上赶去接病人。

他放下手头的工作，直接奔向神经内科抢救室，通道里灯光昏暗，弥漫着夏天特有的刺鼻的味道，他一路呼唤着患者的名字，一路寻找。奇怪的是，并没有家属应答。所以，他只能挨个问过去，最后，在神经内科抢救室中间的一张床位找到了患者，恰好，这时候患者家属刚刚交完费回来。

患者是位老年女性，昏迷 5 小时余，瞳孔已经到了眼眶边，对光反射消失，呼吸机辅助呼吸，SIMV 全是机器的在送气的波形；再看 CT，左额叶楔形出血从皮层一直到侧脑室额角，破入脑室，双侧侧脑室、三室、四室铸型，环池已经消失。

经询问病人家属得知，病人平时独居，一共只有两个家属——一个女儿和一个外孙女，外孙女会的中文很有限，平时旅居国外，这次是回国看望患者。

在诊室里，徐立新向患者家属简单介绍了病情，患者女儿表情显得很平静，但他能感觉到她是在努力抑制自己内心强烈的情绪。

经过一些语言铺垫后，徐立新不得不说出他的看法：患者生存的机会很小，即便能够从死亡线上拉回来，恐怕也会处于长期的昏迷状态。

这时候，患者女儿再也抑制不住情感，眼泪奔涌而出，然而，出乎徐立新的意料，她并没有再询问还有没有什么更好的治疗办法或是治疗后患者还有多少生存机会，只是嘴里不停地念叨着：要是能多回国呆呆就好了，要是今天中午不和母亲吵架就好了。

面对此情此景，徐立新只能劝她：患者发病是一个自然过程，不要太责怪自己。

这位敦厚有礼的患者家属却向他道谢：谢谢医生。

徐立新说："一声谢谢让我受之有愧，因为我并没有为患者做太多，同时我心里也明白了，她已经能够坦然面对她母亲的死亡了。"

徐立新的从医时间虽然不长，但危重症患者也见过许多，也会经常与病人家属打交道，但凡涉及到生离死别，病人家属总不免会失去判断力，有的家属会强烈要求抢救而不愿正视患者的情况；有的家属甚至不惜全家举债；有的甚至大闹急诊，只为表达对患者深切的感情。"当下不少医疗纠纷也源于此：有人埋怨医生不施援手；也有人埋怨医生害得他们人财两空；更有人认为是医生无能害死病人。人力有穷极之时，虽然随着医学的进步，人类平均寿命已大大提高，然而面对疾病，我们也只能常常是安慰。不管是谁，从目前来看，始终难以逃脱死亡，即便是秦始皇倾全国之力，也难以寻到长生秘方，最终落个笑柄，何况我等小老百姓呢。"

徐立新说，我很欣赏那位女士，能够坦然接受人力不能对抗的事实，既为死者留下了尊严，又为自己赢得了尊重。"如果人不敢面对死亡，就会被死亡蒙蔽双眼，失去理智，丢掉尊严。"

李泽厚先生认为："我所谓的'宗教性的道德'，它把个人的'灵魂拯救''安身立命'即人生意义、个体价值均放置在这个绝对律令之下，取得安息、安顿、依存、寄托。"

因此，徐立新从那位女性病人家属身上观察得到的经验，也是儒家在面对死亡时的态度，"它常常显示出人的崇高、尊严，显示出人之不同于动物，不同于仅满足感性快乐、世俗幸福之中的人的'真正的'主体所在。"

直面死亡，坦荡地笑对人生，显现了儒家传统伦理的纯洁性和崇高性。

# 之七

住院医生刘思祎说，我在重症监护室做轮值医生的时候，每天都会真切地感受什么是医者仁心。

监护室有位资深医生，每天都会搬着凳子，守在病人的病床边，一会儿为病人调调呼吸机，一会儿为病人查查各种身体参数，"有时，一守就是一天"。

在重症监护室，人性的考验会经常让他对生命进行更多的思考。比如有些脑出血病人，被其家人或者朋友送到医院后，就再也找不到人了，打电话也没有人接。

有时候，还会遇到一些特殊病人。

有一次，一个50岁左右的脑出血病人被120急诊送到医院，但这位病人没有亲友，也没有钱。尽管如此，医生们还是尽其所能地给他用药、治疗，还帮他想办法申请医院的特殊救助基金，争取完成治疗过程。但病情稍稍好转，这个病人就自动消失了，找也找不到。

刘思祎说，甚至还遇到过这样的情况，病人送到医院，需要交钱以及办理各种手续时，亲人或者家属怎么联系也联系不上，有的即使联系上了，也不到医院来。但病人经抢救没能从死亡线上挣扎过来，亲朋好友一下子全涌到医院来了，指责医生，打骂医生，甚至成为"医闹"。

有一次，刘思祎出急诊时挨了病人的打，公安干警到场后，根据相关法律，要拘留打人者，但他主动为打人者说情，要求警察放弃对打人者的拘留处罚。

刘思祎说，一开始他确实也是抱着一定要拘留打人者的强硬态度到了派出所，也准备了充足的资料打算据理力争。但是没想到，在派出所打人者的态度非常诚恳，主动认错并且愿意公开道歉。了解到打人者确实也是普通本分的农民，并非刁民或职业"医闹"，打伤刘思祎时，也是救自己爱人心切，无奈经历了漫长的转诊，各个医院的推诿，120 的傲慢和一次次不断的失望打击，才把怨气最终撒在刘思祎的身上，其本身并不是职业"医闹"，不能与"医闹"相提并论，并且冷静后也已经主动认错，积极要求赔偿。

刘思祎说："这次他爱人住院本身也花了很多钱，也是多年的积蓄倾囊而出，后面还要长期的照顾，我觉得在这种情况下如果还强制要求拘留，可能反而加深了他对医院或社会的仇恨，将一个普通人推到了社会的对立面，我于心不忍。"

身为医生，有时，也会因为家人患病成为病人家属，刘思祎很能理解打人者的处境，"将心比心，最终我还是选择原谅他的过错，接受他的道歉，选择和解"。

刘思祎说，虽然整个就医过程自己扪心自问没有任何过错，并且态度平和没有发生争吵，但是制度的种种缺陷让医生们有力无处使，对急诊病人又爱又恨，"所以我也愿意以此为契机，协助相关部门优化急诊流程，先把神外的诊疗环境做到最好，在能力范围内多帮助病人"。

凌锋教授说：将心比心是最重要的一环，做好下一步的流程永远是"为了下一个病人"的关键。

作为医生，永远需要宽容和大度，需要慈悲的情怀！

魏鹏虎的故事，也与医患关系有关，但给予我们的，却是不一样的思考。

一位患嗅沟脑膜瘤的女性病人，将近60岁，来自辽宁。病人来了以后，魏鹏虎利用已经下班了的时间为病人进行了非常严格的查体从音叉（听觉检查）到香皂、牙膏（嗅觉检查）再到眼底镜等都用上了。魏鹏虎惊奇地发现，作为嗅沟肿瘤病人，她是为数不多的嗅觉完全正常的一个。

手术进行的很顺利，干净、利索，总共只用了半个多小时。手术很早就结束了，病人进了麻醉恢复室。同往常一样，交接妥当以后，魏鹏虎就回到了病房一边打理琐事，一边等着恢复室给他打电话接病人回监护室。终于，电话响起来了，魏鹏虎没顾上等电梯，从二楼狂奔到了五楼，手术室的大门打开了，5个病人家属一拥而上，将推病人的车团团围住，跟着车子移动。

魏鹏虎说："第一眼看到病人，口唇略干燥，偶尔有咳嗽，有问无答，整个人几乎都不动弹，甚至连睁眼的力气都没有。毫无疑问，麻醉的苏醒还欠点火候。这时候，我没有看到麻醉师，也没有人同我交班，仅仅有麻醉恢复室的护士陪同。"

大家七手八脚将病人送回监护室，家属在监护室外面等候。一阵手忙脚乱之后，病人静静地躺在了病床上，仅剩下监护室里各种监护仪滴滴嘟嘟的声音。魏鹏虎利用病房的检查工具，为病人简单地查了查体：视力、视野、意识、肌力等都正常，病人就是有点累，想自己睡一睡。

魏鹏虎松了口气，心想周五了，终于可以早点回家。况且那天是个很特别的日子——中国人最重视的节日，过大年。

爸爸妈妈知道他过年回不了家，千里迢迢从云南坐了三四十个小时的火车，到北京来看他来了。爸爸刚刚给他打来电话，说是已经在他的住处给他张罗好了一桌子家乡的饭菜，有的还是从老家千里迢迢背过来的呢。"他们到了北京竟然也没有因为舟车劳顿而闲一闲，一到了就忙里忙外。此时此刻，我心里偷偷地想，什么时候回到云南，一定要在爸妈面前再好好地唱一唱《常回家看看》，这是他们最喜欢听我唱的歌。上次春节，我第一次带女朋友回家的时候，我一唱，他们就流泪，唱完了以后，响起了他们很热烈的掌声。"

可是，当魏鹏虎推开监护室的门时，眼前的一幕出乎他的意料。病人的5个家属把并不长的过道围住了，他一出门，就刚好处于他们的"包围圈"之中。原来，手术前，麻醉师没有对患者及家属进行术前访视，术前签字的时候，家属并不在场，麻醉师是和病人在手术室里签的。手术结束了，病人在麻醉恢复室。家属去询问病情的时候，好几次被手术室给不礼貌地哄了出来。病人出来了，醒得不好，想找麻醉师问个究竟，陪同的却仅仅是不能提供多少信息的护士。"换句话说，手术就这么做了，麻醉师是谁，家属全然不知，麻醉醒得不好了，家属不知道有谁能站出来，哪怕仅仅是解释解释也好。"

情绪激动的家属们把魏鹏虎团团围住了，跟他说麻醉师还没签字呢，手术就已经做了。"我回去查了下病例，病历里麻醉同意书上，明明白白地签着病人自己的字。我跟他们说了是病人自己签的，他们死活不信，要求我把同意书出示给他们，而且态度很恶劣。"

出于平复病人家属的情绪，也出于保护自己，魏鹏虎无奈之下，只好出示了病人签字的麻醉同意书。岂料其中一个彪形大汉一把就把同意书抢走了。

旁边路过的护士见状，打电话把保卫处的工作人员请了过来，一下子就来了四五个医院安保人员，整层楼变得很热闹。这时候，病人家属更起劲了。面对众多围观的人，在那里诉说着他们的遭遇，又哭又闹，表现得很受人同情。"大家都向我投来了异样的目光，仿佛我就是那个罪魁祸首，无德医生。"

魏鹏虎说："我知道，家属的情绪如此激动，无非就是认为现在病人的情况非常不好。我如实地告诉他们病人情况很好，也央求他们把同意书务必还我。我万般祈求无果的情况下，只好采取了下一步策略。在征得上级医师同意后，我让家属穿上隔离衣、戴上帽子及口罩进入了监护室。"

魏鹏虎天真地想，家属看见病人没事儿了以后，总该还他东西了吧！可是出乎意料的一幕发生了：家属偷偷的用手机录像，然后问病人，"妈，他们让你签过麻醉同意书吗？"而病人的回答让魏鹏虎不敢相信的竟然是"没有"！病人家属反复问了几遍，都是同一个结果。

出了监护室的门，病人家属的气愤之情，越发不可控制了，气愤地跟他说："这东西不能还你们，现在它是你们的罪证！"

无奈之下，魏鹏虎把情况汇报了上级医师，保卫处的工作人员也把情况汇报了行政总值班。

上级医师及时地赶到了医院，再次带着家属们进监护室看望了病人。已经休息了一阵的病人这时候精神起来了，突然自己想起来了事情经过，病人说："是不是早上我躺在手术室里有人叫我签的一张纸啊？我也不知道是什么东西，但是我签了！"家属看见病人好了，情绪没刚才激动了。但是仍然很生麻醉科的气，仍然拒绝还我们东西。

无奈之下，魏鹏虎只好对病人家属说，东西你就先保存吧。您不是要复印吗？复印以后还我们就行。

由于是过年，天已经很晚了，处理完事情以后，魏鹏虎的上级医师也回家过年了。这时候，他的手机响了起来，手机的那头是他爸爸。"他这一晚上已经打了好几个电话了，现在事情已经这样了，我就接了，而患者家属就在一旁。通过电话这端，我的只言片语，家属们大概明白了点什么。"

挂了电话，魏鹏虎的心情稍微有点沉重，简单同家属们告别了以后，他回到了办公室，面对着电脑，却思考着发生的一幕幕："心想自己对患者是如此真诚，却换来了如此的结果。"

就在此刻，门开了。病人的一位女家属走了进来，一张口说话就忍不住哭了出来："魏大夫，俺们对不起您！俺们知道，您是把俺们当成了自己人，才能对俺们没有任何防备，同意书才会被俺们抢走。您对俺们是真诚的，平时您对俺妈挺细心挺照顾的，现在还让俺们给折腾得耽误了你和家人的团聚，俺们实在是过意不去。这份同意书是从您这抢走的，俺们一定要亲手还给您！"

第二天，病人转回了普通病房，魏鹏虎再次很严格地为病人查了一次身体状况。却发现病人的嗅觉没了。但是这一次，病人并没有怪他们什么，反而很理解他们，认为瘤子能切了就已经很不错了。

魏鹏虎说，在现今的医患关系下，病人对医生的不信任是很常见的。但是，有的病人尽管很"难缠"，我也并不后悔我对病人所付出的真诚。

魏鹏虎的另一个病人，也同样给了他不一样的思考。

患者是一个女性，47岁，是贵州某大学的一位教师，右侧鼻咽部腺样囊性癌，已经侵及前颅底。"从我见她的第一眼，就觉得虽然她表现得很坚强，谈吐之间也显得很平静、很坦然，但是眼里却流露出一种忧郁，让人产生恻隐之心。"

魏鹏虎说，患者是因为右侧视力下降，独自一人看病时偶然发现这个病的。当时的医生非常傲慢非常轻浮地向她宣布了这一诊断。从此以后，她和她的家庭默默承受着这一切。有一天，有个好心的亲戚告诉她"只有北京宣武医院才能切这个瘤子"，夫妻两人满怀着希望就来到了宣武医院。

第一次去向家属询问她的病情时，病人自己却抢着答道："我得了鼻咽癌。"

"那一刹那，她的眼神震撼了我。"魏鹏虎说。

有一天，值班已经到了夜里，病人还没有休息。魏鹏虎把她和她的爱人叫出了病房，长时间地聆听了她的内心感受。作为高级知识分子，她很详细地诉说了她得病、看病过程中的心理感受。这里，魏鹏虎才得知，她们有一个13岁的女儿，作为父母，他们都一直尝试着把这件事悄悄地隐瞒下来，直到小女孩的母亲安然离去的那一天，再告诉孩子，妈妈去了很远的地方。他们的孩子活泼开朗，成绩优异。每天都会缠着父母听自己弹奏古筝，会在睡前缠着妈妈讲故事。可是有一天，小女孩回家以后不说话了，也不弹古筝了。作为母亲，患者似乎意识到了什么，就问道："乖女儿，今天妈妈还没有听你弹古筝呢！"这时候，小女孩飞身扑向了母亲的怀里，边哭边说道："妈妈，你就别瞒我了，我都知道了！"一家人哭成了一团。

女患者告诉魏鹏虎，那天晚上，他们一家人躺在同一张床上，小女孩安心地躺在妈妈的怀里安然地睡着了。

听到这一幕，魏鹏虎的心灵深深地受到了触动。"每名患者都有一个自己的故事，可是作为医生，我们到底知道多少呢？"

魏鹏虎说，女患者说了很多诸如使命啊、有限的生命要如何如何去度过的话。"我打住了她，告诉她国外3个癌症治疗的30%以及国内的3个癌症的30%，我告诉她癌症是一个慢性病，手术的完成仅仅是治疗的开始，而不是终止，出院以后少不了寻医问药，但一定要科学。"

魏鹏虎特意买了一本关于如何面对癌症的书送给这位女病人，告诉她癌症其实没那么可怕，要学会科学地看待癌症。

从那以后，只要有时间，魏鹏虎就会去再多多聆听她的故事，多多去她的床头站一会儿，哪怕一言不发，仅仅默默地站一会儿。

"尽管所做的很简单，但是我第一次得到了一个患者的绝对信任，也是第一次，在我给旁边的病人做治疗时，她知道我没吃饭，非得剥了根香蕉给我吃，如果我不吃她甚至就要哭出来。"

"这位女患者出院的时候，肿瘤是部分切除的，但是她仍然表现出明显的勇气和对生活的乐观。"

"她在爱人的陪同下找到我，一起鞠了一躬，然后小心翼翼地把我买给她的书交给了我，她自己手里抱着崭新的同一本书，同时给我的，还有她认真而动情地写就的一封感谢信。"

"我深深地意识到，哪怕自己不会给病人很漂亮地去操刀完成一台手术，哪怕能给病人解决的问题不多，哪怕能做的只有聆听，只要留意患者的人文与身心，哪怕仅仅是患者床头简单的留步一会儿，也能收到很好的效果。"

魏鹏虎说，那位女病人出院后，又给我寄来一封感谢信，在接过书信的那一刻，我意识到作为一名小小的住院医师，这实在是莫大的荣幸。

儒家伦理一向都强调社会共同的善，强调社会责任和有益于公益的美德。

对于魏鹏虎们来说，倾听病人的心声，理解病人的遭遇和举动，同样是一种美德。

儒家传统伦理要求人们见贤思齐、成圣成贤，认为有道德上的自觉，"人人皆可以成尧舜"。

医护人员们通过道德的自我完善，通过内心的修为来成就自己做一个好人，会促使我们建立一个良序社会。正如美国学者芬格莱特所指出的那样，"'忠信'使得人类社群生活成为可能，而'恕'则使得这一社群更加人道化。"

　　大医精诚，不但表现在道德观上，更表现在对医疗水准的不断提高上。成为国际顶尖的医疗团队，主动为自己设置高目标、不断攀升、不断超越，不断强大的中国走向世界的过程中，中国的医生们也开始走向世界，是题中应有之义。

　　大医怀仁，医护人员要把病人的利益永远放在第一位。他们不但要有专业素养，更要有人文情怀，把病人当成自己的亲人，甚至把自己换位成病人，其目的，是在百姓的心里打造全新的 TOP 排行榜，唯一的标准就是百姓满意，病人满意。成为有温度、有人情、有道德、有技术的可敬、可佩、可感的"好人医生"，确立做医生的良好价值观——用心，去对待每一个病人。

　　大爱以亲，是把病人当成自己的亲人，甚至自己换位成病人。

　　大善惠民，是为了完成心中善念，不惧艰难、勇往直前！

　　为百姓服务，为百姓着想：在每个医护人员的心里，都应该树起一面鲜艳的"为民"旗帜，无论何时，都会永远猎猎飘扬！

　　每一个看到这些故事的读者，希望能够听到你们理解、敬重医护人员的心灵回声，让那些伤医、杀医的人间惨剧，永远不再发生。

完稿于 2016 年 7 月 31 日晚 20：25

图书在版编目（CIP）数据

我们：医与患：相爱，还是伤害？/ 孙晓飞著 .
-- 桂林：漓江出版社，2017.5
ISBN 978-7-5407-8084-5

Ⅰ．①我… Ⅱ．①孙… Ⅲ．①医院—人间关系—研究—中国
Ⅳ．① R197.322

中国版本图书馆 CIP 数据核字（2017）第 103082 号

## 我们——医与患：相爱，还是伤害？

作　　者：孙晓飞
策划统筹：符红霞
责任编辑：关士礼　　王成成
责任监印：周　萍

出 版 人：刘迪才
出版发行：漓江出版社
社　　址：广西桂林市南环路22号
邮　　编：541002
发行电话：0773-2583322　　010-85891026
传　　真：0773-2582200　　010-85892186　　　邮购热线：0773-2583322
电子信箱：ljcbs@163.com
　　　　　http://www.Lijiangbook.com
印　　制：北京汇瑞嘉合文化发展有限公司
开　　本：715×960　1/16　　印　　张：19.25　　字　　数：200千字
版　　次：2017年6月第1版　　印　　次：2017年6月第1次印刷
书　　号：ISBN 978-7-5407-8084-5
定　　价：48.00元